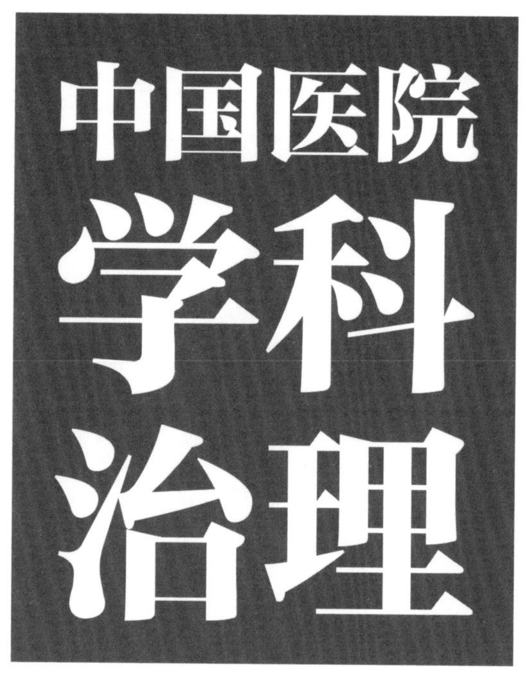

HARMONY OF TALENT AND DISCIPLINE IN HOSPITAL

韩根东　代郑重◎主编

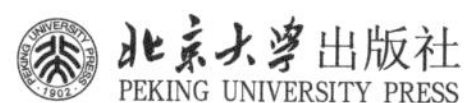

图书在版编目(CIP)数据

中国医院学科治理/韩根东,代郑重主编.—北京:北京大学出版社,2024.4
ISBN 978-7-301-34870-3

Ⅰ.①中… Ⅱ.①韩… ②代… Ⅲ.①医院—管理—中国 Ⅳ.①R197.32

中国国家版本馆 CIP 数据核字(2024)第 045130 号

书　　名 中国医院学科治理
ZHONGGUO YIYUAN XUEKE ZHILI
著作责任者 韩根东 代郑重 主编
责任编辑 任京雪
标准书号 ISBN 978-7-301-34870-3
出版发行 北京大学出版社
地　　址 北京市海淀区成府路 205 号 100871
网　　址 http://www.pup.cn
微信公众号 北京大学经管书苑(pupembook)
电子邮箱 编辑部 em@pup.cn 总编室 zpup@pup.cn
电　　话 邮购部 010-62752015 发行部 010-62750672
编辑部 010-62752926
印 刷 者 北京宏伟双华印刷有限公司
经 销 者 新华书店
720 毫米×1020 毫米 16 开本 22.75 印张 402 千字
2024 年 4 月第 1 版 2024 年 4 月第 1 次印刷
定　　价 82.00 元

《中国医院学科治理》编委会

学术顾问

许树强

主编

韩根东　代郑重

副主编

刘海艳　施祖东　邵　静

专家编委会（按姓氏笔画排序）

丁小容	北京大学深圳医院
么　莉	国家卫生健康委医院管理研究所
王一方	北京大学医学部
代郑重	中日友好医院
白丽萍	内蒙古医科大学附属医院
冯思佳	重庆医科大学附属大学城医院
仲丽芸	首都医科大学附属北京天坛医院
刘庭芳	中国医学科学院北京协和医学院
刘海艳	同树健康（北京）研究院
许培海	国家卫生健康委党校
严　谨	中南大学湘雅三医院
苏春燕	北京大学第三医院
杨明莹	昆明医科大学第二附属医院
宋茂民	首都医科大学附属北京天坛医院
张玉侠	复旦大学附属中山医院

张丽君　　　临沂市中医医院
张洪君　　　北京大学第三医院
张艳丽　　　临沂市妇幼保健院
张铁山　　　国家卫生健康委体制改革司
邵　静　　　北京回龙观医院
赵　芳　　　中日友好医院
郝　丽　　　首都医科大学附属北京中医医院
钟竹青　　　中南大学湘雅三医院
施祖东　　　北京大学口腔医院
姜　蕾　　　深圳市妇幼保健院
高华斌　　　云南省医疗服务质量评估中心
唐　玲　　　重庆中医药学院附属第一医院
黄兴黎　　　云南省卫生健康委医政医管局
曹英娟　　　山东大学齐鲁医院
常　红　　　首都医科大学宣武医院
常　青　　　中国医学科学院北京协和医院
蒋立虹　　　云南省第一人民医院
韩　晔　　　郑州大学第五附属医院
韩根东　　　《中国医院人才管理与学科治理》课题组
韩斌如　　　首都医科大学宣武医院
舒　婷　　　国家卫生健康委医院管理研究所
曾　勇　　　昆明医科大学第二附属医院
谢小华　　　深圳市第二人民医院

参编人员（按姓氏笔画排序）

王永娜　方　昆　申艳玲　刘心菊　刘芸宏　刘丽华
李玉琦　张　颖　屈燕花　郝小宁　高　宁　韩　旭

序

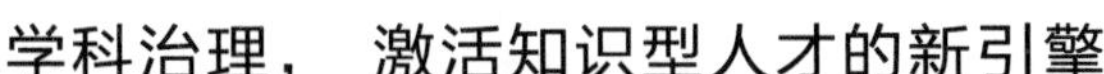

学科治理，激活知识型人才的新引擎

“中国医院学科治理”这项重大而紧迫的科研攻关任务使我深感惶恐，难免会有如履薄冰、如临深渊的敬畏心和紧迫感，甚至有几分焦虑，迟迟不敢下笔……

“学科是独特的，不是独立的；学科是领域而不是领地。医学是多学、人学、至学，是万学所归，万学所终。”在困顿迷茫中，中国工程院副院长、中国医学科学院北京协和医学院院校长王辰院士这句话让我醍醐灌顶，找到了这项任务的立意之基和价值之源。是信任，更是责无旁贷的责任。在王辰院士、许树强教授等专家学者的点拨下，希冀基于扎实的理论研究、多年的深耕积淀、创新的管理洞见、成熟的应用实践，完成科研成果转化，与我的学术搭档共同完成《中国医院学科治理》这部书的编写工作。

众所周知，公立医院是我国医疗卫生服务体系的主体，是守护人民群众生命健康的主阵地。医学作为一门既高度分化又高度综合的学科，涉及人类健康的方方面面。基于此，要实现医院学科高质量发展，势必需要形成良法善治的治理思维，从宏观政策话语体系的“学科建设”转向微观实践指向的“学科治理”，进而形塑学科与学科间的良性生态关系。

坦言之，我从事医疗卫生工作已有三十余年，从临床一线的住院医，到医院的管理者，再到专注于医院管理研究、为国家医改提供政策咨询的研究者。这一路走来，我对中国公立医院高质量发展的目标、挑战、困境和出路都有着深刻的体验与思考。特别是过去十年，通过百家医院帮扶、千家医院调研、万名医院管理者访谈，我深刻地思索，医院的境况虽千差万别，面临的挑战却极其相似，可以归结为两个根本性的主题——学科和人才，而这二者之间又是紧密联系、相互制约的。

以“理论之思”回应“实践之问”。究竟什么是学科？学科怎样才能更好地发展？是什么激励着学科一直向前？又是什么成为制约学科发展的关键因素？当前中国公立医院中学科发展的模式都有哪些问题和挑战？对于这些问题，我们未必能够马上给出答案。带着这些问题，我向身边国家卫生行政部门的政策制定者、基层医院的管理者们寻求答案，到国家图书馆和各大研究机构向学界专家们寻求答案。但让我惊讶的是，我们对每天挂在嘴边上的这个词语——学科的思考如此之少，甚至找不到一本学科治理方面的专业学术著作。而每当谈到学科，医院院长们大多谈的是学科排名、国家自然科学基金、学科带头人；学界谈的是学科知识体系、人才培养；政策制定者则是希望通过学科的发展实现医院的高质量发展，以便为人民群众提供更好的医疗卫生服务。然而学科究竟是什么、怎么建、怎么管、怎么健康可持续发展，如此等等，既缺少系统化的顶层建构，又缺乏实践落地的路径规划。

继2022年《中国医院人才管理》一书出版后引发业界热烈反响，2023年再撰写一本医院学科治理的专业著作的想法呼之欲出。从人才管理到学科治理，不单是以人才视角看学科的新思论述，更是从知识型员工到知识型人才的主体涅变、从“被管理”到“自管理”的自我修为，让学科发展实现从“被改变”到“自我变革”的韧性成长。作为《中国医院人才管理》的姊妹篇，本书不仅是学术上的思想传承，更是一种实践上的躬身践行。从“科层结构”到“平台组织”，从“学科建设”到“学科治理”，从“多元共治”到“良法善治”，持续推进医院变革与管理迭代，学科治理是激活医院知识型人才的关键引擎。

本书共分为三篇九个章节。第一篇是理论建构，第二篇是行动指南，第三篇是护理实证。通览全书，既有工作中常见术语的溯源与释义、认知偏差的矫正，又有对当下医院学科建设的问题、挑战与趋势的分析和研判；既有从人才视角看学科的人际协作、人技协同、人才效能共同体的哲思洞见，又有对学科治理新趋势、新动能、新实践的擘画领航，以及典型案例复盘剖析后的掩卷长思……

翻阅本书，或许带给您的仅是面向未来的擘画蓝图。其实，发展中真正困住我们的是传统思维，是我们压根儿不知道未来医院的学科治理是怎样的一种景象。也只有穿越在那个学科共同体，身处多元共治的氛围，我们才能切身感受到思想自由、兼容并包的学术繁荣，才能切身感受到我们的研究是有价值的。

值此，我要特别感谢中国医学科学院北京协和医学院院校长王辰院士、国家卫生健康委体制改革司原司长许树强、国家卫生健康委党校常务副校长许培海、国家卫生健康委医院管理研究所护理管理与康复研究部主任么莉、国家卫生健康委医院管理研究所医疗信息化研究部主任舒婷、云南省卫生健康委医政医管局局长黄兴黎、云南省医疗服务质量评估中心副主任高华斌、中国医学科学院北京协和医学院教授刘庭芳、北京大学医学部教授王一方、首都医科大学附属北京天坛医院原党委书记宋茂民、云南省第一人民医院院长蒋立虹、昆明医科大学第二附属医院院长曾勇、临沂市妇幼保健院原院长张艳丽、北京护理学会会长张洪君等专家学者、书记院长的学术指导与支持，包括所有提供调研案例、学科访谈的医院及同道同仁。没有大家的支持，我们无法完成这项极具挑战的任务。

其实，人生最幸福的莫过于读懂，最快乐的当属共鸣，最幸运的是志同道合、牵手同行。在这里，我还要特别感谢研究团队中的每一位成员，也正是基于共同愿景、开放共享、协同共生、乐于创新的团队文化与科研精神，才让《中国医院人才管理》《中国医院学科治理》两部著作相继问世。

聚滴成海，聚石成峰。在编写的过程中，正是有了国家卫生健康委体制改革司公立医院改革处处长张铁山的远见卓识和改革担当，才让我放下包袱，甘做医改军中马前卒；也正是有了北京大学口腔医院医务处处长施祖东的批判性思维，才让我执笔时不忘论点、论据的循证；更是有了才思敏捷、虑周藻密的中日友好医院组织处副处长代郑重，温婉笃定、怀瑾握瑜的北京回龙观医院护理部主任邵静，坚韧诚挚、勤学不辍的同树健康（北京）研究院院长刘海艳，等等，还有多年来与我合作的医院，他们为我的研究提供了无私的支持和帮助，包括北京大学出版社的编辑朋友。

其实，和许多关心我、支持我的朋友一样，我对本书同样充满了期待。因本人能力有限，书中难免有疏漏之处，甚至是一叶蔽目，不见泰山，局限于自己的知识和认知。在此，恳请各位专家学者及广大读者批评指正，群策群力共同推进中国公立医院学科治理现代化。

2023 年国庆 · 北京

前言

变革，无处不在。变革并非一切“推倒重来”，而是从一个平衡走向另一个平衡，勇于走出舒适区寻找第二曲线，践行“道在日新，艺亦须日新，新者生机也”（徐悲鸿,《序苏联版画展览会》）。学科治理是应时代变革与社会发展的需要而产生的一种民主合意、共在商定的善治过程，旨在建立一种公平正义、民主平等的学科交往秩序，形成共同的学科治理目标，探寻不同主体间的多维权力结构关系（陈亮，2022b）。

自2009年医药卫生体制改革以来，学科建设始终是关注重点。在国务院办公厅历年印发的深化医药卫生体制改革重点工作任务的通知中，医院学科建设被频频提及，其重要性早已不言而喻。从学科建设到学科治理，不是非此即彼，而是彼此共存共荣；不是彻底决裂，而是增量改革。学科建设与学科治理有着共同的目标和价值，二者均以增进人民健康福祉为根本价值旨归。本书呼唤的学科治理，是对学科建设中工具理性的扬弃，是对公权力以外学科主体的观照，是对学科建设的有力补充。我们希望看到的是，学科建设与学科治理并肩偕行、共治健康的美好图景。

《中国医院学科治理》是《中国医院人才管理》的姊妹篇。从人才视角看学科治理，学科是人才效能发挥的场域、技术发展的平台、服务人民群众健康的基本单元。从学科建设走向学科治理，是多元主体共建、共享、共治的现代医院管理理念在学科发展中的实践。本书的价值在于为医院提供一个适应变革的理念、思维和方法，即从学科管理到学科治理的变革理念、从人才管理到学科治理的协同思维、学科健康度评价的实证研究方法，为医院高质量发展提供学科治理的认知改变和行动方案。

本书共分为三篇九个章节。第一篇为理论建构，旨在建立本书的理论体系。

第一章创造性地提出“知识型人才”，作为学科治理视阈下人才概念的进阶，突出人才客观具备的专业性和主观具备的能动性，强调知识型人才是学科治理的主要践行者。以知识型人才为主体，与患者、社会利益相关者等构成的学科共同体，在学科的各类活动中实现人际协作、人技协同，发挥人才效能。学科与人才达成共生共荣的有机联系。

由“人”及“学科”，第二章围绕“学科”，系统论述本书第二个创新观点——“学科生命周期论”。将学科视为生命体，学科治理关注学科全生命周期的演进，环视“内外生态”、绘制“基因图谱”、调制“营养配方”、开展“健康度量”，提出学科全生命周期治理策略。学科健康度包含学科建制、学科实践、学科动能、学科影响四维度，是对全生命周期的学科治理的良政基准与善治度量。基于学科生命周期论，开展全生命周期的学科治理，通过学科健康度评估治理效果，促进学科健康，实现学科善治。这一过程，既是学科共同体各方面要素的相互容纳，又是学科治理新思维引领下对学科生态的重构。

从“学科”到“学科治理”，第三章通过溯源“治理”，阐明“学科治理”，进而提出“医院学科治理现代化”创新理念：学科治理现代化是医院实现内涵式发展的必然路径，是健康治理现代化的关键支撑；学科治理现代化的核心要义包括学科治理体系现代化和学科治理能力现代化。本书最重要的创新理论之一——学科治理 ABCD 模型在本章呈现：本书创新构建学科治理 ABCD 模型，以“学科”为内核，关注人的发展，从学科建制、学科实践、学科动能、学科影响四维度，呈现学科发展关键要素之间内在的有机联系，及其对学科发挥效能的机制；从政策、文化、人才、技术四方面，呈现学科发展的生态环境，从而确立学科治理规范，梳理学科治理路径，提高学科治理效能。

第二篇为行动指南，旨在发现学科分化与融合趋势，从人民健康需求中把握机遇，明确学科治理能力进阶路径。

第四章关键词为“趋势”和“机遇”。需求引领趋势，变革孕育机遇，改革开创新局。本章揭示：“多元主体协同发展”“信息重塑医疗技术”“临床管理深度融合”既是当前中国医院面临的趋势和机遇，又是中国医院治理转型、高质量发展的重要支点。面对公立医院高质量发展新要求，我们要发现趋势、把握机遇，以变化适应变化，在打破平衡中寻找新的平衡。

第五章关键词为“能力”和“变革”。面对趋势和机遇，要顺应分化与融合之势、抓住创新变革之机，需要“三能力”——“知识融合能力”“人才链接能力”“技能汇聚能力”的支撑，三者之间相互作用、有机统一。本章敏锐地把握知识分化催生知识融合的规律，总结学科演进呈现分化与融合交织的特点，从而带动学科诊疗模式的转变、跨学科交流合作的兴起，同时对人才和技能产生强劲需求。

第六章关键词为“创新”和“实践”。第四、五章描绘了未来健康、未来医疗、未来医院图景，本章进一步落地：未来学科如何治理？我们在理论创新的同时坚持实践创新，在学科治理路径与策略方面取得了一些创新成果。本章将“人才盘点”“职业发展能力图谱”“知识技能清单”与“学习路径图”等学科治理创新工具分享给读者。

第三篇为护理实证，旨在以护理学科为切入点，实证学科治理新思维，思考如何激发护理人才向知识型人才进阶，助推护理学科自发变革走向善治。

第七章在梳理护理学科发展成就、分析其面临的机遇与挑战的基础上，创新提出“钻石与水新论”，凝练护理学科的特性与独特价值，为人们重新认识护理学科打开新的视野，更唤醒护理人员的自我认知和职业认知。呼吁护理学科要拥抱变革、顺势而为，必须基于护理人才的理念觉醒和能力进阶。

第八章基于学科健康度理论，从学科建制、学科实践、学科动能、学科影响四维度，创建护理学科健康度评估体系，为构建科学完善的护理学科治理体系、培育护理学科现代化治理能力提供指引，从而实现护理学科高质量发展，为人民群众提供全面全程、优质高效的护理照护，满足人民群众日益增长的健康需求。

第九章在学科治理视阈下，开创性地建立护理学科治理模型，此为本书的又一重要创新成果。以人民健康需求为引领，为人民群众提供高质量的延续性、整体性的护理照护，激发以护理人才为主体、医护患等多元主体协同发展的学科共同体效能——护理学科治理之“道”。提升护理学科专业价值，健全护理学科理论体系，绘制护理学科知识技能图谱，持续开展护理学科创新——护理学科治理之“术”。“道”与“术”的结合，驱动护理学科实现善治。医院学科治理希冀实现的愿景：护理学科治理，指向护理学科与护理人才的共同成长、与其他学科的共同演进、与照护对象共同目标的实现！

本书初稿的撰写历时10个月，所汲取的是全国各地医院管理者、临床一线医务人员及各领域专家的真知灼见，所依托的是全国逾千万医务工作者默默无闻、不分昼夜的临床实践，所面向的是广大人民群众对健康的孜孜以求和殷切期盼。马克思曾说，理论在一个国家的实现程度，决定于理论满足这个国家的需要的程度。我们欣喜地看到，在广袤的实践中，学科治理正以温柔而坚定的步伐，徐徐走进人们的视野。志之所趋，无远弗届。希望本书为各位读者打开一道门，让更多的人将视角投向学科治理领域，和我们一起，为增进人民健康福祉贡献力量。

《中国医院学科治理》编委会

2023年秋·北京

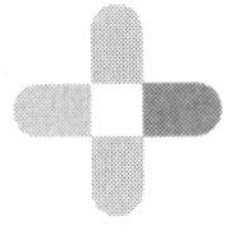

目 录

第一篇　医院适需而变　学科应变而生

第一章　以知识型人才为轴心的学科共同体 …… 003
　第一节　人际协作的共同体 …… 003
　第二节　人技协同的共同体 …… 015
　第三节　人才效能的共同体 …… 027

第二章　学科生命周期论 …… 040
　第一节　学科生命体论 …… 040
　第二节　学科生态圈论 …… 057
　第三节　多元主体合意契约 …… 063

第三章　医院学科治理现代化 …… 072
　第一节　从学科建设到学科治理 …… 072
　第二节　学科治理模型 …… 084
　第三节　学科治理体系构建与能力提升 …… 091

第二篇　治理能力进阶　学科融合发展

第四章　发现趋势，把握机遇 …… 105
　第一节　多元主体协同发展 …… 105

第二节　信息重塑医疗技术 …… 111
第三节　临床管理深度融合 …… 120

第五章　分化融合，创新变革 …… 127
第一节　知识融合能力 …… 127
第二节　人才链接能力 …… 150
第三节　技能汇聚能力 …… 155

第六章　创新路径，实践策略 …… 163
第一节　学科规划与治理体系 …… 163
第二节　人才盘点与能力图谱 …… 175
第三节　激活知识型人才效能 …… 187

第三篇　学科健康度量　护理学科实证

第七章　“钻石与水新论” …… 209
第一节　护理学科取得的重大发展 …… 209
第二节　护理学科面临的机遇与挑战 …… 220
第三节　护理学科的双重价值 …… 232

第八章　护理学科健康度量 …… 241
第一节　护理学科健康度评估 …… 241
第二节　护理学科健康度诊断 …… 247
第三节　护理学科健康度进阶 …… 268
附表 1　访谈提纲 …… 280
附表 2　护理学科健康度调查问卷 2.0 版 …… 282
附表 3　护理人员基本情况调查表 …… 287
附表 4　护理学科健康度现场评估表 …… 289

第九章　护理学科治理导航 …… 294

第一节　护理学科治理模型 …… 294

第二节　护理学科的厚植根基 …… 308

第三节　护理学科的政策助推 …… 322

熟知非真知——十大概念释义 …… 333

参考文献 …… 341

后　记 …… 347

第一篇

医院适需而变
学科应变而生

学科是医院发挥社会功能的“生产单元”。学科发展要从管理走向治理达到善治，以人民健康需求为导向，树立学科生命周期理念、多元利益主体协同发展理念，促进人际协作、人技协同的共同体“适需而变，应变而生”，形成富有韧性的学科高质量发展模式。

第一章 以知识型人才为轴心的学科共同体

知识型人才是学科治理视阈下人才概念的进阶，指掌握专业知识和技术、具备专业技能和素养，并秉持价值追求和学术精神的人才，突出人才客观具备的专业性和主观具备的能动性。学科治理倡导多元主体共同参与。其中，知识型人才是学科共同体的主体，是学科治理的主要践行者，他们与患者、社会利益相关者等构成学科共同体。

第一节 人际协作的共同体

以学科为核心，构成一个生态群落，自成一个微型社会，知识型人才、患者及社会利益相关者在其中相互联系、实现协同、达成目标、共享价值。具体而言，学科演进是社会进步的缩影，面向全民健康，全方位协同是学科践行健康使命的必要途径，人际协作是学科成长的必然要求。在医学活动中，以人际协作为动力机制，学科共同体成员汇聚在一起、接力生命，构筑成一条无形的“价值链”。而学科，从学科建制、学科实践、学科动能、学科影响四维度，为这一动力机制发挥效能创造条件。

一、人际协作是社会发展的必然

在高度分工的现代社会中，人们的专业化程度日益提高，而解决问题的能力范围逐渐变窄，正因为如此，人际协作成为必然，分工与协作有机联系。面向人民生命健康，需要全社会各领域、各机构、各层级密切协同，以及人与环境、自然和谐共处，全方位促进人民健康。作为落实健康政策的基本功能单位，学科以知识为内核，其演进呈现交叉融合趋势，对人际协作提出新要求，其协作范围已经超越医疗机构的有形院墙，与现代社会分工紧密联系。

（一）社会分工催生人际协作

社会分工是生产力发展的必然结果，往往生产力水平越高，分工越精细，从而导致社会关系及人的活动范围、活动能力越来越固化和细化，人们在生产中形成的经验、知识、技术、认知等也越来越集中和深入，这意味着人们的专业化程度越来越高。专业化是分工的产物，如果把某个尽管很狭小的领域钻研到极致，那么所达到的专业化程度或许代表这个领域当下的最高水平。

分工越精细，专业化程度越高，对合作的需求越强烈。实践中，用单一方案解决单一问题的情况少之又少，人们面对的往往是复杂问题，需要多元思维、多重视角、多个环节地制订方案。医学领域尤其如此，越是疑难疾病或罕见病，往往越不是一个学科或某个大夫能独立解决的，而是需要多学科团队或多领域专家分工合作、密切协同。

在这种协同关系中，不同分工角色的人都是实践活动的主体之一。人作为主体开展的实践，既有改造自然的生产实践，又有以此为基础开展的人与人之间的社会交往——社会实践。后者是一种“人类机能”，是人类特有的存在方式和活动方式，是社会生产和生活中不可缺少的因素，是个人与个人之间相互影响、相互作用、相互依存的社会交往活动过程（李殿富和郭乡村，2001）。

人际协作是不同主体之间平等对话与合作的关系，是相互理解、彼此尊重、达成共识的过程，是共赴目标、相互成就、持续发展的生态。人际协作在医学实践中展现得尤为淋漓尽致。医院是高度部门化与专业化的知识密集型组织，呈现高度专业化分工，各专业知识型人才之间的人际交往频繁。要想实现医疗照护功能的良性发挥，必须依靠各部门、各专业的密切协同；不仅如此，人才和患者之间同样需要协同，双方共同投入对疾病的认识和诊疗活动，通过平等互动达成对疾病的共识、对彼此的理解。

在更大的视野上，行业和国家需要建立并维持一种促进整个医学实践不同机构与不同群体之间价值共谋和利益共享的机制，实现不同机构与群体在人际协作中的平衡和互动，既维持并促进不同圈层之间的均衡和往来，同时又为整个系统的稳定和未来发展指引方向，实现整体最优。因此，社会分工和人际协作在以学科为核心的体系中体现出多层级、过程性以及系统化协同演进的治理需求。

案例 1-1

某大型三甲医院帮扶团队采取 MDT（多学科诊疗）模式，探索总结出一种新的帮扶模式——院内 MDT、医院间 MDT 及跨区域 MDT，使帮扶医院的医疗综合救治能力、医生的医疗理念及技能水平均有明显提高，赢得了当地医务工作者及广大人民群众的认可和信任。

在每次院内 MDT 模式执行过程中，参与医生不仅可以提高医疗技术和能力，而且与同行交流沟通、归纳总结的综合素养有所提高。

医院间 MDT 模式牵涉县域内各医院多科室，参与人员分散，各医院的理念存在差异，对同一疾病的认知也存在差异，治疗方式方法多样。所以，医院间 MDT 由县卫生健康局牵头，县域内各医院（包括乡镇卫生院医务人员及村医）均可参加。

跨区域 MDT 模式不但能为患者制订更加精准的治疗方案，而且基层医生可以从中获取医学前沿知识。在这种诊疗模式下，患者在基层就能获得优质的医疗资源，基层医院也可以有效改善服务能力不足的现状。长期坚持下，基层医疗卫生机构综合诊疗水平能够得到质的提升。

资料来源：陈安等（2023）。

术业有专攻，每个医务人员都有自己的专业盲区及短板。随着医学分工日益细化，对医学人才的合作交流需求不断增加。“授人以鱼不如授人以渔”，该三甲医院帮扶团队不仅在技术上对基层医院给予支持，更引入先进的医学理念，通过 MDT 模式将不同层级的医院、不同学科领域的人才聚合到一起，增进人才之间的交流与合作，在传授新医疗技术的同时传播新理念，在造福患者的同时推动人才成长。

（二）人民健康呼唤人际协作

健康是社会生产力的基础。人民健康是人民福祉之本、强国建设之基。

人民健康是全面的健康，包括三层逻辑内涵：一是不仅指身体的健康，还包括心情、精神和社会交往的健康；二是群体的健康，指全社会的健康；三是人与自然的健康共存。这三层逻辑内涵相互关联，并最终落脚于人与人、人与自然的和谐共处。换言之，人际关系的健康是健康的应有之义。

从个体来看，良好的人际关系有助于身心健康。患者不仅因疾病而感到生理上的痛苦，往往还容易感到“被厌弃”的失落，对人生失去自信，从而影响其对疾病治疗的配合度。慢性病病因复杂、病程较长、难以治愈，逐渐成为人类健康和生命安全的最大威胁。因此，患者的医疗照护需求往往不只是生理或身体上的疾病治疗，还需要重建其对健康和生活的信心，重塑其人际关系格局。

人民健康还包括生活环境的健康。生活环境是人们生活的自然环境和社会环境的总和。人际协作不仅包含人与人的和谐共处，还包含人与环境、人与自然的和谐共处。面向人民生命健康，不能忘却自然界的整体稳定与和谐美好；人与自然和谐共处是面向人民生命健康的重要内容。人类想要诗意地栖居在大地上，就应该立足于对多元生命的关切、物种多样性的保护，就不应该对自然界的非人动植物视而不见（周国文，2020）。

人际协作是人民健康的必然内涵，人民健康是人际协作的基本价值前提和终极目标，人类追寻健康的脚步应当始终是同频共振的，在共同对抗疾病、共同探索生命的过程中，全人类从来都是命运共同体。

案例 1-2

“互联网+MDT”模式的居家康复护理平台，针对脑卒中吞咽障碍患者出院后康复护理薄弱点，以互联网平台为依托，设计多学科协作护理平台，旨在提高脑卒中吞咽障碍患者居家康复效果。相较于常规居家护理方式，该平台能充分发挥互联网跨越时间、空间的优势，充分整合康复和护理学科资源，使用专业化平台为患者制订全面、精准的康复护理方案，并依据康复护理方案为患者提供远程线上的护理指导和线下的上门护理服务，为居家尤其是失能的患者提供便捷、动态、全面的健康指导，提高患者的康复依从性。该模式还具有服务复用性及共享性的特点，能突破时间、空间的限制，缓解医疗资源紧张局面，显著降低医疗成本，促进疾病健康教育良性循环。

资料来源：马玲等（2023）。

居家老年患者是推进全面健康政策中需要重点关注的人群。在减少患者再入院次数、缩短患者康复时间、提升患者生活质量方面，多学科人才的合作必不可少。案例中护理学科、康复学科人才的合作为脑卒中吞咽障碍患者居家康复护理提供专业指导；事实上，这个过程还离不开互联网技术人才的支持，社区及医院管理者的资源调配；等等。

（三）学科演进要求人际协作

人类前进的步伐不停歇，知识随之不断更新迭代，推动学科持续演进。围绕知识的迭代、学科的演进，对知识和真理的追求内在地牵引着人们向新知识汇聚，在不同的工作岗位、学科领域甚至区域间流动。知识经济时代，这种汇聚和流动日益显著。相比于物质要素，学科中的人才要素具有更高的灵活性、主动性和目标性，人才的流动、配置、循环十分广泛。而大数据、人工智能、区块链、物联网及虚拟现实等新技术的迅猛发展，进一步突破了人才流动的物理限制，改变了人际交往、人际合作组织管理模式，丰富了人才流动形式，推动了人才的跨组织流动。一方面，组织内部人才管理的不确定性迅速提高，人力资源管理的边界正在快速变得模糊；另一方面，新的人际合作的组织管理模式快速涌现，更加扁平型、网络化和自组织的管理模式不断出现，冲击着原有的人才管理模式。

这种趋势既推动了人际协作，又对人际协作提出了更高的要求。

其一是人才自身。学科不断向交叉融合演进，必然对复合型、交叉型、创新型人才产生需求。这就要求人才在掌握专业能力的基础上，具备开放的胸怀、开阔的思路，勇于走出“舒适圈”，主动参与跨界对话，在与他人的交流合作中实现自身知识的整合、迁移、创造。

其二是人才管理者。学科融合、人才交流势不可挡。越是知识密集型组织的人才管理者，越要深刻把握知识型人才的成长规律，为其协同、交流创造宽松的条件，避免因传统守旧的观念、僵化的组织架构而阻滞人际协作的客观需求。

二、人际协作的价值旨归

人际协作最终走向哪里？在为患者提供专业照护服务的复杂过程中，各个学科的知识型人才之间、人才与患者之间需要密切协同：医务人员与患者之间密切协同，共探健康密码，实现双方的社会价值；不同岗位的医务人员之间密切协同，照护患者健康，传递医学温度；医疗机构内的知识型人才与机构外的知识型人才跨界合作、火花碰撞，实现更多的“相遇可能性”；等等。在这些实践中，医务人员自身获得持续成长，实现个体的社会价值。

（一）在人际协作中实现个体的社会价值

人的价值是一种创造性的价值。人是个体的人，同时是社会的人。人的价值包括个体价值和社会价值。其中，人的社会价值是指个人的创造活动对社会需要的满足和对社会的贡献。爱因斯坦曾说，只有献身于社会，人才能发现那实际上短暂而有风险的生命的意义。人的社会价值的实现是人追求的主要价值目标。人的社会价值必然要在现实的社会关系中实现。在与他人的交往中，主动了解、共情并实现其需求，人的社会价值得到体现。

医疗活动中最主要的人际关系就是医患关系。长期以来医患关系紧张备受关注，其根源在于对医患关系的认识偏倚或沟通不足。不论是日常对话还是工作语境，医务人员常说患者来医院“就诊”，患者常说去医院“就医”。一句习以为常的话，可以折射出当下医患关系的一个侧面。患者到医院看病，不仅是物理空间的转移，还反映出医患关系的主从倾向：患者罹患疾病后，其身体健康处于失衡状态，心理状态也往往受到影响，将自己置于“需要被照顾”的弱势地位；对疾病的了解甚少，更加重了患者内心的不安和焦虑，同时也加剧了医患之间信息的落差；随着现代医学技术的进步，疾病诊疗过程大多需要检查、检验，这些无法在患者的生活环境中实现，也“迫使”患者不得不离开熟悉的生活环境来到相对陌生的医疗环境。现实中极个别医务人员或医疗机构的不当甚至不法行为，则为本就错位的医患关系施加了一重离心力。以上种种原因交织，医患关系逐渐由共同应对疾病的价值盟友转向各有分别的利益主体。

从阐释学“主体间性”的认识论视角来看，医患关系是医务人员与患者共同参与探索疾病意义的“主体间性”的关系。患者不仅患有疾病，还以自己体验的方式阐释着疾病。医患在沟通中互为文本、互相解读，达成对疾病的“共识”。通过这种沟通，医务人员加深了对各种疾病的认识，拓宽了视野，增进了对健康的理解；与此同时，患者对自己的身体增加了科学的认知，增强了对健康的信心，在更理性的情境下重建自己的生活。换言之，和谐的医患关系是要在医务人员与患者之间实现“人际协作”，本质上是医务人员与患者之间基于信任的生命托付，由共情出发，通过分享信息、应对风险，最后抵达共生、共荣的新型平等合作关系，共同对抗疾病、探索生命的奥义。这种人际协作关系的本质是情感—道德—价值共同体的缔结，医患双方特别是医务人员在这种缔结中实现自身的社会价值。

案例 1-3

加速康复外科（Enhanced Recovery after Surgery，ERAS）的核心理念是通过多学科团队协作，采取一系列具有循证医学证据、创新优化的围手术期措施，以削弱患者生理与心理的创伤应激，进而促进患者快速康复。除了多学科的医学团队，ERAS 的另一个主体是患者及其家属。但是调查数据显示，在临床工作中，医患沟通效率仍然较低，沟通效果有待进一步提高。在这个过程中，医患沟通需要将患者当作一个社会人来看待，医生将晦涩难懂的医学知识形象地表达出来，便于患者理解。而临床大多数沟通都是由初级或中级职称医生完成的，存在沟通技巧缺乏、沟通能力不足的问题。再者，医患之间的信任度不高也加剧了这一问题的严重性。同时，多因素分析结果显示（见表 1-1），医务人员对医患协同重要性的认知不足是 ERAS 实施和推广的一个阻碍因素。对医务人员的培训内容主要集中在临床相关知识和 ERAS 实施指南方面，缺乏对质量控制以及 ERAS 病种个性化方案的制订、标准化流程的培训，导致管理者及临床医务人员对医患协同的重要性和内涵认识不足。

表 1-1　ERAS 实施影响因素的多因素分析结果

变量	回归系数	标准误	Wald χ^2 值	P 值	OR	95%CI
医患协同重要性的认知程度	−0.751	0.154	23.715	<0.001	0.472	（0.349，0.639）
人力资源的配备	−0.244	0.116	4.449	0.035	0.784	（0.625，0.983）
院领导负责制（以“是”为参照）						

（续表）

变量	回归系数	标准误	Wald χ^2 值	P 值	OR	95%CI
否	−0.655	0.242	7.359	0.007	0.519	(0.324, 0.834)
不清楚	0.080	0.251	0.103	0.749	1.084	(0.663, 1.772)
多学科协作	−0.032	0.008	16.963	<0.001	0.969	(0.954, 0.983)
常量	7.610	0.821	85.936	<0.001	…	…

在医务人员对医患协同认知的单因素分析中，医务人员对医患协同必要性的认知程度和对医患协同概念的知晓程度的差异均有统计学意义（见表 1-2）。

表 1-2　医务人员对医患协同认知的单因素分析结果

项目	结果好		结果差		Wald χ^2 值	P 值
	数量（人）	百分比（%）	数量（人）	百分比（%）		
医患协同必要性的认知程度					4.412	0.036
需要	360	100.0	243	98.8		
不需要	0	0	3	1.2		
医患协同概念的知晓程度					0.650	0.420
清楚	310	86.1	206	83.7		
不清楚	50	13.9	40	16.3		

资料来源：周静等（2023）。

不只是案例中的 ERAS 诊疗，任何一项诊疗活动都离不开医患之间的密切协同。医患双方对他们之间协同的认知和重视程度，很大程度地影响着诊疗活动的效率和效果。

（二）在人际协作中传递医学的人性温情

医疗照护实践是一种复杂的专业活动。从患者踏入医院开始，医生、护士、医技人员、研究人员、管理人员等不同岗位的医务人员在不同环节相互接力，协同完成照护患者的任务。每个医务人员都离不开他人，都是照护患者链条中不可或缺的一环。在践行照护患者的使命中，不同环节的医务人员各司其职、密切协同，发挥自己的专业所长，在“照护患者生命与健康”这个共同的价值目标下，接续生命、传递温度。从 SARS 到新冠疫情，从印度尼西亚海啸到汶川地震，人类应对每一次健康挑战都是这种协同的鲜明写照。

在这样的人际协作场景下，人与人之间的关系从竞争走向协同。医务人员或直接或间接地与患者发生关系，他们都是医疗照护实践的主体，并且各主体之间，即医医关系、医护关系、医药关系、医管关系、医技关系、医研关系甚至患患关系也存在“主体间性”，投射到医患关系之中，深刻地影响着医疗照护实践。

案例 1-4

在肝癌围手术期准备中，术前综合评估是一个多学科参与的过程。例如，术前邀请营养科、麻醉科等多学科会诊评估患者的营养状况、全身系统能否耐受外科治疗，是手术顺利实施的首要因素。

此外，国内外多项回顾性研究显示，肝癌围手术期免疫/放射/肝动脉化疗等治疗与单纯手术治疗相比，可降低肿瘤的术后复发率，提高患者总体生存率，且不影响手术的安全性。这就需要肿瘤内科、介入科、核医学科、病理科等多学科专家团队共同讨论，明确是否存在高危复发因素及患者是否获益，进而决定是否参与早期治疗。

在手术方案的制订中，关于是选择腹腔镜还是开腹手术，影像科专家的参与十分必要。

而术中精细化操作是保证肝脏手术成功并减少术后并发症的关键，不仅要求外科医师具备高超的手术能力，还要求其术前同麻醉科医师充分沟通，只有外科医师和麻醉科医师在术中协同合作，才能提高手术的安全性。

此外，对于肿瘤不可切除的中晚期肝癌患者，结合介入科、核医学科、肿瘤科、肝病科等学科专家意见，根据消融术、经肝动脉插管化疗栓塞（TACE）、肝动脉灌注化疗（HAIC）、局部精准放疗、系统免疫及靶向治疗的特点，制订适合患者的最佳综合转化治疗方案，最大限度地控制肿瘤进展，从而延长患者的生存期。

资料来源：滕金豪等（2023）。

在每一个患者就诊的全过程，医院各个部门、各个学科需要各司其职、协同配合，任何一个环节都必不可少，还需要相关领域的人才发挥各自的专业知识和技能的作用，在大家的共同努力下，实现生命的接力。

（三）在人际协作中实现个体的价值成长

在知识密集型组织中，知识型人才的需求层次通常较高，往往更注重自身价值的实现，更热衷于有挑战性、创造性的任务，并尽力追求完美的结果，渴望通过这一过程充分展现个人才智，实现自我价值。人的个体价值与社会价值并不是割裂的，在社会活动中，在推动社会发展的过程中，个人得到发展，自我价值得以实现。作为个体的人，不只是追求社会价值的实现；其在实现社会价值的过程中，期望获得自我实现、自我肯定，实现个体价值。

闭门造车往往难以实现知识的增益，在人与人的交流和合作中，思想与智慧互相碰撞，激发出新的思想和智慧。所谓的头脑风暴（Brain-storming），是指通过无限制的自由联想和讨论产生新观念或激发新思维。换言之，人际协作并不只是人的单向对外输出，而是交互传输，使参与协同的每个个体的眼界得以拓宽、知识不断增益、思想更加丰富。当个体感受到个体价值得以实现后，将以更大的热情投入协同合作。这种良性循环将塑造人与人之间新型的生态。

三、人际协作实现于学科

在学科治理实践中，人际协作如何实现？学科建制明确人的分工，为人际协作奠定基础；学科实践为人际协作提供广阔的平台；人才队伍作为学科动能，是人际协作的主要活动形式；学科影响则进一步拓宽人际协作的边界，实现对外赋能。

（一）学科建制奠定协同的基础

定位不明、岗位责任不清，学科将寸步难行。在学科规划的指引下，通过搭建学科体系、设置人员岗位，如同借助经纬度确定方位那样，为学科成员明确定位、分工与职责，成为学科成员协同的重要前提。

在医学活动中，分工不仅是协同的前提，更是确保医疗质量与安全的关键。一台手术往往需要麻醉医师、主刀医师、一助医师、二助医师、三助医师、巡回护士、洗手护士等协同完成，每一个岗位的人员分工明确、职责清晰，每一项操作都必须严格遵循医疗规范。特别是在患者抢救过程中，有研究者提出实施分工定位抢救模式：在白班抢救及人力充足时，4 名护士分别站于患者的“头、左、右、脚”四个位置，医生则站于患者右侧头部，方便病情观察，决定诊疗措施，这是四人定位抢救法；在人力略微紧张时，3 名护士分别站于患者的“头、腰、脚”三个位置，这是三人定位抢救法；而在夜间抢救及人力紧张时，2 名护士分别站于患者的“左、右”两侧，相互配合，这是两人定位抢救法。越是在紧急的时刻，明确分工职责越重要。护理人员只有明确知悉自己的任务与职责，才能确保抢救时忙而不乱，保持头脑清醒，做到流畅衔接、紧张有序，从而提高整个抢救工作的效率（吴春香等，2016）。采取分工定位抢救配合是抢救成功的关键所在，能使抢救工作急而有序；护理人员的站位、职责的相对固定，让护士知道自己在抢救时应该做什么、站在哪里、担任什么角色。抢救时护士的分工越明确、流程越优化，抢救越高效，抢救成功率就越高（张梦娜，2022）。

（二）学科实践提供协同的平台

医学领域内，没有哪个实践活动靠单打独斗就可以完成。随着疾病谱发生重大变化，医学活动越来越需要多学科、多团队的协同；而人民群众不断增长的多样化健康需求，也让学科实践承担多重使命及任务。换言之，医学实践的复杂性和人民群众需求的多样性对人际协作提出了要求，也为人际协作提供了发生的可能。以无痛胃肠镜为例。相比于传统的胃肠镜，无痛胃肠镜需要麻醉科医师和消化科医师紧密协作：当消化科医师专注于查看镜下患者胃肠道情况时，麻醉科医师必须严密观察患者的意识状态，确保精准把握麻醉剂给药情况，同时还要根据消化科医师的节奏，精确判断何时停止麻醉剂给药。

不仅医学的临床实践如此，医学的教学和科研活动同样为人际协作提供了条件。临床研究是以疾病的病因、诊断、治疗、预后和预防为主要研究内容，以患者为主要研究对象，以医疗服务机构为主要研究基地，由多学科人员共同参与组织实施的科学研究活动。临床研究的开展，集合了临床研究人员、临床医师、基础研究人员、药学人员、患者、企业等多方的协同，特别是离不开与基础研究的紧密协同。随着对临床研究日益重视，人们也日益认识到临床研究和基础研究之间密不可分的联系。当前较普遍的现象是：疾病谱的变化导致对多学科的合作要求提高，在临床实践中，老年病、慢性病防治需要多因素模型、多学科合作；基础研究与临床问题解决之间的脱节，面临投入大、产出少、循证证据不足等问题；同时，临床研究产生大量数据和样本，需要对数据进行呈现、挖掘、解析。基础研究和临床研究密切衔接，首先以临床数据为基础，以临床问题为切入点，通过对基础医学的研究，达到临床转化的目的。在这个过程中，临床医学人才和基础医学人才协同，通过科学研究发现疾病的病因和机制，鉴别和了解特殊的疾病生理作用、生物标记物或路径，利用已了解的知识系统发现并开发新的诊断、治疗方法及产品，将新的诊断及治疗手段变成常规的标准治疗。这个过程不只是各领域知识型人才的参与，它还促使患者向参与型患者转变，让患者通过随访系统、患者端 App（手机软件）、患者自评模块、患者就诊档案等多种形式，主动参与出院后的随访（张岚，2023）。

案例 1-5

中华医学会呼吸病分会肺栓塞与肺血管病学组、中国医师协会呼吸医师分会肺栓塞与肺血管病工作委员会组织国内呼吸与危重症医学、心血管病学、风湿病学、影像学、基础医学、循证医学等领域的多学科专家通力协作，历时三年制定了《中国肺动脉高压诊断与治疗指南（2021 版）》，指南发表之际，专家也呼吁加强肺动脉高压（Pulmonary Hypertension，PH）领域的多学科协作，推进我国 PH 标准化体系建设。

当前，多学科协作为 PH 患者带来福音：新的检查方法提升了对 PH 相关病因的早期识别、诊断与鉴别诊断水平；针对动脉性肺动脉高压（PAH）的创新药物研发呈上升态势，PH 早期干预及有效的靶向药物治疗可望阻止或逆转疾病进展；外科手术（如肺移植或肺动脉血栓内膜剥脱手术）或介入技术（如球囊肺动脉成形术）的应用使部分 PAH 或 CTEPH（慢性血栓栓塞性肺动脉高压）有望得到彻底治愈，患者预后明显改善。

未来，多学科协同推进 PH 规范化诊治体系建设是临床医疗面临的重要任务；同时，多学科专家还应团结、带动、推动政府、企业、社会团体、公益组织、患者及家属等力量，通力协作，共同面对和应对 PH 带来的挑战。

资料来源：翟振国等（2021）。

一方面，任何医学研究都是来自照护患者的实践需求，在医学实践中，医学人才不断发现新的问题，激发其探索未知领域的好奇心，也聚集起志同道合者自发地组织起来，同向发力；另一方面，不论是基础研究还是临床研究，不论是临床实践还是教学、科研活动，任何医学研究的成果都需要服务于照护患者的实践。

（三）学科动能营造协同的氛围

在学科建制框架内，优秀的人才凝聚在一起，共同努力实现学科发展目标。人际协作是知识型人才的理想交往方式，有利于营造平等对话、真诚交流、共同进步的良好组织氛围，助推学科进步。

案例1-6

高大夫是F医院心内科的权威专家，在高血压、冠心病、心律失常和心衰等疾病诊治方面有很好的口碑，并且科研、教学方面成果丰硕。但由于高大夫性格内向、不善言辞、不善于沟通交流，加上他时常带着批判性思维看待身边的人和事，鲜与同事合作，久而久之在同事心中形成了“较真”“呆板”“固执”的“另类”形象。每当考虑是否将其“转正”时，医院管理者难免担忧：科室关系处理不好怎能当好科主任？

管理理论之母玛丽·帕克·福莱特（Mary Parker Follett）曾说：管理就是指挥他人完成任务的艺术。从“技术专家”到“管理专家”，通常需要面对三大挑战：一是从自己把事做好，转向指挥他人把事做好；二是从把人用好，转向把团队培养好；三是从在明确的目标下完成任务，转向在不确定的环境下找到出路。实践证明，“开放包容，协同共生”，建立良好的人际关系，有助于团队效能的提高和个人的成长。组织只有在人际协作中提供充分的沟通与有效的引导，才能最大限度地激发成员的积极性。

（四）学科影响拓宽协同的边界

学科影响力往往在很大程度上影响其在专业领域的话语权。一个有影响力的学科，能够为学科成员提供更多的机会，参与学科间的交流与合作，使学科有更多的机会对外赋能。例如，医联体围绕区域内有影响力的三级综合医院进行建设，让三级综合医院与基层医疗机构协同合作，在推动优质医疗资源扩容下沉、优化医联体内资源流转与配置方面发挥重要作用。

第二节 人技协同的共同体

对于知识型人才而言，学科是其习得和创造学科知识、技术的工作场景，更是其在与知识、技术协同中实现自我价值和能力提升的学术场域。具体而言，技术弥补了人的力量天然之不足，技术也在人的使用和创新中更加贴近人的需求，人与技术互构互驯。在医学活动中，通过人技协同，人们在对抗疾病中形成更好的预期，在探索健康中达致更高的水平。以学科为场域，人与知识、技术之间相互依存，并集聚成推动学科发展的强大动力。

一、人技协同互促全面发展

技术是人的本质力量的延伸，技术为人的全面发展提供了条件；反之，人克服自身弱点，发挥自身优势，利用并改造技术，使其更好地服务于人类的生产生活。人与技术的关系是人与自然的关系的写照，人在认识和改造自然的过程中产生了技术，但在自然面前技术并非无所不能，人与技术相互协同、演进，使人与自然之间实现平衡、统一。

（一）使用技术是人的天赋

斯坦福大学行为科学高级研究中心研究员布莱恩·阿瑟（Brian Arthur）对技术有三个定义：技术是实现人的目的的一种手段；技术是实践和元器件的集成；技术是在某种文化中得以应用的装置和工程实践的集合（阿瑟，2014）。牛津词典将技术称为“机械艺术的集合”，韦氏词典将技术表述为“人类创造物质文化的手段的总和”。本书所说的“技术”包含三重内涵：一是知识、技术，是人认识和改造自然的成果，这是核心内涵，兼具主观性和客观性；二是将知识、技术内化而形成的技能、素养，或者主观认识、思维方式、解决问题能力，具有主观性；三是将知识、技术外化而形成的设备、器械，是物化的客观存在。

技术的产生源于人弥补自身不足的渴望。技术使人的肢体具有更全面的力量，并可以根据人的目的任意调整：既可以变得更加坚硬、强大，摧毁一切；又可以变得十分柔软、细微，无孔不入。最早的技术之一——用锋利的石块采割果实、捕猎动物、剥制兽皮，使“智人”弥补自身没有尖牙利刃的先天不足，并将人从动物中分离出来。纵观人类历史上的前三次技术革命——蒸汽技术使机器取代人力和手工劳动，电气技术使人类掌握电这一自然力，信息技术改变人们的生活方式和思维方式——先后改变了人类的历史进程，分别把人类带入了蒸汽时代、电气时代、信息时代。已经拉开序幕的第四次技术革命，以5G通信技术和通用人工智能技术（General Artificial Intelligence，GAI）为核心，将实现万物互联和万物智能，不仅使人类在认识和改造自然的过程中具备更强大的创造力，还让人类更进一步认识自己。

案例 1-7

有研究显示，借助达芬奇机器人手术可提供三维立体高清图像，且画面不颤动，机械臂可以多个方向自由活动，比人手更具灵活性。

经自然腔道取标本手术（NOSES）被认为“微创中的微创”。达芬奇机器人手术操作系统具有手术视野广阔、操作精准度高等诸多临床应用优势；同时，研究数据显示，达芬奇机器人NOSES法还具有术式安全、住院费用低、术中出血量少、住院时间缩短且低位直肠癌保肛率高等优点。并且，NOSES的整个操作不与肿瘤接触，外翻离断肠管放置抵钉座可避免腹腔污染，更体现无菌无瘤原则。对于医师而言，相较于腹腔镜手术，达芬奇机器人NOSES法从第一次接触到熟练掌握的学习曲线更短，尤其对于有着丰富手术经验的外科医生而言，会更加缩短学习曲线。因此，达芬奇机器人与NOSES的有效结合具有显著的临床应用优势。

资料来源：刘军等（2023）。

技术在很大程度上弥补了人力的天然不足，为患者带来了更好的就诊体验，提高了诊疗效果。与此同时，人自身的能力也得到了提高，医患实现了双赢。

（二）人克服技术的“弊端”

技术的发展增强和扩展了人类的能力，也让人对技术越来越依赖。现代社会智能手机广泛渗入人们的工作和生活，一个人出门忘带手机可能让他这一天“一事无成”。正如法兰克福学派的代表人物赫伯特·马尔库塞（Herbert Marcuse）所说，技术原本的作用是解放力量（让事物工具化），反过来奴役了人（让人工具化）。

技术扩大了人与人之间的差距。谁先掌握了新技术，谁就具备了可“控制”或“压制”他人的力量。回顾前三次技术革命，总是先由少数国家发起，这些国家因此站在了世界的前沿，成为世界的“主导者”，或者向外扩张、掠夺资源，或者垄断技术、阻碍他国发展。

同时，技术的创造者和使用者为其注入了价值倾向。美国技术哲学家兰登·温纳（Langdon Winner）在《人造物有政治吗》一书中举了一个例子：在设计师摩斯设计纽约长岛地区天桥时，由于歧视黑人或穷人，故意把天桥设计得低矮，让私家车可以在桥下通行而公交车无法通行，由此把穷人拒之门外（胡翌霖，2020）。

总之，人们在与技术的相处中产生了强烈的危机感。苹果公司蒂姆·库克（Tim Cook）说道：“我担心的并不是人工智能能够像人一样思考，我更担心的是人们像计算机一样思考，没有价值观，没有同情心，没有对结果的敬畏之心。”

可见，问题不在于技术本身，而在于人对技术的态度。人是认识和改造世界的主体，人如何看待和使用技术，决定了技术对人发挥什么样的作用，以及在多大程度上发挥作用。技术本无善恶好坏之分，它只是外化和放大人的价值选择；人并非真的被技术奴役，人只是被自身的欲望奴役。因此，克服技术的“弊端”，本质上是要克服人自身的弱点。这就需要人在创造、使用技术的过程中，保持对人类普遍性价值目标的观照，借助技术的力量为更多的人带去福祉。例如，自行车从一开始被认定为有男性气质的竞速工具，到现在变成男女老少皆宜的通勤工具，这是不同立场的参与者共同作用的结果（胡翌霖，2020）。在这个过程中，人通过技术不断地认识客观世界和人类自身，人与技术互相依存、协同、建构，实现人与技术的平衡，人将从中获得内心的安宁。

医学技术是最能体现对人类观照的领域之一，它始终保持对生命和健康的敬畏、对患者的尊重、对医学知识的追求，实现医患的相互理解和共同成长，达到人与技术协同的理想状态。医学技术的“意义”在于为患者减轻和消除痛苦，帮助他们弥补身体的残缺，让他们重拾对自己的信心和对生活的期待。在这样的驱动下，医务人员从最简单的技术运用开始，会在给患者使用听诊器前先用自己掌心的温度将其焐暖，也会在给患者扎针前软语提醒“您的血管比较细，我争取一次性成功，不过您可能会疼一下”，还会在查房时迎着患者充满疑问的目光在其病床前停留更长一些时间……当然，这些远远不够。医务人员会在使用技术的过程中共情患者面对技术时的感受，从而主动思考怎样改善患者体验，让他们在尽量少痛苦的情况下恢复健康、维持生命；主动探索技术尚未抵达的领域，为更多的人带去健康。

（三）人与自然在人技协同中和谐统一

技术源于人对客观规律的认识和应用。技术兼具客观存在的客体性和人作为创造主体的主体性。技术不只是外在的对象，也不只是内在的潜能，而是内与外之间沟通协调的媒介（胡翌霖，2020），是人与外界沟通的桥梁。换言之，技术是人与自然关系的集中展现和进化。

技术是人认识自然、改造自然的成果，反映着人对自然的能动关系。马克思认为技术在本质上体现了“人对自然的实践关系”，是人的本质力量的对象化。人对自然现象的“捕捉”、对自然规律的把握和运用，使人能够在自然中获得生存和发展。从亚历山大·弗莱明（Alexander Fleming）发现青霉素，让曾是不治之症的猩红热、梅毒、结核病、败血病、肺炎、伤寒等得到有效抑制，到屠呦呦发现和研制青蒿素，为全世界数百万饱受疟疾困扰的患者带来福音，医学技术从自然获取原始材料并激发灵感，由此可见一斑。

同时，人运用技术对自然的索取和改造并不是无休止的，即使有技术的加持，人的力量也不可能无边界地延伸。人与技术所不能到达之处，就是自然。布莱恩·阿瑟曾以一个生动的例子来说明这件事：在太空中，由于失去了重力，连最简单的事情（例如喝水）都变得不同寻常，更别提其他。如果客观自然环境发生变化，人们常见的认知和技术就可能失灵（阿瑟，2014）。

在自然面前，人和技术是有限的。我们可以通过各种技术提高有限生命的质量，但无法阻止衰老；我们可以治愈大约90%的早期癌症患者，但是面对很多中晚期癌症患者却无能为力；我们在自豪于医学技术迅猛发展的同时，也不得不承认现代医学技术的边界仿佛触手可及。这个边界，就是自然的阻滞。

自然的阻滞让人类充分意识到自身力量的局限，既让人类始终保持对自然的敬畏和对自身的清醒认知，在向自然索取的同时尊重和回馈自然，又会激发人类继续探索自然的好奇心，驱使着人类不断精进和创新技术。

在使用技术的过程中，人与自然相遇，一方面人的力量与自然的力量交锋、对抗，另一方面二者相互作用，直至达成暂时的和解或平衡。技术仿佛是人类的“触角”，使人充满好奇又克制谨慎地探索着自然界。以技术为媒介，人类享受着自然馈赠和技术进步带来的成果，也和自然保持着恰当的距离，理智地维持着人与自然的和谐统一。

案例 1-8

2003 年人类基因组计划正式完成之际，国际人类蛋白质组计划（HPP）也随之启动。该计划旨在对蛋白质组进行系统而深入的研究，和基因组计划研究成果协同合作，真正实现疾病的精准诊断和治疗。HPP 旨在进一步揭开生命的神秘面纱，并计划于 2020 年完成涵盖超过 90% 的人类蛋白质的研究。但即使这样，人类对蛋白质的了解依然只是触碰到冰山一角，还有许多未被充分研究的蛋白质。2022 年年初，包括中国在内的六国科学家联合发起了“未充分研究蛋白质计划”。我国科学家领衔发起并主导的人体蛋白质组导航国际大科学计划（Proteomic Navigator of the Human Body，简称 π-HuB 计划），将进一步改变由基因组学驱动的生物医学发展态势，为我国引领全球生物医学研究奠定基础，所取得的研究成果将造福全人类健康。

资料来源：潘锋（2023b）。

进一步来讲，每一次技术的重大发展不仅极大地推动了生产力的飞跃提升，还引起了生产关系的重大变革。换言之，技术也体现和影响着人与人之间的关系。珍妮纺纱机的发明，使纺纱工人被组织起来安排到工厂流水线的不同岗位，人们在工作中的联系因技术和机器而改变。新冠疫情期间，各种远程会议软件兴起，人们借助5G、互联网、云端等技术，打破了时间和空间的限制，提高了交流效率，调整了交流方式，进而改变了组织形态，塑造着新业态。技术发生作用的过程，必然会把不同的人联结起来，并建立起各种联系。

马克思认为，在未来社会的“新的技术人类生活共同体”中，现代技术的文明成果得到充分发挥，现代技术给人类带来的困境得以真正克服；人与自然之间以及人与人之间的矛盾得以真正解决。在那里，是“人使用技术”，而不是“技术使用人”；在那里，形成了全面发展和丰富的自由个性的个人，人与技术之间的协同关系得到实现；在那里，人与人在技术的创造和应用中主动、真诚地协作，互相补台、各取所长，人与人之间的协作关系也得到实现。

二、人技协同共绘健康愿景

人类追寻健康的脚步从未停止，医学技术取得的每一次成就，都加快了这一脚步。随着人们对大健康理念形成共识，第四次技术革命拉开帷幕，将深刻影响着未来健康领域。

（一）人技协同改善医疗结局

患者最渴盼的恐怕就是借助医疗技术提高临床疗效、改善医疗结局。以机器人外科手术技术为基础开发的达芬奇机器人手术系统，是人技协同的集中体现。在复杂的外科手术中，主刀医师借助操作仪器上的3D屏幕手控操作杆和脚控踏板，对机器人进行控制，使其按照医生的指示去完成相应的手术动作。达芬奇机器人仿佛是主刀医师的眼、手等肢体的延伸，它可以弥补人肢体的限制，做到高清成像、灵活精准、保持稳定，显著提高手术质量，更有助于患者术后康复。

此外，各种检查检验技术对临床诊断的支持，是人技协同更为普遍的体现。

案例1-9

近年来，随着高频超声、超声造影、弹性成像等多模态超声技术以及人工智能的研究和发展，超声新技术的诊断灵敏度大幅提高，已成为评估颈部淋巴结转移（Lymph Node Metastasis，LNM）的首选影像学方法，也进一步提高了术前预测甲状腺乳头状癌（Papillary Thyroid Carcinoma，PTC）患者LNM风险的可靠性。与此同时，随着甲状腺癌分子标志物研究的不断深入，包括BRAFV600等多种基因的联合检测方法不断普及，以及CT（电子计算机断层扫描）、MRI（磁共振成像）等其他影像学的研究和发展，多模态超声技术与分子标志物、其他影像学技术相融合，将会大幅提高其预测颈部LNM的能力。临床医生在治疗前可以通过PTC的多模态超声检查特征，并结合其他技术，准确预测颈部LNM情况，为治疗方案的选定或手术范围的选择提供更多有价值的参考，最终使更多的PTC患者受益。

资料来源：孙斌等（2013）。

钟南山院士在接受《人物周刊》采访时曾提出："对医院来说，要把重点放在早发现、早诊断、早检测、早治疗，这是最高的医术，而不在于抢救多少病人。这个是将来健康中国的发展方向。"要实现早发现、早诊断、早检测、早治疗，改善医疗结局，归根到底要靠医学人才专业能力的提升，这必然要求人才不断精进自身掌握的知识和技术。随着医学技术的不断创新，人们可以运用新技术、新理念，更加精细、快捷、高清地为患者查找病因，为早期采取科学干预奠定基础。

（二）人技协同提高健康可及性

在大健康理念下，健康关注的对象不只是患者，而是全人群。医学技术对人类健康的意义，不仅在于高端技术解决疑难复杂问题，还在于其可及性，让更大范围群体的健康受益。现代技术渗入百姓日常生活，建立健康生活方式是提升全民健康的重要方面。特别是经历新冠疫情后，"每个人都是自己健康的第一责任人"这一观念深入人心，越来越多的人认识到健康管理应当从日常做起，从而对可入户、便携式、个性化的技术设备有了较广泛的刚性需求。智能手表、智能手环、智能眼镜、智能服饰等穿戴式智能设备的广泛使用，用全新的人与技术交互方式，使人们可以及时获取外部与自身信息，并获得专属的、个性化的健康服务。

案例 1-10

在基层慢性脑缺血（Chronic Cerebral Hypoperfusion，CCH）患者危险因素智能防控中引入智能可穿戴设备（智能血压体温手表）取得了良好效果。智能血压体温手表属于外接式设备，可进行计步/距离/卡路里、血压、体温、心率、血氧饱和度、呼吸频率、运动、睡眠等数据的检测并上传至与设备关联的手机 App，用户可随时在手机 App 及可穿戴设备上查看即时数据。基于智能血压体温手表，搭建数据平台，受试者手机下载数据平台 App，建立账号，登录后可进行建档、风险评估、随访、数据上传、检查检验结果查询。健康上报（数据上传）可选择手动输入数据，也可使用同步数据功能，一键输入最近一次的监测数据，并可查看历史上报数据。

智能血压体温手表穿戴方式及测量方式都简单易学，即使是高龄老人也可以独立使用。在此基础上，CCH 风险人群可以随时、随地进行相关危险因素指标的采集，几乎可以忽略地域、时间、环境等影响传统随访方式意愿的因素。调查数据表明，在短期内高血压的随访率得到了明显的提升，大大提升了 CCH 风险人群对随访的主动性，从而有助于提高 CCH 风险人群对危险因素的认知及危险因素改善。

资料来源：尹琴琴等（2023）。

当前我国正在推进健康中国建设，这一国家战略坚持以提高人民健康水平为核心，以主动适应人民群众多元化健康需求为出发点，落脚于全方位、全周期维护和保障人民健康；倡导把健康融入所有政策，覆盖全生命周期，让人民群众可负担。正因为如此，推进健康中国战略、实现人民健康，需要全方面的协同：从不同层级医疗机构间的协同，到政、产、学、研、用之间的协同，进而不同区域、地区甚至国家间的协同，形成多层次、多元化的社会共治格局。

三、人技协同内化于学科

学科以知识为立身之本，占据独特的学术领地。技术随着人类知识的增长而推进，而人才在知识的内在牵引下进行汇聚和交流。以知识为内核，学科、技术、人才之间建立起内在联系。学科活动为人技协同提供场域，反过来人技协同推动学科变革。

（一）学科汇聚人才与技术

学科是知识分化的产物，学科也是知识汇聚之地。不同专业门类的知识形成了不同的学科。作为以学术精神为引领、学术思想为根本、学术进步和传播为目的的组织，学科主要的活动内容以知识为根基展开。知识的分化和聚合促进学科的交叉与融合，而学科是知识的组织载体。

知识为技术进步奠定基础。正如经济史学家乔尔·莫基尔（Joel Mokyr）所说："过去四百多年煞费苦心的知识积累，辅之以社会的、科学机制的推动及知识扩散，共同奠定了工业革命和现代技术的基础。"随着现代技术突飞猛进的发展，新技术的产生越来越需要更加系统、专业、深入的知识，一般性、常识性的知识已经不能成为新技术产生的土壤。因此，现代技术反过来帮助建构更高层次的知识和理解，以及帮助揭示更加丰富的现象，从而倒逼知识的更新迭代（阿瑟，2014）。通过这样的方式，知识和技术相互推进。

人才以追求知识和真理为自觉，在知识的驱动下，人才不断进行知识的积累、创新、迁移。很多"跨界"科学家就是知识迁移、融合的典范。牛顿曾是剑桥大学的数学教授，爱因斯坦曾担任专利审查员，而达·芬奇被人们誉为"被绘画耽误的科学巨匠"。

换言之，以知识为内驱，学科将人与技术汇聚在一起，它们内在联系、相互促进。

（二）学科为人技协同提供场域

在人使用技术的过程中，要想发挥技术的价值，需要场域。

首先是技术场域。一项新的技术的产生往往是基于原有的技术。我们熟知的著名发明家瓦特、爱迪生、莱特兄弟，他们的发明都不是无中生有的，而是基于同时代的技术成就。不仅如此，现代技术日益系统化，功能日益网络化，现代技术越来越成为多个技术聚合的产物，如智能手机。

其次是时代场域。技术要为人所用，必须迎合人的需求，而人的需求具有时代性。比如，古人通过观测太阳来判断时间，后来还发明了日晷。这项技术代表着当时世界的尖端技术水平，放到今天也是科学合理的，但是人们绝不会再使用它，取而代之的是精密的手表、闹钟或手机、电脑等各种现代设备。

再次是文化场域。技术的生存与发展受其所在文明的影响，人类的文化环境影响着人们对技术的选择。文化的多样性为技术的多样性提供了生存空间。而在全球化趋势下，文化多样性日益淡化，各种传统文化逐渐被人们淡忘、遗失，一项成功的新技术动辄顷刻间席卷全世界，但是有的新技术不那么幸运，可能尚未进一步完善就已经被湮没。因此，全球化时代一方面为技术更新迭代和广泛传播提供了便利，但另一方面也对技术自身提出了严峻的挑战。

最后是学术场域。对比中西方技术发展史，近代中国没有延续古代中国科技的辉煌，没有形成有效的聚合、传承和持续发展，根源在于重文轻理的社会文化，未形成普遍崇尚科学技术的社会风气。

当前，我国全社会日益形成重视创新、重视科技、重视人才的浓厚氛围，营造了人技协同的良好生态。在学科层面，学科为人技协同提供了良好的土壤。学科汇聚专业知识和技术，集聚和配置学科资源，组织和凝聚知识型人才，涵养包容、多元、创新的文化品性，为技术的孕育和发展奠定基础。

（三）人技协同助推学科变革

纵观人类医学史，医学代表人物在技术领域的重大发现或创造，一次次推动着医学学科变革。威廉·哈维（William Harvey，1578—1657）通过活体解剖的实验方法发现血液循环，创建血液循环学说，使生理学从解剖学中分离出来。威廉·康拉德·伦琴（Wilhelm Conrad Röntgen，1845—1923）发现X射线，为疾病诊断开创了医疗影像技术的先河，更重要的是开创了一个全新的学科——医学影像学，使人类对疾病的诊断、治疗模式发生了深刻改变，引领人类医学进入了崭新的时代。安东尼·菲利普斯·范·列文虎克（Antonie Philips van Leeuwenhoek，1632—1723）改进了显微镜，并用以发现了单细胞生物和细菌，他的发现开创了一个全新的科学分支——微生物学。现代外科学的完善，则有赖于消毒、麻醉、止血、输血等技术的产生和进步。詹姆斯·杜威·沃森（James Dewey Watson，1928—）、弗朗西斯·哈利·康普顿·克里克（Francis Harry Compton Crick，1916—2004）以及莫里斯·休·弗雷德里克·威尔金斯（Maurice Hugh Frederick Wilkins，1916—2004）发现并阐明了DNA（脱氧核糖核酸）分子的双螺旋结构——被誉为20世纪最重要的发现之一，奠定了分子生物学的基础。中国医学同样如此，中医学经典《内经》记载了内服、外治、针灸、按摩、导引等疗法，支撑了“治未病”“治病必求于本”等主张，重在未病时采取预防措施、得病后防止疾病发生转变。华佗（145—208）创用麻沸散施行外科手术，开创了外科手术的新纪元，把外科学大大向前推进了一步，被后人尊称为“外科鼻祖”。

面向未来，生命科学、转化医学、个体化医学、精准医学、整合医学等将是21世纪医学发展的优先领域。而这些新兴学科的发展，离不开其他领域技术革命的助推。以生命科学为例，著名的物理学家、诺贝尔物理学奖获得者杨振宁先生曾说，21世纪将是生命科学的世纪（许智宏，2001）。在生命科学孕育和发展的过程中，光学显微镜的发明使细胞的发现和细胞学说的产生成为可能与现实；电子显微镜的出现使生物学的研究进入了亚细胞和分子水平；生物化学技术的发展和不断飞跃对生命科学理论的研究起到了巨大的推动作用；计算机的应用大大提高了生物学的研究效率和精确程度，使生命科学从观察描述进入了精确计算（齐宝瑛和懂德鹏，2002）。

案例 1-11

2023年4月6日，上海瑞金医院发布脑科学领域“治疗难治性抑郁症”研究成果：运用脑机接口技术对神经进行调控，患者术后抑郁症状平均改善超过60%。脑机接口技术，简而言之就是将人脑与外部设备连接，从而在获取人脑信息的同时，对人脑施加影响。将其应用于难治性抑郁症患者，将脑起搏器的电极芯片直接连接到大脑神经环路，通过电刺激进行神经调控治疗，改善患者的情绪状态和认知能力。尽管脑机接口技术目前仅是临床研究，但前景可观。

“有时去治愈，常常去帮助，总是去安慰。”爱德华·利文斯顿·特鲁多（Edward Livingston Trudeau，1848—1915）医生的墓志铭是所有医者恪守的行医之道。人的力量是有限的，医学作为人类探索疾病和生命奥秘的一门学科，其效能也是有限的。要为更多的人驱散疾病痛苦、带去健康福祉，人类必须与医学技术携手并肩。换言之，人技协同让人类更深入、更细致地走近自己、走进自然。

正如古希腊哲学家芝诺的名言："人的知识就像一个圆，圆内是已知，圆外是未知……你知道的东西越多，不知道的东西也会越多。"在探索健康的道路上，人技相偕，不断拓展人类认知的边界，人类与未知接触的空间也越大。这条边界就是自然，它的存在让我们永远心生敬畏，继续埋头俯身，思索如何走好脚下的路。

医学技术使人类对疾病和健康的探索到达了更加广阔与艰深的领域，克服了人类的先天不足。尽管有人对技术存在一些担忧，但不可否认的是，克服技术弊端的钥匙就掌握在人自己手中。人与技术的相互补益和促进，是推动人类自身进步的强大力量。

第三节　人才效能的共同体

知识型人才对知识和真理的追求，对价值实现的渴望，使他们自发凝聚起来成为学科共同体。学科是以知识型人才为主的学科共同体发挥效能的场域。学科共同体及其内部的学科生态成为审视学科健康、持续发展的新视角，也为人才效能提升开辟新路径。

一、人际协作、人技协同是学科共同体的特征

人作为社会存在物，不能不以共同体的形式存在。另外，人是实践的主体，实践是人的特性，任何实践都是在人们共同生存的整体（社会共同体）中进行的。马克思认为，"共同体"是"现实的人"形成的利益团体，是人类生存和发展的基本方式。共同体是个体之间基于共同意志，并共同实现该意志的统一体。个体之间平等交往与沟通，并相互肯定与欣赏。

任何共同体内部，都是由社会性的分工与协作构建起来的关系和交往体系。在医学活动中，尽管存在医、护、技、药、研、管等不同分工，但各学科知识型人才紧密协作，在患者照护的不同环节各司其职、紧密衔接；而在患者就诊的全过程，各学科人才与患者之间相互沟通、配合，构成学科共同

体，共同应对疾病的挑战，共同探寻健康的奥秘。

共同体的形成和发展需要内在动力。作为知识密集型共同体，学科共同体的形成和发展源自医学知识和技术。知识和技术的演进，导致学科的产生；对知识和技术的追求与向往，导致知识型人才聚集到学科中从而形成学科共同体；知识型人才对知识和技术的应用、创新，促使学科共同体不断解决学科领域的问题，推动学科成长。换言之，人才与知识和技术相互作用，成为学科共同体发展的内在动力。在医学活动中，知识型人才与医学知识和技术的相生相伴尤为紧密。知识型人才的遴选、培育，无不以其掌握知识和技术的程度为基本条件与目标之一；医学知识和技术的变革，离开知识型人才的创造，就是无本之木、无源之水。

二、知识型人才是学科共同体的主体

马克思认为，人是生产力诸多要素中最活跃的要素，劳动是人之为人最基本的存在方式，人的劳动是推动人类解放和社会发展的主要途径与根本力量。对学科而言，学科的健康运行和长远发展归根到底要靠人这一主体的创造。知识型人才是推动学科发展的根本力量，学科只有依靠人不断丰富与创新知识和技术体系，才能得以生存和发展。将学科视为生命体，“人”这一要素是其维持和体现生命体征的机理。

学科之所以成为学科，必然具备独特的知识领地、技术体系、知识型人才、物资设备，以及把这些要素全部组织和调动起来的组织形态。在所有这些要素中，知识型人才是最活跃的，是学科共同体的主体。作为学科的组织者，知识型人才是传播与发展学科知识和技术的专业人才，是医学领域“第一生产力”的体现者、开拓者和创造者；知识型人才不仅要不断实现自身成长，还要培育更多的学科人才，不断推进共同体成长。对于医学学科，知识型人才承担的最重要的职能是照护患者，学术的传播、人才的培育均围绕照护患者展开。其中，学科带头人是核心。学科带头人的专业水平在很大程度上决定了学科的实力；同时，学科带头人应当具有广阔的视野，能够敏锐捕捉专业领域的前沿，引领学科发展方向；最重要的是，学科带头人应当具备宽广的胸怀和境界，为人才提供施展才华的舞台和不断进取的机会。学科骨

干人才是中坚力量，发挥着重要的承上启下作用，他们应当参与学科重大事务，同时学科带头人的后备人选往往会从中择优遴选。学科基础人才是发展的基石，学科大量的事务由他们承担，他们维系着学科的日常运转。不同层级的主体并无高下之分，他们之间只有相互协作，才能发挥最大的效能。

医学活动中，除了学科内的知识型人才，往往还有其他学科、部门甚至机构的人才参与其中。他们形成一股合力，共同推动学科的发展。

“主体间性”一个很重要的前提就是：承认主体性。只有同为主体的各方之间的交往是平等的，才能实现真正的协作。换言之，不论是管理还是临床，不论是医、护、技、药、研、管哪一类学科的知识型人才，都是医学活动的主体，都从自身专业角度共同对患者实施照护，增进对疾病的了解。

案例 1-12

在新一轮科技革命和产业变革加速演进的背景下，新工科、新医科、新农科、新文科“四新”建设是高等教育应对未来挑战的战略先手棋，为新时代我国医学教育高质量发展指明了前进方向，也对医学人才培养提出了更高的要求。为此，昆明医科大学将推动医学教育改革创新、提升医学人才质量放在至关重要的位置。2023 年 4 月，由高校、研究院所、医药企业、医院等 65 家单位组成的云南新医科教育联盟在昆明医科大学成立，联盟致力于深化省际、校际、校企、校地等在资源共享、平台共建、协同育人、协同创新等方面的实质性合作，实现优质医学教育资源开放共享，致力于新医科人才培养。

资料来源：昆明医科大学（2023）。

三、学科是共同体治理的场域

（一）学科

1. 学科的定义

学科一词源于希腊语 didasko（教）和拉丁语 disco（学），具有学习的含义。古拉丁语中的 disciplina，含义是对“门徒的教育”，包含知识（知识体系）和权力（孩童纪律、军纪）的双重意义。从词源看，学科最早的含义是对学生的教育、规训、训练与惩戒等，以使学生达到某一学科的行为规范的要求 。不同学者及文献对学科有不同的阐述，可参考表 1-3 的展示。

表 1-3　部分学者及文献对学科的阐述

学者/文献	对学科的阐述
米歇尔·福柯(Michel Foucault)	学科是生产论述的操控体系，是主宰现代生活的种种操控策略与技术的更大组合
伊曼纽尔·沃伦斯坦(Immanuel Wallerstein)	学科有三重含义：一是学术范畴，即一种明确的研究领域；二是制度化的组织机构；三是文化
伯顿·克拉克(Burton Clark)	学科是一种联结化学家与化学家、心理学家与心理学家、历史学家与历史学家的专门化组织方式。学科具有综合性，它不是根据所在地形成专门化组织，而是形成一个跨地区的行会性的利益团体
《牛津词典》	学科有三种定义：一是为控制或纠正行为所实施的惩罚；二是旨在塑造品格和思想以培养正确行为的教学或教育活动；三是知识分类
《汉语大词典》	学科的四重含义：唐宋时期科举考试的学业科目；按学问性质划分的门类；学校教学科目；军事训练或体育训练中的各种知识性科目（区别于术科）
杨天平和薛长凤(2021)	学科是形而下的社会实践和组织建制、形而上的知识门类的统一体
陈亮（2019）	在现代化的学术治理场域中，学科实际上不仅指一种话语体系、制度规范，更是学术共同体成员形成身份认同与价值体认的“栖息地”，在学术共同体共意交往以及学科治理主体间互动规制的基础上形成学科间互生式存在与共生式发展的生命体

在医院语境下，学科是医院承载社会服务、人才培养和创新进步等功能的基本单元：一是社会服务功能，即医疗功能，这也是医院的核心功能；二是人才培养功能，即教学功能，是实现人才培养与成长的功能；三是创新进步功能，主要体现在学科研究方面，是人类社会提高生存与发展能力的功能。换言之，学科既是医学知识创新的基地，又是广大医务人员专业技能、知识体系与价值呈现的平台载体。

医院的学科不同于科室。后者作为医院提供医疗照护服务的组织单元和管理单位，是把医务人员、诊疗资源和诊疗服务进行分类、组合，进而履行医教研等职能的基础和平台。科室具有履行职能所需的物理空间、人员、岗位、物质资源等，是医院实现资源配置、人员组织的有形载体。相比而言，学科在组织形态上相对更松散，边界相对更模糊，形成机制上更灵活，科室则泾渭分明、结构框架相对固定，同时强调人员归属；学科专注于学术事务，科室则侧重于行政管理和资源配置；学科成员之间不是靠层级和行政权力联结在一起，而是基于共同的学术追求组织起来。例如，某医院的呼吸学科在科室设置上可能对应西医、中医呼吸科等多个科室，这些科室有独立的物理空间、设备、负责人、人才队伍及相应的疾病领域；而诸如项目申报、人才培养、科研合作和重大疑难疾病诊疗等事务往往需要整合整个呼吸学科的资源，这时科室的界限将被打破。科室的弊端及其与学科的差别详见表 1-4。

表 1-4　从“科室”走向“学科”——主要问题和分析

	问题类型	问题描述	原因背景分析
科室管理的边界过于清晰，需要通过学科的组织形式来打破	以科室管人	人员的归属、使用、培养等均归属于科室，由科室负责，为科室所用。“人是科室的人”，当专项和特定工作需要跨科室调动人力资源与安排工作时，存在很大的困难	传统的医院管理以“劳动合同”为基础，以身份管理为核心，强调制度的稳定性，“名正则言顺”，身份清晰是管理需要首先界定的问题。事实上，这种管理模式在很大程度上实现了整个组织的分工效率，构建秩序并保障了医疗的质量安全，也促进了专科、专业的发展。今天，我们已经进入信息化时代，强调个人的自由发展，强调对“知识分子”能力的培养和对知识的尊重，强调构建学习型组织，尤其是技术的发展已经彻底颠覆传统的信息获取、传播和分享方式，也正在改变原有组织决策模式甚至组织架构，这种基于信息共享导致的新的更加自由的、以问题为导向的临时性的合作无处不在，恰如有人形容的“阿米巴虫式”的组织与合作。这种随时跨界的、由动态需求所牵引的模式显然与强调边界清晰的科室管理模式存在明显的冲突
	以科室管资源	仪器设备的采购、使用和管理也归属于科室，某种意义上类似于科室的“私产”，资源跨科室使用通过复杂的流程和机制来保障	
	以科室分配绩效	以科室进行人员的价值评定和绩效发放，因此当个人在科室外付出时间和劳动后，无法评价其价值；个人在科室外的工作也被视为超越科室的管控范围，不被理解和接受	
	以科室划分服务	科室在现代医院管理中，除了以提供医疗服务为主，还承担临床科研、教学、公共卫生等职能，但是在医院的管理体制上，教学、科研分属于不同的主管领导，以教研室、教学组或课题组等形式进行管理和合作，从而导致科室在相关的教学和科研管理中存在如何进行组织与统筹的问题	

（续表）

	问题类型	问题描述	原因背景分析
以学科的组织形式打破科室的边界，实现以学科为牵引的平台型、生态型协调发展	吸引力不足	学科定位不清晰，专业定位与发展不明确，中长期学科规划的科学性、有效性、持续性有待提升；学科定位及分科重点、专业特色不突出、不鲜明；学科间交融少，呈现“各自为战、单打独斗”的局面	学科的构建最开始应该是一个自发的过程，在优势专科的发展过程中，随着研究问题的深入，原有的资源、方法、知识甚至组织模式逐渐被打破，边界逐渐模糊，以强势专科为核心，吸引并集中更多原本限定在科室内的资源和人员的加入，形成以问题为导向的更大范围的整合和重构，“学科”成为一种平台，成为在医院以科层体制为主要组织形式的管理生态系统中进化出来的更“高级”的组织形式。因此，“学科”的发展之路首先应当是在医院内部构建信息分享和促进合作的机制，让“共同关心的问题”成为核心动力，在鼓励合作的机制下“技”和“器”能够开放，人员能够自由组合，“学科”也就自然构建完成。其后，组织还需要构建以学科产出为导向的价值评价和激励机制，构建基于个人贡献和团队成果相互支撑的利益分享机制，从而新的组织文化得以生根发芽并茁壮成长
	管理模式不到位	鼓励创新学科建设、临床技术革新、科研成果转化的机制及举措跟不上、不适应；科室设置与诊疗科目不一致，诊疗科目与医师执业范围不匹配。医院因需设科往往是针对特定问题提出特定的解决方案，缺少跨部门、全局性、规范性、指导性的系统设计；学科发展不均衡，人才结构不合理，缺乏优秀的学科带头人和拔尖人才	
	分享机制不健全	缺乏完善的学科考核评价体系，学科运营能力亟待提升；科研主体医工转化意识和能力不足，供需脱离，医学科研成果转化率低；临床科研创新不足，科研转化的反哺作用不充分；人才激励、人才培养缺乏系统性，人本管理形式化	
	新的组织文化未建立	重视人才使用，不重视人才培养，口头上重视人才，但是缺乏鼓励和促进“知识分子”自由成长、相互合作的土壤与机制；以短期利益考核人才，以组织稳定评价管理的效果	

医院的学科不同于专科。专科是以诊疗科目设置为参考的一种临床分科体系，是以“专病”为中心的临床专业分类，是某疾病诊疗技术手段与方法的集成，是临床技术创新和科研成果转化能力的载体。根据规模，专科在不同医院有不同体现：有的是某个学科下细分的亚专科，有的是某个学科的二级学科，有的甚至成为专科医院。在医学实践中，临床重点专科建设是提升临床诊疗水平、提高医疗服务能力、实现医院可持续发展的战略性举措，同时也是衡量医院医疗技术水平和专业特色的重要标准。相比而言，专科侧重于临床实践，主要针对某一类疾病或某一系统疾病的专门治疗，着眼于解决医疗服务能力、医疗质量安全及医疗服务效率三方面的实际问题；而学科是一个更宏观的概念，不仅包括临床实践，还包括学科理论体系、技术体系建设以及相应的教学、科研、创新活动。

我们并非刻意区分学科和科室的异同，我们强调的是打破自身固有的限制，汇聚人的智慧和资源的力量，实现人的能力和技术创新的突破。在实践中，往往需要学科和科室共存。科室是医院重要的管理层级，开展科学的科室管理具有重要的现实意义。患者在医院诊治的过程中，往往要和多个科室打交道，病情越复杂的患者涉及的科室可能越多，这便需要科学的管理将多个科室协同起来。面对重大公共事件更是如此。新冠疫情期间，要短时间内集合大量医疗资源，就必须依靠强有力的组织才能集中力量办大事，科室在资源配置、人员组织方面发挥了重要作用；而跨学科团队在患者救治、疫苗研制等方面充分展示了学科的智慧和力量。这是科室和学科各展其能、协同作战的生动案例。

我们区分科室、专科与学科，是基于对“治理”的理解：治理强调多元主体、合意共在，因此多元化主体、全方位视角、多维度举措、宽幅度路径是治理的内在要求；与之相适应，是对学术事务的全面覆盖及学术主体的全面观照。因此，相比于专科、科室，学科这一提法与学术活动的内容和目标更加契合，也与学术精神的内涵和价值更加相融。在实际的医疗语境中，“科室管理”“专科建设”“学科建设”并不鲜见。本书提出“学科治理”，厘清学科、专科、科室的内涵和外延，旨在以“人民健康”之立意、“海纳百川”之胸怀、“化异为同”之举措，达“美美与共”之目标。

2. 学科的属性

（1）知识属性

有人说，学科顾名思义就是“分科之学”。随着人类社会的进步，人类在劳动实践中产生的知识总量得以扩大，并且在实践中需要专门深入钻研某一领域的知识，知识得以分化和分类，形成的分支就是学科。学科是人类知识体系的集合，是某一类知识体系所具有的特定范式的结晶，是已有知识集成和新知识生成的重要载体，学科发展围绕知识的发现和创新进行。换言之，学科既承载了人类掌握的已有知识成果，又承载着创新知识的使命。

（2）实践属性

学科是人类实践的产物，学科发展源自实践需求，学科价值在于改变实践。纵观古今中外医学学科的沿革，没有一次医学思想的创新、医学技术的突破不是来自医学实践；同样，也正是在解决医学实践的问题当中，医学学科不断扩大学科领域，实现学科价值。

（3）组织属性

尽管学科是相对松散的组织体系，但也呈现其特有的组织架构、组织制度、组织秩序，形成学科的组织文化，成为一种新的集中智慧和实现资源利用效率最大化的组织模式。随着计算机和网络技术的发展，学科活动的组织形式可能发生变化，学科的组织属性更加扁平化、自由化和网络化。

（4）进化属性

随着知识和技术的变迁，学科也将不断演进，呈现生物的进化特点。学科作为生命体，同人一样，也具有“孕育诞生—青春期—成熟期—重构期”这样的生命周期。一门新兴学科往往会先经历一个被观望、质疑到接受的过程；随着不断解决实际问题，学科的内在逻辑日益自洽、理论体系日益丰满；在站稳脚跟后，学科则像年富力强的中年人那样，能够在领域内游刃有余地发挥影响；但是，生命力的延续在于不断地从外部环境中获取新的信息、资源，如果不继续纳入新的资源、重构新的生命图景，旧学科原有的优势和资源将不敌新的外部竞争与更新的学科生命体，从而面临被湮没、拆分或取代。

3. 学科的向度

学科被赋予多重价值诉求，具有不同的学科向度，理解学科的内涵需要多维视角和多层次分解。

第一，学科是知识分化发展的产物。学科与知识相伴相生。知识是人类智识生活的结晶，知识体系的形成需要借助学科这一载体，实现知识应用逻辑与学科逻辑的生命相遇。对不同学科的知识进行整合和迁移，可以实现知识的增值。学科的建构首先要遵从知识的内在演进逻辑，更要实现促进新知识产生的价值诉求。

第二，学科呈现组织形态。随着知识的演进，学科由最初的无序逐步走向有序，并发挥系统的协同效应。学科具有自组织特点，这种自组织追求开放、自由、独立、有序等目标。要达到系统协同、独立有序，学科建构必须基于形诸外在的组织建制以及共同的规则和价值目标。这是学科建构的外在逻辑，也是学科治理体系不断演进完善的价值诉求。

第三，学科成员是学科的主体。知识是开放、流动的。在知识的吸引下，人对真理的追求、对创新的渴望，孕育着一种内生的冲破学科界限的力量，成为学科交叉融合的根本动能。在这个过程中，学科成员不仅获得了更丰富的知识，而且获得了价值体现并实现了精神归属。学科是学科成员的学术场域和精神家园，它不借助强制力量，而是建立在学科成员合意表达的基础之上，自发达成学科交往共识，建立学科契约关系，维系学科生态系统有序运转。因而，学科治理尊重并实现人的理想和价值，实现人的自由发展。

第四，学科的交叉融合是必然的。类似生物种群一样，不同学科之间按照一定的学科秩序与规范形成了跨界互动的组织群落；学科群落是不同学科之间相互融合、交叉互补与跨界交往的集合，是学科集群可持续发展的“组织域”。在“组织域”的生态系统中，学科群落以整体性思维为着眼点，将不同学科的知识结构与特性有序组织起来，形成聚合共生与卓越集群的创新联动效应，进而在动态的可持续探究的过程中确定学科研究的新问题。学科群落在自然环境与社会环境的双重作用下开展学科知识聚合创新活动，共同迈向卓越。

以上四个学科向度有机联系，相互建构。知识分化产生学科，但也正是知识的张力推动学科交叉融合，而这个过程始终伴随着学科成员的深度专业化和高度协同化；学科不是纯粹的形而上，离开了体现秩序和规则的组织建制等外在形态，知识发展就失去了载体，学科成员就失去了家园，遑论学科的交叉融合；学科成员是知识演进的创造者、传播者，是学科组织形态“约束”并“服务”的对象，是学科交叉融合的推动者；而学科的交叉融合让学科成员的知识更加全面和深化，进而产生新的组织形态。

（二）学科共同体

1. 学科共同体的雏形

学科共同体是学科治理视阈下“学术共同体”的概念迁移。学术共同体是指有相同或相近的价值取向、文化生活、内在精神和特殊专业技能的人，为了共同的价值理念或兴趣目标，并且遵循一定的行为规范而构成的一个群体（张桐语，2015）。

学科共同体的另一个雏形是“科学共同体”。英国科学哲学家迈克尔·波兰尼（Michael Polanyi）在《科学的自治》一文中首次提出“科学共同体”概念，意指有着共同信念、共同价值和共同规范的“科学家群体”。中国科学院院士周忠和指出，科学共同体是科学家组成的群体，它既可以指广义上的科学界，又可以指很小的学科或者交叉学科的领域。

与学术共同体、科学共同体一致的是，学科共同体承担着科学研究和学术研究的天然使命，同时，学科领军人才、学科带头人、学科骨干等构成了学科的学术主体。但与学术共同体和科学共同体不同的是，学科共同体是指基于学科治理视阈，在中国医院学科特定语境下，以知识型人才为主体，与患者及其他利益相关者共同构建的学术组织。学科共同体的价值目标指涉健康，是学术共同体、科学共同体在健康领域的新形式。

2. 学科共同体的属性

学科共同体从属性上讲应归类为一种社群组织。社群有着特定的社交关系链，有稳定的群体结构和较一致的群体意识；成员有一致的行为规范、持续的互动关系；成员间分工协作，具有一致行动的能力。社群主体泛指学科共同体中的所有人。学科共同体中，不论是行政管理人员、学科领军人才还是临床一线医务人员，都是社群中的成员。只不过行政主体和学术主体以及社群中的其他成员在学科共同体中承担的角色、发挥的作用、彼此之间的互动关系有很大的差别。

（三）学科共同体是学科治理实践的主体

从学科的概念层面，美国当代著名高等教育学者伯顿·克拉克认为，学科是一种联结化学家与化学家、心理学家与心理学家、历史学家与历史学家的专门化组织方式。在现代化的学科治理场域中，学科实际上不仅指涉一种话语体系、制度规范，更是学科共同体成员形成身份认同与价值认同的“栖息地”。学科是将学科人才联系在一起的场域，在这一场域内，人才之间使用同一套话语体系，达成彼此之间的身份认同，从而组成交往和互动的共同体。对学科共同体的关注，重点在于共同体内人与人的互动方式，组织氛围、体制架构等影响人才效能发挥的要素，以及在学科治理实践中个体价值的实现及其对共同体的价值认同。

学科共同体理念是学科治理的新视角。学科共同体将视角放在由人组成的学术组织内部的学科生态以及人与人之间的互动关系上。学科共同体的主要任务是围绕学科开展各类学科实践活动，而学科共同体是学科治理实践的主体。学科承担着知识传承与创新、生产与服务的主要职责，并借由学科专业知识和技术的持续积累、创新来实现学科的发展壮大。

学科本身具备的自组织特征，要求学科治理必须坚持学术导向，尊重学术自由，维护学术民主，坚持学科发展的本源逻辑，确保学术主体在学科治理过程中的决策主体地位以及在学科重大事务决策中的参与度和话语权。学科必须坚持学术治理模式，充分发挥学术主体的专业知识、学术权威和学术影响力，通过以学术为核心建立的组织形态、制度安排和秩序规范，表达利益诉求，并通过反复的沟通、协商、交流，形成学科治理的共同意志和发展共识，积极发挥学术权力的作用。

案例 1-13

某三级甲等中医院以手术室管理为切入点，探索 MDT 模式下的精细化管理。

围绕 DRGs（疾病诊断相关分组）模式下手术室精细化管理，由院长主持，总会计师牵头，财务科精心选配医务科、护理部、医保办、总务科、信息科、手术麻醉科等骨干人员，成立 MDT 模式的“促进手术业务发展”项目组，共同商讨如何促进手术业务发展。财务科及时向科室反馈调研访谈结果，按照问题清单将该项目分为五大模块，分别为月绩效政策支持、业务流程改进、科内精细化管理、医疗项目收费完善、后勤管理支撑。与此同时，在运营团队的精细化管理建议下，科室强化责任落实，手术医师、麻醉医师、护士三方各司其职、各尽其责，手术流程日益规范、顺畅。

自采取 MDT 模式以来，麻醉科不断提升业务水平，开展新治疗项目，三四级手术占比由 29.6%提升为 30.2%，CMI（病例组合指数）由 1.04 提高至 1.07，住院天数缩短 1.48 天，住院费用每人次下降 1.82%。

MDT 模式充分发挥财务等各职能部门与临床科室的协同效应。运营团队充分发挥业财融合的参谋作用，使临床科室真切体会到职能部门为临床业务开展提出的实质性、精准化建议与指导，同心同向，从抵触、不配合到欢迎、重视；与此同时，运营团队也感受到自身的价值。运营团队的努力最终惠及患者，实现了临床、管理、患者多方共赢。

资料来源：徐旭利等（2023）。

在学科治理实践中，学科共同体是关键。不论是医院整体学科建设还是某个学科发展，不论是增进全人类健康福祉还是促进每一个患者康复，运用学科治理新思维都具有十分现实的意义。在共同目标的引导下，各个领域的人才汇聚在一起，促使学科和人才双重价值的实现。这种学科共同体是学科治理实践的主体。

四、学科共同体中人才与学科双向赋能

学科孕育人才，人才反哺学科。学科必须观照人的发展，建立学科与人之间的良性互动和生态关系，形塑学科共同体。在这个共同体中，学科通过规划建制凝聚人才，为人才提供资源、基础，通过人才的实践，推动学科发挥影响力、彰显价值。

首先，人才存在于学科，学科因人才而动态优化。人才存在于学科，学科建制为人才发挥效能明确了定位。每个个体都处于一定的组织单元和社会关系中，都要基于一定的身份和职责来发挥效能。这个身份就是以学科建制来定位的坐标。反之，人才因知识和技术的变革而发生流动，因学科的交叉融合而发生分化组合，对学科建立灵活的建制提出要求；学科应顺势而为，及时调整建制，为人才发挥效能奠定基础，从而助推学科顺应变革。

其次，人才价值实现于学科实践，学科因人才的实践而发展演进。人要成长为才，掌握一定的知识和技术并发挥价值是重要的前提。一方面，人们在实践中检验并进一步丰富知识和技术，同时服务于实践，人的价值得以体现；另一方面，人的实践不断解决旧的问题、发现新的问题，为学科开拓新领地，助力学科发展。

再次，人才汇聚成学科发展的动能，学科的发展助推人才的成长。一方面，学科发展的不竭动力来自人的创造力，将人才有序地组织起来，激励他们发挥所长，是学科的核心要务；另一方面，发展势头强劲的学科，也会给

人才带来更多的机会、更高的平台、更强的归属感，激发人才成长。

最后，人才声誉塑造学科影响力，学科声誉为人才搭台。一方面，不论是百姓口碑，还是眼下各类医院排行榜，学科人才的声誉在很大程度上影响着学科的声誉；另一方面，一个有影响力的学科在对外辐射的过程中，人才也将受益。

案例 1-14

南京医科大学第一附属医院搭建人才及学科建设体系，通过学科振兴、人才荟聚“双引擎”，助推医院高质量发展。其一，医院在“送出去+引进来”的人才培养模式上进行了很多探索；其二，医院搭建了完备的临床研究平台和创新转化平台，关注成本、加强质控、科学运营，实现了人才与平台的互补支撑；其三，医院实行学科与人才分层分类建设，集中资源发展优势学科，孵化潜力学科，同时将人才分为临床服务型人才、研究型人才、管理型人才，把合适的人放在合适的位置上，为学科和人才发展提供个性化支撑，为医院发展发挥最大效能。

学科和人才是医院的核心竞争力，这是广泛的共识。深刻认识学科与人才之间紧密联系、相互作用的内在机制，并用以提升学科实力、激励人才发挥效能，是当前大多数医院内涵式发展的必由之路。高质量发展是贯彻新发展理念、构建新发展格局的发展。构建新发展格局，就要突破学科壁垒，加强学科融通，其中的关键在于人才。学科高质量发展必须将人的发展作为首要任务与目标，学科的发展即人的发展，学科的高质量发展最终要依靠高质量的人才。

（代郑重　张铁山）

第二章

学科生命周期论

学科生命周期论的核心观点在于将学科视为生命体，经历生命的孕育、生长、繁盛、衰落等阶段。基于该视角，学科治理是对学科全生命周期的治理，并通过学科健康度衡量学科状态、制定学科治理策略。围绕学科生命体论，学科成长发育需要适宜的生态环境，而学科成长本身也在涵养生态。聚木成林，多元主体通过一定的运行机制实现共同的价值愿景，激发学科强大的生命力，回归知识价值，彰显专业精神，走向学术繁荣。

第一节　学科生命体论

2022 年，《中国医院人才管理》一书中首次提出学科健康度概念。“学科健康度”理论将学科视为生命体，赋予学科“健康度”，其核心是“硬件、软件双诊断”和“人际协作、人技协同双提升”，强调“以人为本”，注重全面、协调、可持续发展。

一、学科作为生命体

学科生命体围绕满足健康需求的目标，驱动学科共同体的所有组成要素联动、协同、循环、迭代，形成一个相互联系、相互作用的有机整体。

（一）学科生命体的三重内涵

学科生命体是学科治理视阈下的理念创新与突破。以往关于学科的认知多将学科作为管理的对象和客体，学科治理视阈下将学科视为生命体，有三重内涵：

第一，学科的关键在“人”，知识型人才的能力彰显和价值实现使学科具有生命力。人际协作、人技协同共同支撑起学科发展所能达到的高度。

第二，学科的孕育成长、发展壮大、衰退消亡与生命的周期发展过程相吻合，用学科生命周期论可以解释学科发展各阶段的关键问题，进而用学科健康度来评估学科的发展状态和健康程度。

第三，学科的成长发育是在内外因共同作用下实现学科的分化与融合，学科的生命力体现在与外界进行信息与能量的交换，感知外界的变化并从学科内部做出适应与调整。

从学科生命体的视角对学科治理提出的新要求：一是把多元主体纳入学科共同体，作为学科治理的主体，通过人际协作、人技协同，激活组织与人才效能；二是尊重学科生命体的发展规律，通过学科健康度衡量学科全面、协调、可持续发展的程度；三是把外部环境（政策变革、社会需求、技术发展、资源支持等）纳入学科治理的生态圈，形塑有利于学科共同体持续成长、学科良性演进的健康生态。

（二）学科生命体的成长发育

1. 学科生命体的内部发育是学科治理的底层逻辑

学科的产生和发展是知识演进的产物，学科的核心是知识的发现和创新。作为知识分类体系，学科具有三个基本特征：一是学科知识的系统成熟性。只有某个领域的知识超越了累积时期的零散，拥有了较系统的理论，才有必要将知识按照一定的逻辑有机组织起来，以便有效地保留与传承，学科由此而生。二是学科知识的逻辑自洽性。学科是一个由不同的知识单元和理论模块相互延伸连接形成的具有内在逻辑关系的知识系统。三是学科知识的边界明晰性。作为一种知识分类，每一门学科必须具有自身的独特性，并与其他学科保持相对清晰的界限，才能发挥学科分类的价值。简言之，学科之所以成为学科，是因为每一门学科具有系统知识、自洽逻辑和独特领域。

学科是在内外因的共同作用下实现学科生命体的进化与生长。在自然界中，生命体是在 DNA 的编码下，经过细胞的不断分裂而获得孕育成长。学科生命体的内在发育走的是知识“内爆”之路，而实现这一“内爆”的途径是：一方面，知识型人才与学科知识间“活化固化”的双向实践，不断突破现有知识的边界，不断拓展学科知识体系的外延；另一方面，技术创新与科研转化是促使学科内部发育“提速”的强大动力。

在知识爆炸和学科交叉的时代背景下，医院学科通过不断“融合”与“分化”，走学科发展创新之路，通常的模式有亚专科模式、疾病链模式、虚拟化模式和产学研模式等。

亚专科模式，一方面来自学科融合所产生的交叉学科，另一方面来自学科分化所产生的亚专业。例如，神经外科和骨科等学科交叉融合产生脊柱外科，并进而分化衍生出不同的亚专业或专业组。

疾病链模式，根据患者个性化的诊疗服务需求，采用多学科联合诊治的方式，为病人提供最优化的诊疗方案。例如，目前有些医院的综合诊治中心。

虚拟化模式，虚拟学科是指有着不同资源及优势的学科，为了共同的目标而建立紧密合作关系的非实体组织。

产学研模式，通过院内外跨界联合的方式，联合医学科研院所、医药生产企业、医学院校等单位的力量，形成集基础研究、临床应用和产品研发于一体的虚拟学科平台。

案例 2-1

2019 年，首都医科大学附属北京口腔医院口腔医学入选首批北京高校高精尖学科建设学科名单，医院组建成立高精尖学科建设委员会，由医院法人担任主任委员，党委书记担任副主任委员，委员由各亚专科带头人/负责人以及医疗、教学、科研等行政管理部门负责人组成。

学科建设委员会围绕北京高校高精尖学科建设要求，考虑自身学科发展和建设现状，与国内国际口腔院校就学科建设水平开展对标分析，并展开专题小组讨论，最终明确建设原则为“增优势、抓重点、补短板”，即充分发挥牙体牙髓、口腔修复、口腔颌面外科、口腔正畸 4 个国家临床重点专科的优势，在人才培养、科学研究、社会服务及合作交流等方面重点建设，补齐学科人才队伍结构不合理、科研平台建设不够完善、高质量成果产出不足的短板。

“内涵式”发展是高精尖学科建设的重要特征，区别于规模扩张，宏观上强调结构优化、提高水平和质量，微观上以提高人才培养水平和质量为目的。

资料来源：景新颖等（2023）。

2. 学科生命体的集群发育是学科融合创新的动力来源

集群发育也是学科生命体成长发育的一大特征。在医院中，优势学科的发展往往能带动周边相关学科的发展，形成优势学科群。学科之间的交叉融合也会衍生出大量的新兴学科，形成学科丛生、群落共存、集群发展的局面。这种集群发育有其自身的规律：

第一，互倚发展规律。在学科群落中，学科间具有某种互倚关系，即一门学科的发展水平在很大程度上受到毗邻学科发展水平的影响。

第二，学科共生规律。知识与知识型人才、环境间的关系尤为重要，学科发展的规律就是知识与知识型人才、环境间的三体互动。

第三，学科链式发展规律。学科之间不仅有共生关系，更有衍生关系，即由一个母学科衍生出众多子学科的亲缘关系。学科间的次生、再生关系就构成了学科链，它表明每一个学科的发展都会形成一个连续体，亲缘学科群的存在正是学科群生命体特征的体现。

以护理学科为例，在护理学科发展为一级学科后，护理学科的分工越来越细化，分化出不同的亚专科领域，如外科护理、内科护理、慢病护理、急危重症护理等。在学科实践中，护理学科不可避免地与其他学科协同、融合，再次细分出新的发展方向和专业领域，如老年护理、糖尿病护理、中医护理、静脉导管、心理护理等。这个不断细分的过程是护理学科知识体系不断建构与完善的过程，也是护理专业价值不断提升的体现。

案例 2-2

首都医科大学附属北京友谊医院启动“重点学科群建设专项”，形成学科群发展模式。基于“筑高原，推高峰，全面加速学科发展”目标，医院整合资源，以学科群建设推动学科建设发展，结合医院优势学科、重点学科和潜力学科的现状、发展潜力与目标定位，成立三个类型的学科群，分别是国内优势学科群、国内重点特色学科群、国内创新支撑学科群，并将三个类型的学科群依次定位为“优势发展”“重点建设”“支撑平台”。专项建设周期为5

年，拟通过2019—2023年的五年建设实现到2023年，建成以重点特色学科群为核心的优势学科群；建立以临床研究为主，源头创新、成果转化、人才培养、医药协同发展的创新体系；实现创新理念—创新团队—支撑体系结合的学科可持续发展模式的总体目标，完成“以管理机制创新为突破，打造综合医院专科建设样板；以引育顶尖人才及团队为突破，形成高水平学科人才梯队；以创新人才机制为突破，保障人才稳定发展；以创新技术和学科交叉为突破，激发诊疗技术与成果产出；以全面提升临床研究水平为突破，提升新药、新技术转化能力；整合临床研究支撑与信息化平台，加快推动成果转化”的重点任务。

资料来源：黄樱硕等（2023）。

3. 学科成长发育是需求引导、内外因共同作用的过程

“以患者为中心”是学科成长的初心和使命，患者的健康需求是学科成长的方向。某一阶段蓬勃涌现的患者需求，成为孕育发展新学科或调整学科发展方向的“指南针”；反之，患者需求萎缩甚至需求已不复存在的学科，必将面临转型和凋亡的命运。

在医院中，学科生命体的发育是在自我成长与环境交互中实现的，它必须在与医、教、研、管等方面的联动中释放自己的效能，实现自己的价值，汲取发展的营养。外部生态对学科的发展至关重要，政策、资源甚至文化都对学科的成长发育起到重要的支持作用。

（三）学科生命体的动力机制

医院学科的发展需要战略规划，即医院结合自身的发展战略、发展阶段和资源优势，顺应患者需求和社会需求，确定想做什么、能做什么、先做什么的战略谋划。

医院学科的发展需要人才和技术双轮驱动，通过“优势人才+技术创新”实现相互融合、相互促进、有效成长。人是生产力中起决定性作用的因素，在强大的技术支持下能够爆发出更大的发展动能。

医院学科的持续健康发展需要内部管理体制和运行机制的系统推进。战略谋划为医院学科建设指明了方向，是医院现状下的理性选择。但是，没有后续管理体制和运行机制的承接落实，再宏伟的目标也只能是镜中水月。持

续有效的激励机制也为学科生命体源源不断地输入动力。

医院应打破以往科层制的医院管理体制，打造扁平化的学科组织结构，以学科为中心打造价值创造、价值评价、价值分享的平台。

案例 2-3

昆明医科大学一肩挑两义，在教育、卫生两大领域充分发挥学科、专业和医疗资源优势，积极回应人民群众“大病不出省”的期盼，持续推进优质医疗资源的扩容和均衡布局，为增进人民健康福祉提供医疗保障和智力支撑。附属医院主动对接、抢抓国家区域医疗中心建设的重大战略机遇，奋力推进国家肿瘤区域医疗中心和国家创伤区域医疗中心建设，狠抓医疗服务能力提升，推动优质医疗卫生资源共享共建、融合发展，在国家和云南省关注的重大医疗卫生问题上做好基础研究支撑、实现重大成果突破，综合实力和核心竞争力不断增强，国内排名不断提升，着力打造立足云南、辐射周边地区的优质医疗卫生服务网络。

2020 年以来，面对复杂严峻的疫情防控形势，昆明医科大学各附属医院先后派出 500 余名医护人员驰援部分省市、1 200 余人次支援省内及边境疫情防控工作；由国家卫生健康委组建、云南省选派的中国赴老挝、缅甸抗疫医疗专家组圆满完成任务。学校专家团队二十余年扎根一线，攻克以宣威为主地区的肺癌发病率高、女性肺癌死亡率高这一世界性难题；编写全球疟疾防控相关技术指南；创建光损伤性皮肤病防治体系；建立中缅边境恶性疟原虫抗药性研究及中国猴疟模型；推进干细胞基础与临床研究、毒品依赖戒治研究，以及天然药物研发与产业化。

资料来源：昆明医科大学（2023）。

二、学科生命周期论概述

（一）学科生命周期论的内涵

生命周期论是由心理学家爱利克·埃里克森（Erik Erikson）提出的一种心理学理论。该理论揭示了人类在不同生命周期阶段面临的心理发展任务和挑战。引申到学科的发展，学科作为生命体存在从无到有、从弱到强、由盛而衰的过程，学科的发展既遵循自身的周期性规律，同时又受到治理体系与治理能力等人为因素的影响。

学科生命周期论将学科的发展视作一个动态发展的过程，不同的阶段有不同的资源和治理需求。治理主体要做的就是识别学科发展所处的生命周期阶段，通过学科健康度评估每个阶段学科的“健康”状况，进而对症施策。

（二）学科全生命周期图谱

学科生命体的孕育成长是内外因共同作用的结果。学科治理理论以学科全生命周期为视野，以学科生命体的孕育、成长和成熟为重点，探寻培育良好学科的基因图谱，提供学科成长的营养配方，设计评估学科成熟度的量表，构建学科治理的新体系、新理念、新路径和新方法（见图 2-1）。

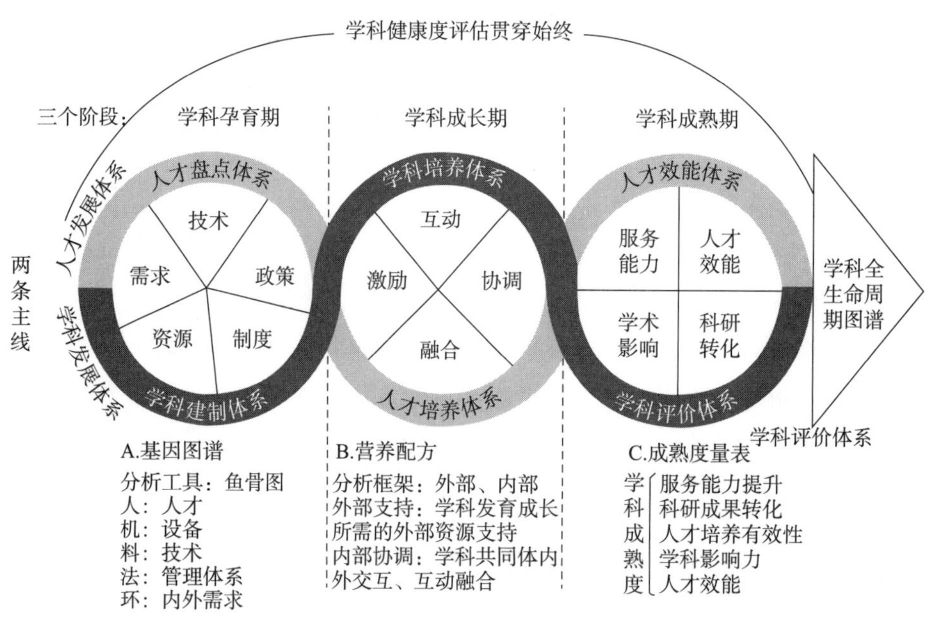

图 2-1 学科全生命周期图谱

学科生命体的发展阶段大致可分为学科孕育期、学科成长期、学科成熟期三个主体部分，期间又包含学科孕育阶段（胎儿期）、学科成长阶段（青少年期）、学科成熟阶段（成熟期）、学科调整阶段（再生期）、学科衰落阶段等。学科发展的基础不同、所处的发展阶段不同，发展所需的条件和资源也不同。

（三）学科全生命周期治理策略

学科生命周期不同阶段的划分，不仅是为了横向比较，更重要的是为了清晰定位，从而采取有针对性的学科治理策略。

学科作为生命体，有着孕育、成长并不断成熟的科学规律。学科在成长过程中，有的可能先天不足，有的可能后天发育不良，既需要自身的不断努力，更需要外部的持续支持。从学科全生命周期图谱中可以看到，学科全生命周期有两条主线：一条是学科发展体系，包含学科建制体系、学科培养体系和学科评价体系；另一条是人才发展体系，包含人才盘点体系、人才培养体系和人才效能体系。两条主线交叉融合、彼此支撑，既是成因又是对策，在不同的发展阶段面临不同的治理主题和重点任务，可以通过基因图谱、营养配方、成熟度量表等工具抓手识别问题、制定对策，全程“体检”，对症下药。

1. 基因图谱

学科孕育期的关键是学科基因图谱，即全面考察学科发育的基因（DNA）是否健全，可以借用鱼骨图等分析工具，从人、机、料、法、环等不同角度分析学科发育的基因是否健全，是否具备新学科孕育的条件，从而制定学科培育策略。

2. 营养配方

学科成长期的关键是学科成长的“营养配方”，此时还要考虑学科发育的“疾病谱”，即学科发育不良的主要症状诊断有哪些，从而“对症治疗”。此时可以采用内外因整体分析框架，分析学科外部的营养支持系统和学科内部的组织协调系统，从人才与技术的互动融合、组织与人才的激励协同等维度，找出制约学科发展的关键因素。

3. 成熟度量表

学科成熟期的关键是全面评价学科的成熟度，判断学科是继续做大做强，发挥更大影响力，还是因面临技术的制约或需求的萎缩而可能退出历史舞台。此时，可以从服务能力提升、科研成果转化、人才培养有效性、学科影响力、人才效能等不同维度全面评价学科的成熟度，引导学科要么破茧重生，要么资源重组，探索孕育新学科的有益基因。

不论是在学科发展势头良好的“壮年期”，还是在发展势头萎靡不振的“老年期”，都可度量学科的健康状况，全面评价学科的健康度。例如，我们成立了护理学科健康度评估工作专班，已完成护理学科健康度测评的“体检量表”。

同时，学科生命周期论的价值还体现在帮助学科寻找发展“第二曲线”。所谓“第二曲线”，源自欧洲管理学大师查尔斯·汉迪（Charles Handy）提出的“第二曲线理论”，意指“似乎一切事物都逃不开S形曲线，唯一的变数仅仅是曲线的长度”；而要延长这条曲线的长度，就要找到“第二曲线”，且“必须在第一曲线到达巅峰之前就开始寻找第二曲线”。学科生命周期论就是在探寻学科孕育成长、发展壮大、走向式微的过程中，认清发展阶段，把握关键环节，在学科走向衰落之前，及时洞察并寻找学科发展的“第二曲线”，保持学科基业长青。

案例 2-4

首都医科大学附属北京天坛医院（以下简称“天坛医院”）作为神经学科特色鲜明的三级甲等综合性医院，医院明确发展定位：以神经外科为先导，以神经学科集群为特色，以医、教、研、防为一体的“国内一流、国际知名”的大型综合教学型医院，努力构建区域医疗中心和中国临床神经学科创新中心。

医院在国内最早建立了齐全的亚专科体系，拥有小儿神经外科专业、颅脑创伤专业、脊髓脊柱专业等15个亚专业和4个综合病区。各个亚专科百花齐放，不断打破手术禁区，脑干肿瘤、复杂脑血管疾病、复杂颅底肿瘤、脊髓髓内肿瘤、小儿颅内肿瘤、胶质瘤、垂体瘤等神经外科传统疾病的手术治疗水平与国际水平接轨，神经内镜技术、立体定向及深部微电极刺激技术、神经介入技术和立体定向放射外科等高科技治疗手段在国内独领风骚，使学科发展如虎添翼。

为促进神经学科的发展，从2014年起，天坛医院将神经内科正式更名为神经病学中心，下设9个亚专科。院党委在原有各专科方向带头人专业背景的基础上，确定各学科带头人，聘任各亚专科的筹建行政负责人，行政负责人代行主任管理职责。实践证明，清晰的专业目标划分使各亚专科都释放出学科活力，为促进学科发展提供了长足的动力。

资料来源：朱丽丽和张国（2018）。

三、学科健康度

（一）何谓“学科健康度”

学科健康度包含学科建制、学科实践、学科动能、学科影响四个维度。学科健康度评估以评促建，推动学科人才培养、技术迭代、服务升级、体系完善；以评促改，强学科、建体系、重特色、育品牌、树典范、促推广，全面推进学科治理。

学科健康度的评价指标体系是学科治理的关键要素。学科健康度评估是在学科生命周期的不同阶段衡量其健康程度的“全面体检”，是衡量学科全面、协调、可持续发展状况的动态“标尺”。

案例 2-5

国际一流学科的标准是什么？有哪些共同特点？

首先，专科疾病诊疗能力强大。国际一流学科拥有世界先进的诊疗能力，聚焦攻克疑难重症，将最优质的医疗服务提供给最需要的患者。例如克利夫兰医学中心 Glickman 泌尿科和肾脏中心的泌尿外科亚专业设置齐全，几乎涵盖泌尿外科所有领域。梅奥诊所消化病学科分为 13 个亚专业团队，为所有的消化领域疾病（包括罕见的疑难杂症）提供诊疗方案。约翰斯·霍普金斯医院风湿病学科不再满足于以疾病为中心的模式化治疗方案，而是更加强调以病人为中心的精准化、个体化诊疗模式。

其次，科学研究水平领先。作为国际一流学科，除了要保持现有的医疗技术水平，还要持续地进行科学研究，并将科研成果成功地转化，从而解决更多的医学难题，探索更先进的诊疗方案。这些学科研究的项目类别分布广泛，既重视临床研究，从临床诊疗中发现问题，探索规律，又重视基础研究，从实验室层面寻求解决方法。如 Glickman 泌尿科和肾脏中心拥有 13 个实验室，既有细胞分子研究所，又有临床研究与转化研究中心。约翰斯·霍普金斯医院风湿病学科通过建立不同风湿性疾病的大样本患者队列，围绕临床问题开展多项创新性的临床转化研究。同时，国际一流学科还发表了大量影响因子高的学术文章，并参与了全球著名的临床指南的编写工作，体现了极高的学术影响力与循证医学水准。

再次，人力保障充足。为了保障学科日常诊疗、科研、教学等工作的需求，这些国际一流学科的人员配备都十分充足，除了有常规的医生、护士，还有大量的其他“工种”，如专职科研人员、康复医师、社工、文书等。

最后，设备配置先进。学科的硬件配备也是重要的保障资源。

学科健康度评估正是基于国际一流学科的标准而设计动态的评价指标体系，既关注学科现状又关注发展趋势，既评估“硬件”又评估“软件”，既考察学科又考察人，双诊断、双评估，主客观相统一，全面评估学科的发展阶段及其健康度。

资料来源：谷茜等（2020）。

（二）学科健康度的“四梁八柱”

1. 学科建制——学科治理的框架

学科建制对于学科的发展十分重要，任何一门学科的发展都必须以特定的社会建制为基础。实践证明，19 世纪现代学科的涌现得益于 17 世纪和 18 世纪新的社会建制的发展。

学科建制有广义和狭义之分。广义上即学科的社会建制，根据费孝通先生的说法，一门学科的社会建制大体上应包括五个部分：一是学会，这是群众性组织，不仅包括专业人员，还包括支持这门学科的人员；二是专业研究机构，它应在一门学科中起带头、协调、交流的作用；三是各大学的学系，这是培养一门学科人才的场所，为了实现教学与研究相结合，大学不但要建立专业和学系，而且要设立与之相联系的研究机构；四是图书资料中心，为教学研究工作服务，收集、储藏、流通学科的研究成果、有关的书籍、报刊及其他资料；五是学科的专门出版机构，包括专业刊物、丛书、教材和通俗读物（费孝通，1994）。这些因素构成了学科发展的社会基础。

狭义上具体到医院层面，学科建制是指医院对学科的规划、组织架构及管理体系，具体分为学科规划、学科体系、学科管理、学科支持四方面。

学科规划决定了学科是“野蛮生长”还是“有序发展”。大部分医院对于学科发展都有比较明确的发展方向和路径规划，会根据当地的常见病、多发病和患者需求情况，医院自身的学科基础和发展现状，学科人才队伍情况，以及医院未来战略发展方向和重点等方面制定医院的学科规划，将学科规划作为医院战略规划落地的有力支撑。

学科体系是具象化的学科知识体系，按照知识演进的逻辑，学科发展到一定程度，随着学科的不断分化、融合以及纵深发展，会形成庞大的学科知识体系。而在临床实践中，学科体系会以不断分化的亚专科的形式，反映学科体系的建构过程和发展体量。专科团队和专业组的出现也是学科体系不断完善的体现。此外，学科横向的交叉与合作也对学科体系的建构和“破圈共融”发挥了重要的作用。

学科管理表现为管理制度的不断完善和管理能力的不断提升。管理强调秩序和效率，在建立各项规范制度和标准化操作流程方面发挥重要作用，从而有效地规范学科活动。此外，学科管理通过“以评促建”的方式，全面洞悉学科发展的现时状态、优势短板，从而使学科建设更加有的放矢。

学科支持对于学科发展不可或缺。学科发展的不均衡在一定程度上是由学科资源配置的不均衡造成的；尤其对于医院的弱势学科和基础薄弱学科，更需要医院提供政策、资源以及学术研究方面的支持。

案例 2-6

上海交通大学医学院附属第九人民医院（以下简称“九院”）口腔颌面外科创建于 1953 年，当时门诊治疗椅、病房床位各仅有 10 张；到 1955 年才形成一个完全独立的科室，包括 40 张病房床位和 1 个完整的病区；到 2022 年已拥有 81 张门诊治疗椅、8 个病区、300 余张病房床位，职工达 400 多人。这样的口腔颌面外科在国内乃至全球都是规模最大的。

回顾九院口腔颌面外科发展史，可以总结出学科可持续发展的四条经验：

一是人才培养，梯队建设为先。人才梯队建设应“未雨绸缪”，不能“临渴掘井”；必须上一代考虑下一代，这样才能代代相传，不至于出现人才断层的现象。近 70 年来，九院口腔颌面外科涌现出不少人才，包括中国工程院院士、国家杰出青年基金获得者等各级人才，避免了出现人才断层现象。

二是人才分流，增强溢出效应。人才多是好事，但人人争先，都“争上一条船”是不行的。于是人才分流、亚专科分流、交叉学科分流就成为解决“人多”的方法，并能产生溢出效应，例如安排人才担任某一分支学科或交叉学科的带头人。九院在科内新建口腔颌面头颈肿瘤放射治疗、睡眠呼吸障碍诊疗等亚专科，成立上海市口腔颌面肿瘤研究室，等等。

三是倡导学科交叉与交叉学科。创新性的成果往往与学科交叉密切相关，而交叉学科则与学科的整合相关。

四是推行体制改革与学科创新。初时牙及牙槽外科在原口腔颌面外科中是一个仅有椅位而无病房的科室，故诊疗患者仅限于门诊患者，不利于亚专科的发展。九院通过改革，赋予门诊以病房的建制，给门诊以扩大诊疗范围的权利。这项改革举措不但提高了牙及牙槽外科的诊治水平，而且明显推动了颞下颌关节外科和颌面部神经外科的发展。

资料来源：邱蔚六（2022）。

上海九院口腔颌面外科的发展历程，正是学科建制不断发展与完善的过程。从学科规划、学科体系、学科管理到学科支持，全方位推进学科全面、协调、可持续发展。

2. 学科实践——学科治理的基础

学科实践既是学科知识产生的源泉，又是学科服务患者的途径和载体，还是检验学科发展水平的标尺。学科实践分为临床实践、教学实践、科研实践、创新实践四个方面。学科实践活动以人为主体，人才的能力决定了学科实践能够达到的高度。

在医院中，学科实践最主要的表现形式是临床实践。患者所熟悉的科室，就是学科专业领域的主战场。在这里，知识、技能和人才得到最好的检验。临床、教学、科研和创新的实践活动都是以患者为中心开展的，一切学科实践的目的都是提升治疗效果、改善患者医疗结局、增进人民健康福祉。在临床中发现问题、突破关隘、探索新知是学科实践发展的永恒动力。学科的技术水平、服务能力都是通过临床实践得以检验和提升，技术优势和服务特色彰显学科核心竞争力，而服务质量和患者安全是临床实践的标尺与底线。

教学实践对培养临床实践不可或缺的人才发挥着重要作用。调研发现，大多数医院都已经构建起系统规范的教学体系和师资队伍，承担本院医务人员的临床技能培训、继续医学教育以及规培生、进修生和实习生的临床带教。但是，部分医院也存在教学实践与学科规划、人才职业发展路径衔接不够紧密，未能因材施教、学以致用等现象。

科研实践也是学科实践的重要组成部分，尤其是在重视“研究型医院”建设的大背景下，临床科研的开展有利于学科知识和技术的不断更新与积累，同时通过科研成果转化，最终在临床发挥作用。当前，医院开展的科研活动主要由学科带头人引领、学科骨干支撑，广大临床一线人员对科学研究特别是临床研究的积极性有待提高，有的人认为在临床工作之外再抽出时间和精力开展科学研究是一种压力与负担；同时，研究方向和思路的设计、科研资源的组织与配置、科研项目的实施与质控等，都具有较强的专业性，如果仅凭兴趣而无专业积累、仅靠“孤军奋战”而无团队协作，则往往难以保证效率和成果。

创新实践与组织的文化氛围、组织对创新的包容程度和对创新的激励措施相关。学科是否形成鼓励创新、重视科研的氛围，是否为科研工作开展提供必要条件，是否建立科研创新和成果转化激励机制，将对创新实践产生重要的影响，从而间接影响到学科实践的效果。

案例 2-7

肥胖与代谢综合征治疗是上海交通大学医学院附属仁济医院（以下简称“仁济医院”）临床营养科的特色之一。

据仁济医院营养科主任徐仁应教授介绍，经过多年的经验积累，仁济医院运用营养干预治疗饮食不均衡导致的肥胖总体有效率达 90%以上，治疗因肥胖引起的血压、血糖异常和脂肪肝等疾病的有效率达 85%以上。

仁济医院临床营养科另一大特色是以疾病为基础的临床营养支持，即根据患者的病情及代谢、营养状况制订个体化的营养支持方案，目前每年的会诊量达到 2 500 人次，在国内同类型医院中处于领先水平。

深入临床一线，多学科协作开展营养诊疗工作。在仁济医院，营养医师除了开设日常门诊，每天早晨还会通过医院的住院系统接收电子会诊单，可以看到哪些科室的患者需要临床营养支持，然后与患者和主治医师交流了解患者的疾病、治疗情况以及营养、代谢状况，仔细评估后再根据患者需求制订个体化的营养支持方案，之后还会根据患者状态的变化进行方案调整，直到患者能够恢复饮食满足营养需求。

谈及未来学科建设的重点和方向，徐仁应教授表示，在医疗方面，将在保持原有业务领先水平的同时与仁济医院其他临床优势学科共同发展，包括肿瘤诊治中心、器官移植中心、重症医学科等；在教学方面，将采用更加灵活的教学方式方法，注重学生实践能力的培养；在科研方面，将承担国家级课题，在权威期刊发表更多独创性或原创性的研究成果，推动临床营养相关指南的制定和完善。

资料来源：张昊华（2023）。

3. 学科动能——学科治理的关键

人才是推动学科发展的核心动能。学科的组织生态、人才梯队、人才评价激励机制等都会影响到学科动能的发挥。

具体来说，组织生态反映了学科的团队氛围、人际关系及文化氛围。人的主动性和创造性的发挥，取决于学科团队成员之间是否做到密切协作、相互支持、彼此分享。学科团队尤其是管理者对学科人才成长的关注，也会影响到人才效能的发挥。此外，从人才规划到岗位胜任、从岗位设置到人岗匹配，人才管理的能力和水平是激发学科动能与激活人才效能的关键因素。

人才梯队是学科持续、健康发展的根基。人才学历、职称、年龄结构不合理，梯队青黄不接，缺乏关键学科人才等，都会影响到学科的可持续发展。很多医院都经历过走了一个学科带头人整个学科垮掉的情形，学科关键人才青黄不接致使学科水平断崖式下跌的情况并不鲜见。学科人才梯队建设是一个系统工程，需要提前规划、合理布局、不断调整、外引内培、继任保留多手抓。

人才评价激励机制的设计和实施是否公平合理，直接影响到人才的积极性。现在，绝大多数医院都已建立绩效考核体系，但是考核制度设计能否兼顾效率与公平是治理能力的重要考量。人才也有生存和发展的需求，不能一味地宣扬牺牲和奉献。只有提供的薪酬福利与医务人员的付出和贡献相符，才能极大地提升医务人员的职业价值感和满足感；同时，人才考核和评价、层级晋升、评优评先等关系人才切身利益的举措，是人才激励的重要抓手和指挥棒。

案例 2-8

当前，我国已经进入高质量发展的新时代。一家医院要拥有核心竞争力，人才和学科是最重要的。从政府层面来说，要为医疗人才的培养提供更多保障，不仅仅是人才培养经费的支撑，更多的是政策上的突破，只有这样才能帮助公立医院朝着高质量发展的目标不断前进。

人才培养有三个关键点。一是为医院引进人才提供更好的土壤。在积极探索公立医院高质量发展的过程中，医院在“送出去+引进来”的人才培养模式上进行了非常多的探索。但是对于引进人才来说，医院文化氛围、工作环境等更为重要，医院要协调好引进人才与原有人才的关系。此外，医院还要加大对中青年人才的培养力度，把人才培养作为重要的考核指标。

二是医院要搭建好临床研究平台，并处理好专家、团队和临床研究平台之间的关系，实现人才与平台的互补支撑；医院要完善平台搭建和产出效果评估体系，关注使用成本及质量控制。公立医院有义务也有责任引领、推动临床研究，临床研究是医院高质量发展的重要内容。在加大临床研究的同时，医院要关注创新转化，提高科研成果的使用效率，加大创新转化平台建设力度。

三是分层分类进行人才培养和学科建设。人才和学科是医院的核心竞争力，医院要集中资源发展优势学科，孵化潜力学科，将有限的资源聚焦到学科和人才发展上；将临床服务型人才、研究型人才、管理型人才进行分层分类评估，把合适的人放在合适的位置上，为学科和个人发展提供个性化支撑，使人才为医院的发展发挥最大效能。

资料来源：张昊华（2023）。

4. 学科影响——学科治理的效能

学科影响是指学科的声誉和影响力，学科价值获得认可、得到彰显。学科影响四个二级指标分别是社会影响、学术影响、价值认可和自我实现。

首先，学科的影响力是学科在患者中的口碑，是打造学科及医院品牌最有力的广告语。其次，学科的影响力是学科在业内的认可，学科在业内的认可在很大程度上由学科科研活动及成果、学科带头人的影响力及学术地位决定。一个好的学科带头人以及一批有影响力的科研项目和科研成果，能极大地提升学科的业内影响力。最后，除了患者的口碑，学科在医联体、医共体、分级诊疗中的示范引领、区域辐射作用也是学科影响力的重要证明。好的学科不但能实现自身发展，还能有效带动周边医院、相关学科发展，形成学科群组，组团发展。

学科价值对外表现为学术上和管理上的认可，对内则表现为学科主体自身价值的彰显，认为自己的工作对患者和医院是重要的，在工作中发挥了自己的才干，并得到重视和尊重。这种认知有助于推动学科走上良性健康发展的轨道，在人才与学科的互动中彼此增值，使学科效能不断向外传播。

（三）学科健康度评估

学科健康度评估将学科视为生命体，聚焦学科持续发展过程中的发展状态、趋势以及影响学科健康发展的内外因素。学科健康度评估两大指向，一是人才盘点素养评估，二是专业技术服务评估。学科健康度评估的核心价值点是“硬件、软件双诊断”和“人际协作、人技协同双提升”。换言之，学科健康度评估是为学科发展“把脉”的过程，学科健康度诊断是全面评估后“下医嘱、开处方”的过程。

案例 2-9

2023 年 2 月 20 日—3 月 20 日重庆市中医院开展护理学科健康度问卷调研。调研统计显示（见图 2-2、图 2-3），48 个三级指标评价中，与全国数据比较，医院在护理文化（4.55）、教学体系（4.51）、服务能力（4.51）、学科群组（4.51）、临床科研（4.50）等维度评价较高，而在团队氛围（4.24）、绩效考核（4.26）、学术交流（4.27）、管理认可（4.28）等维度评价较低。相对而言，学科建制和学科实践方面的评价高于学科动能和学科影响。

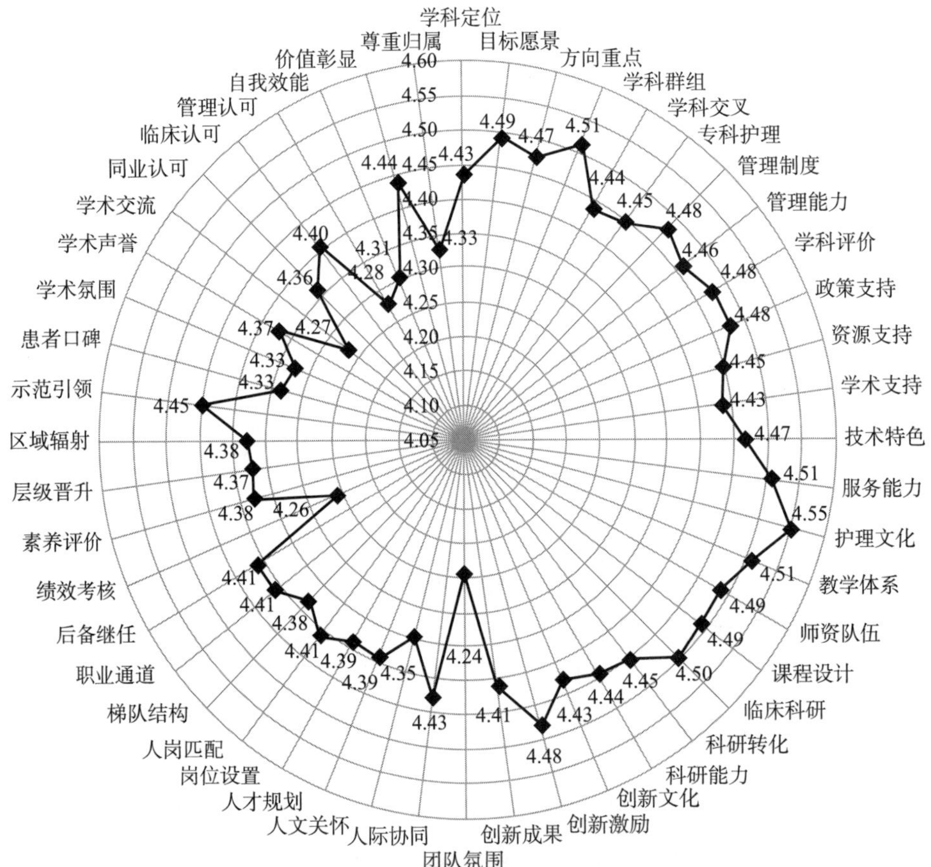

图 2-2 重庆市中医院护理学科健康度评估三级指标均值得分

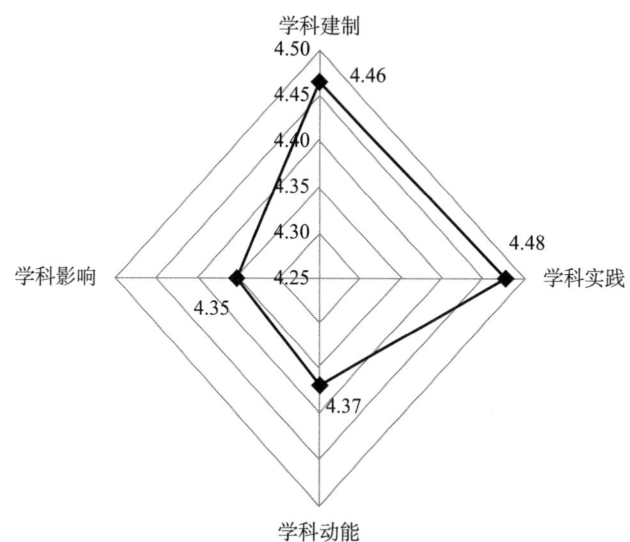

图 2-3　重庆市中医院护理学科健康度评估一级指标均值得分

2023 年 4 月 26—27 日专家组赴医院开展现场评估，分别就学科建制、学科实践、学科动能、学科影响四个方面存在的问题进行总结分析，并提出整改建议。

第二节　学科生态圈论

在医院中，学科既是一个抽象的学术概念（学科体系），又是一个具象的空间维度（科室），同时还是一个由人组成的学科共同体。学科生态是审视学科全面、协调、可持续发展的新视角。

一、学科生态圈的内涵

在医疗照护系统中，从物理层面而言，人才的工作环境是医院；但从生态层面而言，人才的成长环境是学科。一方面，学科的组织氛围对人才的成长、人才效能的发挥产生重要的影响，构成学科的内部生态；另一方面，学科的发展需要外部环境源源不断地提供“能量”，政策导向、资源支持力度、技术发展等也会成为促进或制约学科发展的外部生态。学科内外部生态构成学科生态圈。

学科治理的宏观维度是学科生态圈的内外部生态和能量交换。学科生态圈的两大核心指向即内部指向和外部指向。学科生命体的发育机理是内向发育和外向发育。内向发育是学科知识自身的分化与融合，不断形成新的亚专科和学科群组的过程。外向发育可以理解为学科生命体外部生态的演进，政策、文化等学科外部要素既是学科发育的能量来源，又会成为制约学科发展的因素。

学科生态圈能量的集聚和发挥需要内部生态能量与外部生态能量的破圈共融，学科内部生态能量的发挥需要共同体多元协同、形成合力，充分激发人才的效能和技术创新的推动力；外部生态能量的发挥需要强大的资源整合能力和环境适应能力，在各种环境和生态条件下争取学科发展所需的能量与契机。

二、学科生态圈的三大基本假设

（一）持续均衡发展假设

学科发展不可避免地受到所在医院的现实条件、地理区位及资源情况、上级政策等的影响。

持续均衡发展的假设并非拒绝变化，事实上，上级政策、医疗服务需求等都会随着社会的进步和人民需求的转变而发生变化。例如老龄化社会的到来催生老年医疗服务需求，又如疫情下对公共卫生和重症学科的阶段性需求爆发性增长推动对相关学科的重点扶持等，这些都是学科发展的契机。因此，学科发展的过程并不总是持续和均衡的。医院对学科的战略布局要审时度势，紧跟上级政策和医疗服务需求的变化，善于抓住机遇，及时应变。

（二）技术人才支持性假设

技术的持续进步和人才的充足供应与学科的发展密切相关。在现实中，技术和人才往往成为学科发展的最大制约因素。一方面，医院需要通过技术创新和转化提升学科的服务能力，促进学科持续发展，而现实中要么卡在科研创新能力不足，要么卡在科研成果转化应用不足，甚至卡在基层医疗服务人员技术水平和服务能力不足。另一方面，基层医院普遍人才匮乏，尤其是高水平的学科带头人缺乏，人才流失严重，人才效能未被充分激发。这需要鼓励科研成果转化，实施有效的人才管理，点燃技术和人才的动能。

（三）文化生态包容性假设

学科生态圈的内部组织生态（组织氛围）和外部文化氛围也会影响到学科生态圈的能量发挥。组织氛围会形成隐形的能量场，从而影响员工的行为和人才效能的发挥。共同体中最基本的认同是价值观认同，即对医疗照护“敬佑生命、救死扶伤、甘于奉献、大爱无疆”价值观的认同，进而形成文化认同，即“我们属于同一类人”的认知。而现实的学科治理中，组织氛围常常是被忽视的因素，文化的影响力往往被低估。“1+1<2”“三个和尚没水吃”等现象屡见不鲜，互相拉扯、内耗严重的组织氛围影响学科生态圈整体能量的集聚和发挥。

三、学科生态圈的组织生态

学科怎样才能成为人才成长和效能发挥的“沃土”，而不是反过来限制、阻碍人才的天赋和成长？涵养良性、健康的学科组织生态十分重要。学科组织生态即组织氛围、学科文化。

（一）组织氛围

组织氛围（Organizational Climate）也称组织气候、组织气氛，是组织行为学研究领域的一个热点问题。库尔特·勒温（Kurt Lewin）提出组织氛围的概念，他认为掌握个体行为的前提是了解行为产生的具体环境，并将组织成员通过直接或间接的方式感知组织环境后所产生的类似感受定义为组织氛围。他认为：决定人类行为的，不是个人，不是环境，而是二者的函数。

组织氛围就像空气，看不见摸不着，但能让人切身感受到，它能够激发个体行为，要么正向支持组织战略，要么反向阻碍战略的实施。因此，只有认识到组织氛围是组织的一种力量，才可以找到切入点，并进一步思考：这种力量如何产生？会如何影响组织与个体？管理者如何使用这种力量？

医院的组织氛围就像一家医院的“气场”，可以是严谨的、学术的、等级森严的，也可以是温馨的、创新的、充满活力的。社会心理学情境主义理论认为，当试图让人们改变熟悉的做事方式时，外在的群体社会压力和限制是必须克服的最强抑制力。

医疗服务质量的改进，需要包容的组织氛围。英国国家医疗服务体系（NHS）在医院中推动开展的护理质量改进计划，鼓励护理人员勇敢说出自己在从事护理工作中的过失和失误以及造成的严重后果，并在团队中分享；鼓励患者讲述自己在接受医疗服务中的感受和失望之处，直面问题，以找到改进护理质量的核心问题和切入点，有的放矢、发现问题、解决问题。更重要的是，在医院内部营造一种包容和知错就改的组织氛围，不是靠惩罚，而是靠分享失败的教训来与大家共勉的方式避免类似的问题再次发生。

案例 2-10

英国 NHS 组织的“质量卫士”（Quality Champions）项目是由质量改进部门主导并协调部署的优质服务质量改进项目，目标是在医院内部各个部门、各个科室、不同岗位、不同级别的医务人员之间筛选尽可能多的员工成为优质服务质量卫士，并设置铜奖卫士、银奖卫士、金奖卫士三个级别。

成为银奖卫士必须取得成绩，这种成绩必须是可量化、可持续的，需要提供措施实施前后的事实和数据以表明结果获得显著改善。成为金奖卫士则需要在更大范围内取得质量改进效果，例如在专科领域或全国范围内建立可借鉴的模式。

在开展项目时，质量卫士必须自己决定自己的质量改进项目，这是非常关键的一点。所有从事医务工作的人员都热心于提高医疗服务质量，关键在于如何释放这种热情。给予适当的培训和机会，将热情转化为实际的成果。由志愿参与质量改进的医务人员主动提出改进项目，远比管理层自上而下地摊派改进任务更有效。因为自下而上的改进饱含热情，能够真正产生作用。这些志愿参与质量改进的质量卫士，就像组织内部强健的肌肉一样，强有力地推动组织内部服务质量的提高。

上报的“质量卫士”项目既包括临床项目又包括非临床项目，有些质量卫士致力于减轻病人因跌倒、导尿管及压疮溃疡而受到的伤害，还有一些质量卫士致力于针对病人办理入院等行政管理程序做出人性化调整。

建立一个“做错事难”的系统是解决医院不良事件的根本之策。只有从大量实践中不断总结经验，发现问题再修正改进，才能促进流程再造，从流程设计上减少犯错机会。

（二）学科文化

医院文化作为一种无形的力量，会潜移默化地影响身处其中的员工的行为方式。例如，在梅奥诊所，无论何时何地，当医院员工和患者同时到达电梯门口时，医院员工都会主动让患者先进入电梯。这件小事反映的就是以患者为中心的文化。

组织文化是组织成员共同维护的意义体系，其特质包括变革创新、结果导向、重视员工、团队氛围、强调稳定等（Robbins，2001）。学科作为一个组织，其清晰的文化体系是学科实践中最稳定、最稳固且学科赖以存在的重要部分。值得注意的是，基于独特价值观与实际感知而形成的学科文化是每一个学科所独有的。因此，不同医疗机构的学科或同一医疗机构中的不同学科之间，学科文化存在差异（李晓婧和吕明，2023）。在组织文化研究领域中，美国组织行为专家威拉德·冯·奥曼·奎因（Willard Van Orman Quine）的竞值架构（Competing Values Framework，CVF）（见图 2-4）是最具影响力和被广泛使用的模型之一，也是国际上较为权威的组织文化评估工具。

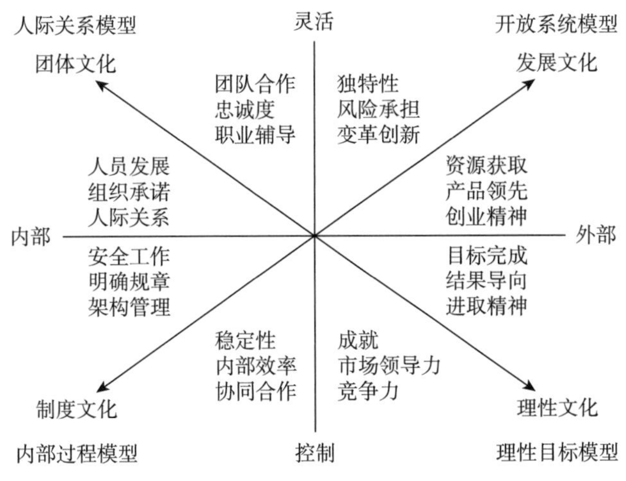

图 2-4　组织文化竞值架构

资料来源：李晓婧和吕明（2023）。

如图 2-4 所示，组织文化竞值架构的第一个价值维度为“内部—外部”，与组织关注有关，由从内部、微观的角度强调组织成员的福祉和发展，到从外部、宏观的角度强调组织本身的福祉和发展。第二个价值维度为“控制—灵活”，与组织结构有关，由强调组织的稳定性到强调组织的灵活性。

学科文化可分为团体文化、发展文化、理性文化和制度文化。

团体文化。重视学科运行的软环境，营造良好的学科氛围以增强凝聚力。在医疗、教学、科研工作中大力推进成员的协同合作，在认真严肃、求真务实、百家争鸣的氛围中增进成员对学科团队的认同，激发成员合作精神，从而形成坚强的战斗力。

发展文化。以创业心态推进研究型学科发展。将创新理念渗透到学科品质提升、特色技术培育、创新学科管理等方面。将现代科学研究的新观点、新技术、新方法与临床需求相结合，为患者提供优质高效的医疗服务，关注学科交叉增长点，不断产出高水平的行业标准、技术指南等成果。

理性文化。以目标导向推动学科建设进程。学科依据特色、规律、阶段性任务和发展要求，制定远期目标和可行性计划，以开拓进取的精神承担和落实各项工作。

制度文化。明确学科内部组织架构，加强人员梯队建设。加强学科内部管理，研究制定符合自身发展阶段和规律的规章制度，包括医疗学术制度和行政管理制度，以调动各类人员的积极性和创造性。

（三）“生态人”假设

自人类诞生以来，人就是社会关系中的人，人所从事的劳动就是社会性劳动。“人的本质并不是单个人所固有的抽象物，在其现实性上，它是一切社会关系的总和”（马克思，《关于费尔巴哈的提纲》，1888 年）。人存在于现实的、可感知的、发展变化着的社会关系之中，离开了人的实践活动，离开了社会关系的变化和发展，就抓不住人的本质，就不能理解现实的人。“生态人”是指善于处理与自然、与自身关系且保持良好生命状态的人。“生态人”假设强调人的存在状态具有整体性、有机性、竞争性、共生性、开放性、变动性等特点。“生态人”应当具备开放思维、开阔视野，面向世界、立足现在、着眼未来，在实践中能动地改造世界，创造和谐的外部自然生态；同时改造自身，形成良好的内部自然生态，即精神生态。

“生态人”假设对于研究学科内部的组织生态具有重要意义。大量研究表明，组织创新氛围对员工创新行为具有显著影响（赵鑫，2011）。组织氛围犹如孕育个人行为的土壤，管理者期待什么样的行为，就应该去营造什么样的组织氛围。员工的创新行为需要包容和鼓励创新的组织氛围；员工的持续学习、终身学习需求可以通过打造学习型组织来培育和支持。知识共享对组织的创新能力和组织绩效也会产生重要影响。个体间的知识共享将个体的知识形成群体知识和组织知识，这将有助于组织学习，从而促进组织创新。

（四）学科生态系统

我们可以将学科视作一个“生态系统”。在医院中，人们以学科为单位划分各自的专业领域，以科室为有形载体将各专业领域的人才、硬件及软件设施组织到一起。学科生态系统直接影响学科的发展、学科人才的成长和人才效能的发挥。有研究（鲁欣怡，2022）显示，一方面，学科氛围会影响临床医生的建言行为。学科氛围与心理安全感是决定医生是否建言献策、参与学科管理的关键因素。另一方面，学科氛围对临床医生的职业精神也有重要影响。这要求医生坚持以患者为中心的服务理念，并要求医院保障医生的职业安全，构建和谐的医患关系，以减轻医生工作压力，同时还要充分发挥好学科带头人的核心带头作用。

第三节　多元主体合意契约

一、学科共同体主体多元化

从理论到实践，学科治理面临的现实困境包括学科治理范围受限，学科治理主体意识缺失，学科治理制度不健全，学科治理文化的行政化和功利化取向，等等。因此，我们应努力跨越学科壁垒，激发学科治理的内生动力；基于多元主体协商共治，促进学科治理结构的形成；加强学科组织建设，夯实学科治理的组织基础；基于学科的知识属性、组织属性与实践属性，培育民主、自治、开放的学科治理文化。

（一）外部共同体与内部共同体

一般而言，学科共同体包括外部共同体和内部共同体。外部共同体是学科外部联络、交叉融合、共同发展的结果。例如，2023 年 5 月成立的全国药学学科发展共同体，旨在“深化药学学科交叉融合、协同创新，推进教育、科技、人才一体化发展”，围绕药学学科发展中的重大关键科学问题、核心技术瓶颈问题以及拔尖创新人才培养等展开交流和合作。

内部共同体主要是指医学活动中由各学科知识型人才组成的主体。学科共同体的构成主体具有多元性，根据不同主体所承担的不同职责，可以分为行政主体、学术主体、业务主体等。行政主体主要承担学科建制、学科管理等职责，主要为学科共同体的正常运转提供制度安排、资源调配等，一般包括上级卫生主管部门、医院管理层、医院职能部门等。学术主体主要承担学术管理、科学研究、创新转化、人才培育等职责，一般包括各类学会组织、科研教学人才等。业务主体主要承担临床实践、直接照护患者等任务，一般包括临床医生、护士、医技人员等。三类主体不是完全独立、相互割裂的，可能某一个个体同时履行其中两个甚至三个主体的职责。例如，有的医院科主任和学科带头人为同一人，可能同时扮演行政主体和学术主体的角色；有的医院鼓励临床医生开展临床研究，可能一个医生兼具学术主体和业务主体的职能。多元主体的划分不是为了区分不同人员的身份，而是为了便于分析学科共同体的组成人员及其互动关系。

（二）学科共同体的多元主体

学科内部的多元主体之间互动协同如“三驾马车”，共同驱动学科共同体发挥效能，推动学科发展。其中，行政主体与学术主体之间的互动体现在学科建制和学科基础层面，行政主体与业务主体之间的互动体现在业务发展和人才管理层面，业务主体与学术主体之间的互动体现在科研创新和学科融合层面（见图 2-5）。

学科外部的多元主体则通过与学科内部主体的信息交换和传递，实现学科内在成长和对外效能发挥。

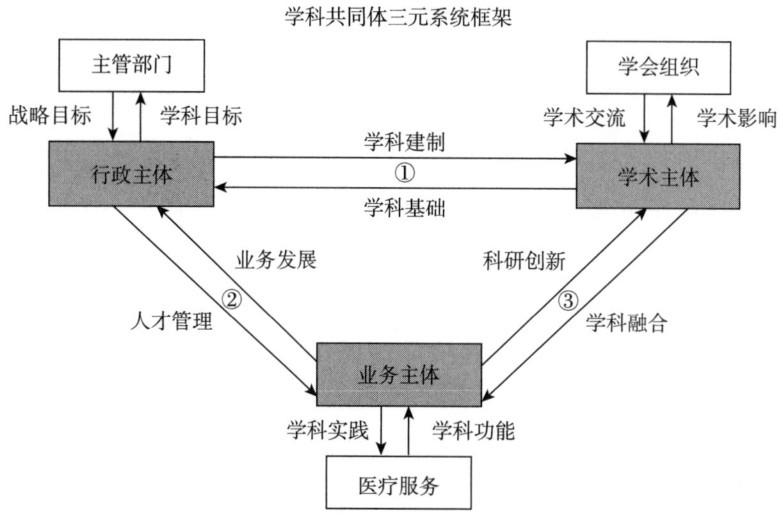

图 2-5　学科内部的多元主体

（三）学科共同体是学科治理的主体

在传统的行政管理框架下，科室多以科层制为基础、行政力量为主导，容易导致学术权力被挤压，学术主体、业务主体往往感到自己的意志未得到体现，学科归属感和价值感弱化。在这种组织形态下，资源配置不是围绕学术而是根据行政布局，强调边界清晰、职责明确，容易使科室之间形成壁垒，进而导致科室之间的资源争夺、权力冲突和文化冲突（章宁和俞青，2016）。

在学科治理模式下，学科共同体成为学科治理的主体，改变了以往自上而下、一元单向的管理模式。学科治理模式下的治理维度是全方位的（包括自上而下、自下而上、自内而外、自外而内、网格式、分布式等），治理主体是多元的，治理方式是协同交互的。

二、学科共同体的运行机制

在学科治理的逻辑框架下，学科共同体的内涵和外延随着学科治理模式的变革而呈现多元化特征。学科共同体以知识型人才为轴心，同时将患者和其他相关群体以及知识型人才所具备的知识、技术、能力、素养纳入，围绕满足健康需求的目标，驱动学科共同体的所有组成要素联动、协同、循环、迭代，形成一个相互联系、相互作用的有机整体。

（一）学科共同体的三重逻辑

学科共同体呈现学术逻辑、行政逻辑和业务逻辑三重逻辑。在不同逻辑下，因承担的学科治理使命不同，不同主体在学科治理的机制、举措以及动力机制上存在差异。如果没有妥善处理好主体间的关系，这种差异就可能导致各主体之间出现张力甚至冲突。

在学术逻辑下，学科治理的使命在于产生学术成果、提高学术声望、实现学科知识的创新与增长。在行政逻辑下，学科治理的使命在于科学制定学科发展规划和目标，合理配置医院和学科的医疗资源，激励学科人才发挥效能和持续成长。在业务逻辑下，学科治理旨在提供更高质量的医疗照护服务，满足患者需求。

（二）学科共同体的权力结构

在传统的科室管理模式下，真正掌握资源配置权力的是行政主体，学术主体和业务主体处于弱势地位。换言之，医院行政干预力量过大，可能存在以管理决定学科建构和发展的问题；学术权威虽然有很强的渗透性，但对科室的推动效能不明显，学术主体的意志可能被忽视或搁置。主体间的张力常常演化为冲突，原因就在于未能形成良好的协同机制。

协同共生是指共生单元不断主动寻求协同增效，实现边界内组织成长、跨边界组织成长、系统自进化，进而达到整体价值最优的动态过程（陈春花等，2021）。

从学科共同体的三支柱模型（见图 2-6）更容易理解这种多元共治的关系，不是对立是支撑，不是分权是协同。学科共同体的各个主体在学科治理视域下基于共同的战略目标，发挥各自的支撑作用，遵循各自的运行逻辑，聚焦各自的能力维度。变革的难点在于打破传统科层制行政管理的思维定式，探索从行政主导转向学术主导、从行政权力转向学术权威、从资源价值回归知识价值的实践模式的不断创新。

学科共同体要达至善治，行政主体需要提升管理能力，业务主体需要提升医疗服务能力，而学术主体需要提升科研能力。三种能力只有相互协同，才能为学科发展提供强有力的支撑和动力。

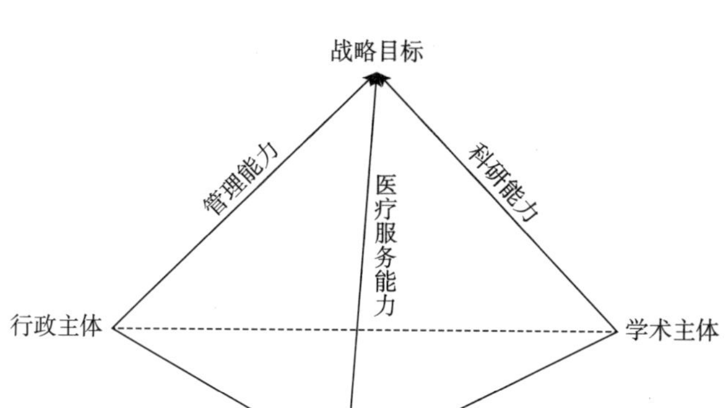

图 2-6 学科共同体的三支柱模型

（三）学科共同体的协同机制

随着技术的发展，世界变得更加互联互通，每一个人、每一个组织都处在无限链接中。1969 年，德国科学家赫尔曼 · 哈肯（Hermann Haken）第一次提出“协同学”（Synergetic）这一概念，他认为：系统的各部分之间相互协作，使整个系统形成微观个体层次所不存在的新的结构和特征。

学科共同体的多元协同是多元主体共同参与、实现利益表达和共同决策的一种机制。学科治理本质上是对多元主体诉求的尊重，并遵守相互协商达成的契约。治理的核心就是尊重知识型人才的价值诉求，形成新的共同价值，通过决策机制的运行汇集力量，实现协同共生效应，即通过构建共生体系获得协同增效。

案例 2-11

2020 年，首都医科大学附属北京友谊医院（以下简称“北京友谊医院”）收治了东部城市转来的一名 14 岁女性患者，外院诊断为“药物性肝损伤、自身免疫性肝炎不除外”，经过一个月的治疗后，病情仍持续恶化，并出现随时可能危及生命的急性肝功能衰竭。医院迅速组建专家团队，通过详细了解病史和全面体格检查，专家们发现与年龄和胆红素水平不相符的碱性磷酸酶偏低、尿酸偏低和可疑的溶血性贫血，不符合常见肝病所致的肝功能衰竭。为此，医院肝病中心专家组迅速邀请眼科医师检查患者角膜色素环，并利用遗传代谢性肝病临床诊疗研究体系平台完善尿铜检测和基因检测，同时请呼吸专家迅速判明并有效控制引起高热的支原体肺炎。经多方联合，本例患者入院一周内即被明确诊断为暴发型肝豆状核变性，属于罕见病的罕见表现，而且病情危重凶险，随后紧急转入肝移植病房，成功进行了肝移植手术。目前，患者已恢复正常的学习和生活。

2017 年，北京市医院管理中心率先在消化内科启动学科协同发展中心（以下简称“中心”）试点，遗传代谢性肝病是中心的九大重点科研攻关方向之一，牵头单位北京友谊医院联合首都医科大学附属北京佑安医院、首都医科大学附属北京儿童医院、首都儿科研究所附属儿童医院，搭建了遗传代谢性肝病临床诊疗研究体系平台，为此类少见和疑难病的临床诊断与治疗提供了有力支撑。中心的协同模式包括以下几种：

互补式协同。互补式协同是指中心与成员单位组团发展，通过“优势互补”并跑模式研究创新先进疾病诊疗技术，中心作为责任主体，引领与互补模式双轨并行，在医、教、研三个任务主线，通过联合投入、联合研究、联合培养、联合应用，搭建临床研究支撑、医疗同质服务及教育资源共享公共服务平台。在此基础上，中心建立了 12 种相对常见的遗传代谢性肝病基因突变检测方法，力争做到“诊断得清、诊断得快”。

引领式协同。中心探索的另一种协同发展模式是以胃肠道疾病为主的引领式协同。胃肠特色的成员单位由北京友谊医院牵头，以诊疗技术创新与提升为主线，强化诊疗技术培训与同质化建设。北京友谊医院在消化内镜操作、遗传代谢性肝病诊治、消化病理诊断等领域开展全方位、多层次的培训活动，免费向成员单位开放。根据各成员单位的诊疗特色差异，开展临床技能培训及双向转会诊工作，着力提升中心各成员单位的胃肠道疾病诊疗能力。

资料来源：郭水龙等（2022）。

三、价值愿景动态均衡

学科共同体是学科治理的主体，不同于科室建制下的成员，学科共同体的成员具有松散耦合的特征，即“为了同一个目标大家自发走到一起”；同时，共同体成员之间相互支撑、高频互动，对学科共同体的存在和运行提出了较高的要求。学科共同体能否凝聚成战斗堡垒，关键看组成学科共同体的各独立主体是否有共同的价值目标，能否建立有效的互相激发的体制机制，向知识价值回归；能否基于学科和专业建立知识互补体系，彰显专业价值；能否做到价值合意、开放共享。

要达到多元协同的目标，学科共同体需要具备四要素，即共同价值目标、互相激发、知识互补、开放共享。首先，学科共同体是共同价值目标的凝结；其次，知识型人才在学科共同体中能够平等交流、激发创新；再次，学科共同体是知识和技术的聚合，知识型人才能够在其中汲取学术营养、持续成长；最后，学科共同体既包容内在不同思想的碰撞，又乐于主动破圈，与外界交换信息，和合共荣。

（一）知识价值回归

区别于以往按照行政职能划分的部门和科室，学科共同体并非指向行政目标，其根本价值立场是知识和学术。在学科共同体中，行政主体不是主导，人员之间不按级别，一切以尊重知识、尊重专业为根本遵循。学科共同体中学术主体和业务主体价值的彰显，是学科治理向知识价值回归的重要体现。

从管理到治理，学科治理的主体从一元到多元，学科治理的核心从以行政为核心转变为以知识和学术为核心，学科共同体的权力运行结构得以调整。面向人民生命健康这一共同的终极目标愿景，学科共同体的多元主体凝聚在一起，相互尊重、认同，发挥各自的作用，构建互动协同、彼此成就的共生关系，共同支撑起学科共同体的稳固结构，推动学科知识和技术的创新，为患者提供高质量的照护服务，实现知识型人才的个人价值和社会价值。

（二）专业精神彰显

学科治理从本质上讲就是尊重知识生产、创新与传播规律，促进学科发展。因此，学科治理需要学科专业精神的彰显。学科共同体成员在一种相互尊重的氛围下，推动学术实现繁荣。

学科应当建立有吸引力和黏合度的协调机制，这种协调机制能够有力促进共同体多元主体之间的交流互动，形成体现和服务于专业的运行秩序与制度规范，体现为外部协调机制和内部协调机制。其中，外部协调机制主要通过学科之间、机构之间的学术活动或载体，强化专业交流，如举办会议、创办期刊、构建学术交流的专业平台等。内部协调机制主要通过知识的积累创新、交叉融合、科研成果转化等，不断建构和充实学科知识体系；通过医护共同查房、多学科会诊等，不断增强学科服务实践的能力；同时，通过临床带教、教学查房、科研课题等，不断提升知识型人才的知识技能、学科素养。

（三）价值合意共享

价值合意共享包含两重内涵：一是多元主体基于共同的价值目标而自发汇集；二是多元主体之间不是基于行政命令而是基于学术共识，不是分权制衡而是共治互利，不是对立而是统一的关系。多元主体之间达成价值合意，实现学术共建、共治、共享；既遵循各自的逻辑行使自己的使命，又对共同的主题进行参与、互动、沟通、共同决策，相互支持，就像不同的齿轮彼此独立但又紧密地咬合在一起，彼此带动、共同推动学科向前发展。

学科是松散耦合组织。赫尔曼·甘特·格拉斯曼（Hermann Günther Graßmann）提出松散耦合是处于紧密耦合和相互独立之间的一种状态，松散耦合表现出系统的一种存续性，它可以使系统在面对特定的输入时保持相对稳定。松散耦合可以使组织在保持标准化、合法化、正式结构的同时，其具体的活动因情境而异。

案例 2-12

梅奥诊所作为一个高度协作和灵活性的组织，汇集多领域专家为每位患者提供细致、专业的医疗护理服务。为患者提供服务的不只是一位医生，而是“整个组织”，有些患者甚至可能会到多个医生处就诊。一般情况下，为患者治疗的主诊医生负责与其他医生及患者的社区医生进行协调沟通，确定诊断结果并制订医疗护理方案。根据患者的情况，诊所将组成不同的团队提供个性化的照护服务，团队成员包括外科医生、手术室护士、医技人员、专科护士、营养学家、理疗专家和社会工作者等。在针对某一位患者进行医疗护理之后，团队成员将会重新组合，为其他患者提供医疗护理服务。

诊疗团队中的成员既作为梅奥诊所这一正式结构中的成员，又能灵活组合、因情境而变。这一诊疗团队作为共同体，其中的要素既是及时响应的，同时又保留了相对独立的身份和角色。

案例 2-13

传统科室管理模式难以支撑多学科深度协作，当前国内先进医院在继承和发挥临床三级学科亚专业细化优势的基础上，根据学科发展、实际工作等需要，积极探索中心矩阵式管理与科室行政管理并行的内部管理模式。当前，中心化发展可分为多学科诊疗中心、专病中心、医学中心等模式，三种模式各有特色。多学科诊疗中心最为松散也最易落地，不要求学科间相互融合，通过定期的多学科门诊等协作制度推进中心协作。专病中心落地相对简单但结合点有限，通过特定的专病将几个学科联系在一起，比如肺结节诊治中心包括呼吸内科、心胸外科等学科。柔性组织是当前一种新型多学科发展模式。例如，以医学中心对外作为“一块牌子”运营，通过整合科研、业务与资源形成更有效的学科群协同发展，同时作为课题组长设置、科研成果转化绩效考核、企业对接的承接平台，中心的相关科室维持各自原有的管理与责任要求不变，更是紧紧围绕遴选的特色专病打造中心品牌声望，共同开展相关的临床诊疗、规范建设、科研创新、学术交流、人才培养、外联宣传工作，共担临床与科研责任，共享中心发展红利。

学科治理的权力结构形态属于松散耦合结构。医院与各职能部门、各科室之间，以及各个不同科室和学科之间的关系并不是强耦合，而是一种相对不显著的弱耦合关系。它们既有不同的性质和功能定位，遵循不同的运行逻辑，同时又基于学科治理的共同价值目标而形成合意契约。行政主体、学术主体、业务主体之间存在相互认同、嵌入、衔接、适应和依赖等互动关系；在学术事务中，学术主体和业务主体在学科发展与评价、资源配置和人才梯队建设方面拥有自己的话语权。

（刘海艳、施祖东）

第三章 医院学科治理现代化

从面向未来的学科治理必要性与应然性出发，探究学科治理变革与学科治理现代化的价值旨归和实践路径；从现有学科管理模式出发，探讨学科治理如何实现思维理念创新、体制机制创新、运行模式创新、文化生态创新，进而实现从一元到多元、从管控到赋能、从科层制到学科共同体协同治理的泛医政管理新格局。

第一节　从学科建设到学科治理

一、什么是学科治理

（一）学科治理

1. 治理概念溯源

治理（Governance）概念源自 14 世纪拉丁语的“船舵（Gouvernail）”，后引申出“选择航向、指引与控制”等意。现代意义的“治理”是一个不同于“统治”“管理”的新概念。20 世纪 90 年代西方治理理论认为，治理是一个自上而下与自下而上的双向互动过程，政府与社会通过合作、协商、建立伙伴关系、确立共同的价值目标等方式实施对公共事务的管理，寻求政府与公民对公共生活的合作管理和实现公共利益最大化，以合法性、参与性、公开性、透明性、回应性、法治性和责任性等为基本特征。

全球治理委员会认为，治理是各种公共或私人机构管理其共同事务的诸多方式的总和，它是使相互冲突的或不同利益者得以调和并采取联合行动的持续过程。

2. 管理与治理

管理是指组织中的管理者，通过实施计划、组织、指挥、协调、控制等职能来协调他人的活动、整合组织的各项资源，使他人同自己一起实现组织既定目标的活动过程。管理本质上是一种权力运行机制，通过对资源进行组织，实现效率和质量。

治理是多元主体共同参与、实现利益表达和共同决策的一种机制。治理通过共同遵守相互协商达成的契约得以实现。治理是管理发展到一定阶段的产物。从管理走向治理，本质上是多元主体的价值和智慧得到充分的尊重与交融，它不仅仅是体制和机制的改变，更是价值观的融合和升华。

相对于管理而言，治理是一个人民性、包容性、融合性很强的概念，它更强调“一核多元、融合共治”，力求“形成最大公约数，画出最大同心圆”。但是，管理与治理并非互斥，二者相互补充，科学管理和治理理念并行不悖。提倡治理，是要用治理的思维开展科学的管理。治理不是要反对管理，它反对的是僵化、停滞、割裂的管理。

在科层制管理模式下，“命令—服从”权威等级关系层层复制，这种上下级关系在决策过程中的直观反映是“决策”与“执行”环节的分离；并且随着层级的增加，决策与执行之间的距离逐步拉长，支配强度也逐步被稀释。改变科层制管理模式的有效路径是建立多元共治的治理新模式，通过自上而下与自下而上的双向互动过程，通过合作、协商、建立伙伴关系、确立共同的价值目标等方式对公共事务进行管理。换言之，从管理到治理，是一种进化与发展，是构建和谐社会的需要。

管理与治理在权力主体、权力结构、运行机制、文化生态等方面均存在差异。首先，权力主体不同。管理依靠单一主体，管理的主体是权力人，注重管理者对被管理者自上而下的约束或控制；治理主体是多元的，融合共治，各利益相关者都参与其中，包括各类权力部门、公共部门以及各类企业和社会组织。其次，权力结构不同。“管”靠赋权，单一主体管控必然是单向、垂直的；而“治”是共权，多元主体共治是多向度、网格化的。再次，运行机制不同。管理依托的是科层式的组织建制和强制性的力量实施管控；治理通过法制化的规则和民主化的协商达成自觉共同遵守的契约，形成治理的秩序规范。最后，文化生态不同。管理强调服从、执行；治理突出平等参与、协商互动、彼此成就。管理与治理的区别具体见表 3-1。

表 3-1　管理与治理的区别

类别	管理	治理
主体	单一（管控）	多元（共治）
来源	法律	契约
性质	强制	协商
对象	与学科相关的一切事务与活动	一切学科公共事务
结构	垂直性（单向）	网格化（双向）
运行	科层制（管控）	法制化（系统）
手段	权力制度（服从）	民主协商（互动）
效果	失衡：行政权力过度干预	平衡：共建、共享、共治、共赢

治理和管理一字之差，体现的是系统治理、依法治理、源头治理、综合施策（中共中央文献研究室，2017）。引申到学科治理维度，意味着以下核心转变：

第一，治理主体结构转变：从“一元主体”到“多元共治”。

第二，行政主体与学术主体、业务主体的关系转变：由管理转向服务，由命令约束转向互动协同。

第三，治理生态转变：发挥全体成员积极参与学科治理的作用。

第四，治理方式转变：从行政管理到法治、德治和自治综合治理。

第五，运行状态转变：实现有序运行与活力迸发相统一。

3. 学科治理的内涵

学科治理在医院中是一个崭新的概念，但在全球范围内，健康治理的概念已被广泛接受。关于学科，医院管理者提到更多的是学科建设、科室管理等。治理是一个融合概念，需要在考虑学科诸要素的基础上构建一个多维度协同治理的框架模式。因此，与以往聚焦于专科发展的学科建设模式和侧重于行政管理的科室管理模式不同，学科治理是一种基于学科的思维方式转变，需要构建学科治理体系、运行机制以及培养和提升学科治理能力，多元协同学科治理的理念需要融入学科治理目标、治理过程和结果。

学科治理是应时代变革与社会发展的需要而产生的一种民主合意、共在商定的善治过程，旨在建立一种公平正义、民主平等的学科交往秩序，形成共同的学科治理目标，探寻不同主体间的多维权力结构关系，摆脱单一行政体制的强制束缚，促进学科发展与学科决策的科学化、民主化。

学科治理汇聚学科共同体的共意力量，是一种精心设计的、持久的运作机制，通过相互协商达成的权力规划来确定学科身份归属、学科话语体系、学科结构规划、重点学科建设以及学科评估等事项。学科与权力在交互共生的环境中形成相伴相生的治理共同体，学科共同体成员在学科治理的“游戏规则”下获得认可。

学科治理理念的提出，是对健康中国战略的主动回应，是对满足人民群众不断提升的健康需求的自我革命和完善，是以人民健康为核心的医疗卫生事业不断发展的必然选择。

在健康中国战略的指引下，医院学科治理的主体是由医院、职能部门、科室、医护药技管等学科人才、患者及社会机构和人员等组成的学科共同体。在医疗照护和医学研究实践中，医院基于内行决策、共同参与的原则，兼顾规范秩序与民主协商，遵循知识、健康、生命的发展规律，对学科自组织建设、学科服务患者和社会以及科技创新等公共事务开展协同治理，致力于实现学科发展目标以及共同体成员各方共同价值。

在实践中，学科治理是以学科的知识体系属性、组织建制属性、实践属性为依据，确定学科治理的一系列规范，从而提高学科治理的有效性。学科治理主要表现于学科发展过程中诸多重大事务决策的结构和过程，学科决策主体依据既定的学科决策权力安排，经由特定方式和过程做出学科发展相关重大事务的决策。因此，学科治理的核心要求是多元主体在平等协商、达成共识的基础上形成决策，经程序合法化后予以实施，权力向度是多元、相互的，而不是单一、自上而下的。

学科治理强调“以人为本”，学科治理应紧紧围绕“人”这个核心。这个“人”一方面是患者，另一方面是医务工作者。人既是治理活动的主体，又是治理活动的客体。从医疗服务需求和供给这两个最核心的要素来考量，学科治理就是要构建能够最大限度地发挥人的价值、服务人的需求的组织机构、管理制度与运行机制等。

（二）学科的成长进阶

在医院管理实践中，人们时常提及“学科建设”。“建设”一词的释义为建立、设置或陈设布置，或者指创建新事业或增加新设施，是一种自上而下的指令性计划工作机制，具有较浓的行政色彩，采取集中、单一的决策机制。学科建设是指运用科学的管理理念、方法和手段，对医院内的学科发展进行统筹规划，促进学科与科室间的交流协作和资源共享，促进和加强学术研究与医疗实践能力的提升，包括科学研究、人才培养、成果转化、医疗服务、新技术研发等方面。医院的学科建设是医院提升医疗服务能力的一项系统工程，是医院整体办院水平和学术地位的直接抓手。

在学科建设模式下，成员角色高度同质化，即评价主体是单一的，管理标准也是统一的，强调学科核心要素指标的达成，包括学科评估、学科排名、服务绩效等指标设定。当前检验学科建设成效的手段主要是开展学科评估，最为人所熟知的就是第三方研究机构开展的学科评估［如复旦排行榜和中国医院科技量值（STEM）排行榜］，学科评估结果一般与学科设置、重点学科遴选、学科带头人聘任、临床资源配置等挂钩。

在学科治理模式下，成员角色不再单一并逐渐走向多元，治理主体越来越多元，更多的外部利益相关者积极参与学科建设与治理过程；评价因素高度异质性，学科治理的成效与评估不再局限于学科核心要素指标的简单完成；注重学科特色优势要素的集聚和形成，关注学科体系的构建并打造医院内部的学科群落；注重对政府和社会需求的回应，开始考虑医院内部学科建设与外部学科生态之间的互动和交流、如何把患者需求和政策导向纳入医院学科资源的优化组合与服务体系响应等问题。此种模式理应成为未来学科治理的基本形态。

具体而言，学科治理的理念和要求体现在：

第一，学科的战略决策上。要听取多方的价值诉求和专业智慧，通过更加民主多元的方式确定学科发展的方向和重点，其中要强调患者、政府等方面的诉求。

第二，学科的主体。院内，要调动并发挥专业人员、管理人员、技术人员等多方的参与和智慧，强调专家治院、协同共建；院外，要打破组织边界，充分利用一切可以利用的智慧资源，聚天下英才为我所用，实现学科跨越。

第三，学科的成长进阶。要实现多元化的收益分享和价值共生，只有单方面的个体收益和单项的收益产出显然不是学科治理的目标所在，要实现医教研防管全链条的成长和医院、政府、社会、患者个体的多方共赢。

学科的发展需要与社会需求接轨，形成多维化的网状非线性结构，需要从单一学科的固化思维转向多学科交叉融合创新的整体性治理思维，提高学科解决实际问题的能力，汇聚学术生活世界中的共意交往力量。从管理到治理，推进治理体系和治理能力现代化，不仅是医患双方的客观需要，还是医者的理想信念和价值追求，是学科对职业的尊重、对患者的尊重、对健康中国战略的积极回应。

（三）从学科治理到善治

作为善治的治理，强调的是效率、法治、责任的公共服务体系。俞可平（2000）认为善治就是“使公共利益最大化的社会管理过程”；陈广胜（2007）从善治的四个方面将善治界定为“善者治理”（治理主体）、“善意治理”（治理目的）、“善于治理”（治理方式）、“善态治理”（治理结果）的统一体。

俞可平（2000）提出了善治实现的十要素，即合法性、法治、透明性、责任性、回应、有效性、参与、稳定性、廉洁和公正（见图 3-1），并认为合法性、透明性、责任性、法治、回应、有效性是善治的基本要素。

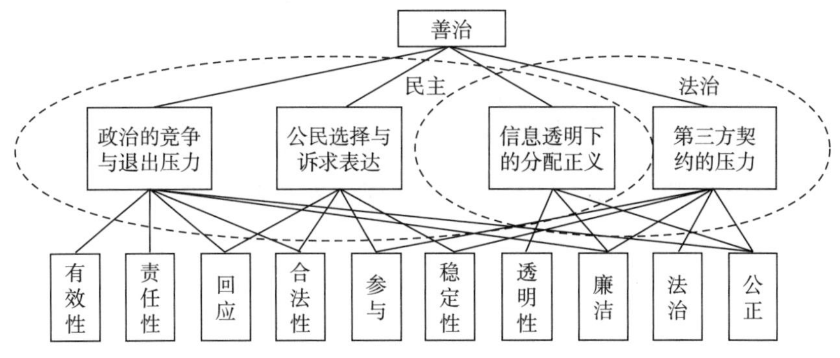

图 3-1　善治的两原则、四条件和十要素之间的关系

资料来源：俞可平（2000）。

善治的概念和理念对学科治理的目标与原则具有重要的指导意义。俞可平（2000）提出的善治诸要素也是我们构建以“达至善治”为目标的学科治理体系及其运行机制的重要遵循，为我们勾画出学科治理和善治的应然图景。

从学科建设到学科治理，强调的是在学科建设过程中治理理念的全面融入和治理机制的有效运行，强调学科建设的过程是汇聚凝练学科共同体全体参与者的力量和智慧，是把学科建设的出发点与落脚点聚焦于患者的诊疗需求和群体的健康需求，是把学科建设的宗旨与使命凝聚在健康中国视野下学科能力和水平的提升上，从而实现学科建设的“善”、学科治理的“善”。

学科治理作为新时代形塑学科生命体与整个学科生态系统的善治工具，其秩序逻辑应遵循价值为“善”的终极关怀，以公共理性为支点，在价值善的秩序逻辑润养下，理清学科治理的意识形态性、主体性、生命性与规范性，注重“目的性”与“过程性”。

案例 3-1

某市第一人民医院眼科主任许铭（化名）是一位德高望重的老主任、老专家，不仅专业精湛，而且医德高尚，在科室、在医院都享有很高的话语权。在任期间，这位科主任不仅以柔克刚地有效制衡了科室内部矛盾，而且将眼科发展成集临床、科研、教学、防盲治盲于一体的眼病专科医院。访谈时，问及成功的秘籍，老主任一语道破：“科室的事就是大家的事，大家的事大家商量着办。调解矛盾的关键是以理服人、以情动人，让双方达成最大共识，继续向前走是我的职责。大家都是同事，科室管理千万不能有‘人治思维’、权力思维，甚至是人为的政治斗争。遇到不好协调、不好处理的问题，我就通过无记名征求意见的方式，广泛听取大家的意见。医院任命我为科室主任，可我不会管理，又不愿意丢掉临床，我就想到一个方法，那就是在科室成立了一个‘科务管理委员会’，由我一人管理改为大家管理，什么科室奖金分配、学科专业发展等大家一起商量，然后商量好开全科会听大家意见，再试运行半年后正式成文。后来成立眼病专科医院，我就在医院层面上成立了一个‘学科发展委员会’，将其作为医院学科发展的最高决策机构，效果很好，大家基本上实现了‘自律自治’……”

现代管理学之父彼得·德鲁克（Peter Drucker）对管理本质的解读为：管理是一种实践，其本质不在于知，而在于行；其验证不在于逻辑，而在于成果；其唯一的权威就是成就。从某种意义上讲，上文的科主任通过她本能的善意去激发同事的善意和潜能，实现了从管理到治理的跨越，建立了一种公平正义、民主平等的学科交往秩序，形成了共同的学科治理目标，探寻了不同主体间的多维权力结构关系，摆脱了单一行政体制的强制束缚，促进了学科发展与学科决策的科学化、民主化。

二、学科治理变革的时代背景

从管理到治理再到善治，是全面推进国家治理体系与治理能力现代化的重要目标。治理能力需要在制度框架下运行，以保证其自生自发的秩序。学科治理将学科视为生命体，在学术主体互动共生、交互作用的过程中，对学科展开战略规划和精细化管理，确立治理模式与实践体系。学科治理涉及医院、学科人才、社会公众、卫生产业集群以及政府主管部门等多元利益主体，需要综合考虑这些主体间利益表达与整合的关系及其参与学科治理的价值取向、治理模式的制度设计和运行逻辑、分权共治等因素。

（一）外在需求催生学科治理变革

大健康理念下，人民健康需求、就医需求是一切健康政策的出发点；人与人之间、学科之间、组织之间破除壁垒、紧密协同，是落实一切健康政策的必要途径。学科治理变革以满足人民健康需求为导向，以多元协同共治为要旨，是健康治理变革的必然要求。

医疗生态系统面临重塑。随着科技革命浪潮的兴起，健康治理格局呈现颠覆性的变革。未来的健康服务将打破以医疗机构为核心的传统格局，以医院为代表的医疗机构将只是以个体健康为核心的医疗服务网络上的一个关键节点。当前患者前往医疗机构就医、检查、治疗的格局将随着信息技术的发展而被打破，我们将拥有自己的医疗数据信息系统——人体 GIS（Geographic Information System，地理信息系统），它将包括个人的全基因组序列、传感器数据、医疗记录、扫描影像等。这样我们每个人都将可以根据自己的 GIS 信息做出重要的医疗选择，并根据个体情况和需求定制个性化的医疗方案，疾病预测和预防将成为可能。

医院作为提供医疗服务的主体，学科作为解决健康问题的功能单元，应当以人民群众的健康需求为引领。随着健康治理模式的转变，医院的运营模式、学科的治理格局也将发生天翻地覆的变化。医院的围墙被打破，患者的健康需求将成为整个医疗服务网络的关键节点，当前以科室为单位的专科诊疗模式将被多学科、智能化、全周期、多终端的协作诊疗模式取代。学科的分化和融合进一步加快，以个体和群体的健康治理为中心的学科治理将呈现多元协同治理的新格局与新生态。

在可预见的未来，随着老龄化社会的到来，“延长预期寿命，提高生命质量”和“全周期健康管理、高质量临床结果、多元化健康服务、主动型患者参与、精细化运营管理”将成为未来医疗服务需求的新趋势。患者作为医疗服务的接受方将转变为健康管理的参与者甚至主导者，医患之间的协同合作和治理模式将会给医院学科的发展方向、运营方式、治理模式带来深刻的变革。把患者的诊疗需求、群体的健康需求作为学科治理的起点，是中国医院学科治理的逻辑起点和终极目标。

（二）内在进化驱动学科治理变革

1. 技术进步

未来技术的发展将成为推动变革的强劲力量。技术不仅改变了人类认识自然、改造自然的能力，还改变了人与人沟通交往的形式，甚至改变了权力运行的方式。当下，生命科学的前沿科技改变了人们关于健康与疾病的认知和预期，信息技术、人工智能的发展改变了医疗服务的提供方式和医疗服务场景。试想，当医疗技术的发展打破了医患之间千百年来的知识鸿沟，当诊疗服务的获取不再受到时间和地域的限制，可以预见，医患关系的重塑、医院内部管理流程的变革以及医疗机构服务边界的界定将产生怎样的变化，学科治理将产生怎样深远的变革。技术突破可能成为学科突破的关键；技术发展将带来组织结构的变化；技术手段将加持管理价值、打破服务边界；等等。

2. 人才价值激活

激活知识型员工的价值并促使其成长为知识型人才，是人才管理者要解决的关键问题之一。人才管理者要尊重人才的多元价值，看重人才的专业价值；落实人才的系统培育，实现人才的主动成长与价值实现。学科治理中人才价值的激活，要求深度变革知识型人才的管理模式，把人才从组织的管理对象转变为与组织共同成长的主体，把人才的成长作为组织价值实现的目标，从而实现个人成长和组织成长的同频共振。在这种趋势的引领下，现代医院的管理模式也将由现行的科层制、目标责任制的管控模式，向更加多元互动、价值导向和生态开放的治理模式转变；医院里的医务人员将不仅仅是某个科室的特定“工种”或某个岗位上的员工，而是有血有肉、有梦想、追求幸福的人；未来的医院将成为所有人梦想实现的新场域、价值共享的“理想国”。

3. 知识融合创新

学科与知识相伴相生，对不同学科所产生的不同知识进行整合可以实现知识增值。朱丽·汤普森·克莱恩（Julie Thompson Klein）曾指出：“学科每天都经历着众多领域的推拉和强大的新概念、新范式的拽扯……新领域中兴趣的不断增加产生新的知识范畴，它们填充在已有学科之间，比如生物社会学与生物化学，以及内容更居两极的粒子物理学和宇宙学。”（陈亮，2022a）

类比生态系统，学科群落是不同学科之间相互融合、交叉互补与跨界交往的集合，是学科集群可持续发展的“组织域”。在“组织域”的生态系统中，学科群落以整体性思维为着眼点，将不同学科的知识结构与特性有序地组织起来，形成聚合共生与卓越集群的创新联动效应，进而在动态的可持续探究的过程中确定学科研究的新问题。例如，人们在对细菌和病毒的传播、生物体的结构进行研究时，必须借助物理、化学的研究方法与成果，从而拓展了生物学研究的思路与视野，由此形成了新兴的生物化学学科、生物物理学学科等二级学科。

学科治理既要考虑学科创新的知识演进逻辑，又要考虑学科服务社会以及面向市场的应用逻辑，医疗服务需求是医院学科创新的核心动力，也是医院学科不断提升临床服务能力的根本目的。医院要构建更加平衡有序、共荣共生的知识生态系统，尊重不同学科在知识群落中的地位和价值；既要支持优势学科，保持学科生态的稳定，又要扶持弱势学科，保持学科生态的平衡，从而实现整个学科生态系统的整体进化。

4. 组织管理变革

随着现代医院管理制度的不断完善，医院的组织管理变革也成为大势所趋。从关注事、关注设备到关注学科和人才。随着医院里知识型人才的崛起以及强势学术个体的涌现，学术性团体的打造、学习型组织的建设、基于患者服务的自组织服务模式的构建等，都成为凝聚人才和智慧、构建现代医院高质量发展的组织模式和管理方式的重要趋势与挑战。

互联网和信息技术的发展，为医院跨越时间与地域限制实现平台化提供了契机。不仅医院外部医联体、医共体、各院区之间的联系更加紧密，信息共享、医疗协作更加便利；医院内部各部门、科室、学科之间沟通交流的平台也由线下转到线上。例如，四川大学华西医院依托微信平台建立的“华西微家”企业微信公众号平台，将医院成员交流沟通、工作传达、科研协作、远程教学等功能平台化、云端化，构建了医院虚拟组织新形态，提升了医院运行效率。当前不断涌现的互联网医院，作为突破传统实体医院而搭建的线上平台，也是医院组织模式平台化的另一典范。

畅想未来的医疗形态，随着多点执业、医疗集团等趋势的兴起，医院开始突破“围墙”与“圈地”，向外扩展与开放。医疗资源将随着患者需求流动，实现“责、权、利”的重新分配，最终提升医院的运营效率、经济效益及社会效益。

三、学科治理现代化

学科治理现代化是医院实现内涵式发展的必然路径。学科治理现代化需要将知识理性与权力规制间的互通关系作为学科治理的逻辑起点，解决学科发展中的复杂公共关系，将公共理性思维贯穿于整个治理过程，形成以“共治”求“善治”的学科治理逻辑。学科治理现代化包含学科治理体系现代化和学科治理能力现代化。

（一）学科治理现代化的核心要义

治理体系现代化和治理能力现代化是学科治理现代化的核心要义。在治理理念下，学科治理现代化需要构建和完善制度体系与运行机制，持续提升学科治理能力。

学科治理现代化的本质就是在一定的时间、空间范围内，多元治理主体之间互动、合作、交流、协商的多元能力及其提升过程。

学科治理现代化既是一个过程，又是一个目标。从过程的角度看，现代化体现在学科治理过程中的适应性，即学科治理能力的构建和提升与学科自身的发展变化相辅相成、与学科治理主体的诉求相辅相成、与经济社会发展对学科创新创造的需求相辅相成，并且能够持续优化。在推进国家治理体系和治理能力现代化的宏观战略背景下，学科治理现代化的目标就是要促进多元主体参与学科治理，增强学科决策能力，通过学科治理实现善治。

1. 促进多元主体参与

多元主体是学科治理现代化的核心特点，协同共治是学科治理现代化的本质，也是破解当前学科建设定位不清、盲目决策或者强者恒强、资源过度集中等问题的关键。学科治理主体和结构过于“行政化”、单一化，不仅违背了学科汇集整个医疗机构、相关主管部门和患者共同价值诉求的根本属性，破坏了学科组织的凝聚力、生产力和学术生态，还违背了学科治理多元民主、协同共治的现代民主精神，让学科建设的决策过程可能出现并饱受权力武断甚至肆虐的风险。学科治理现代化的实质是各利益主体为实现各自需求而进行价值选择与博弈的过程，这一过程也是学科发展的过程。现代化的学科治理就是要从多元主体的利益出发，充分考虑政府、医院、社会等多元主体的利益诉求，畅通各主体表达利益诉求和参与治理的渠道，保障多元主体参与学科建设的知情权、选择权和参与权。

2. 增强科学决策能力

科学决策是推进医院学科治理能力现代化的关键一环。目前学科建设中的一些现象暴露出医院学科治理的人治化，即基于经验判断甚至“外生化”的行政命令安排学科事务。但学科建设本身是一项复杂的系统工程，单凭经验驱动或者由部分人来决定学科建设事项，难以全面、系统、客观、科学地认识和把握学科建设发展的规律与本质。现代化的学科治理应突破决策依靠经验、常识、主观臆断的视野局限，借助数据信息的深度挖掘、处理、分析、应用，从数据信息中提炼知识和智慧，为学科建设管理的科学决策提供有效依据，让学科建设决策从经验驱动转向数据驱动，提高学科建设复杂过程中决策的科学性。

（二）现代医院管理制度与学科治理现代化

建设和完善现代医院管理制度，包括一系列体制机制、管理机制的构建和实施，如制定医院章程、健全医院决策机制、健全民主管理制度、健全医疗质量安全管理制度、健全人力资源管理制度、加强医院文化建设等制度体系建设等。

推进公立医院治理体系和治理能力现代化，必须建立健全现代医院管理制度，构建权责清断、管理科学、治理完善、运行高效、监督有力的体制机制。基于此，学科治理现代化不仅是高质量发展之需、公立医院改革现实之求，更是实现中国式现代化的必然选择。在实践中，学科治理是医院高质量发展的立足之基，多元共治是学科治理现代化的关键要素，学科治理现代化是健康治理现代化的关键支撑。

第二节　学科治理模型

学科治理体系构建，包括构建学科治理的体制机制、运行机制、制度规范，以及可落地实施的具体运行规则和治理方式。学科治理是一个庞大的系统工程，我们需要思考目标、战略、制度设计、学科建设、人才梯队、技术支撑、学科发展的动能，以及它们之间的关系等。

学科治理理念的提出，是对现有学科管理模式和学科发展运行机制的创新与突破，需要构建出新的模型，将学科治理的多元主体、关键要素及其逻辑关系进行体系构建和系统梳理，为学科治理提供宏观层面的系统把握和实践落地的有力抓手。

一、学科治理 ABCD 模型

学科治理 ABCD 模型从内到外划分为三个维度，最内层以学科为核心，中间层是学科治理的四个支柱，最外层是学科治理生态圈（见图 3-2）。整体而言，学科生命体的内部发育是学科治理的底层逻辑；学科建制、学科实践、学科动能、学科影响是学科治理中观建构的关键支撑；学科生态圈是学科治理宏观的外部环境和能量交换。

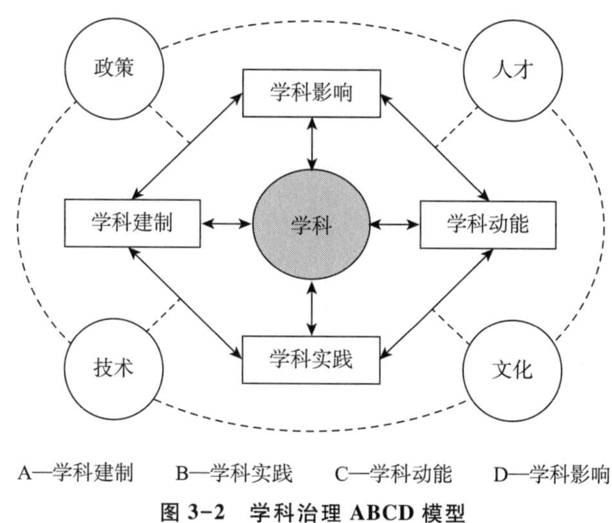

图 3-2　学科治理 ABCD 模型

（一）学科治理的核心

学科治理的核心是学科生命体的自我成长与进化。

1. 学科生命体是学科治理的逻辑起点

学科治理理念将学科视为生命体，其逻辑旨归：

一是突出学科的主体性。学科作为生命体具备自生能力，而非一味被动地接受外界作用力。学科的成长与进化源于知识的积累和分化；知识归根到底由知识型人才创造、传播、创新，知识型人才推动知识的迭代，进而成为学科演进的内在动力。学科治理将学科视为生命体，要求注重知识演进和人才发展的规律，关注学科成长的内在机理，避免将学科对象化、物化。

二是突出学科的成长性。学科作为生命体具有成长期，而非一蹴而就、一成不变。学科治理要求在学科的各个成长期给予持续的关注和有针对性的培育，避免重建不重管、一建了之、烂尾工程。

三是突出学科的适应性。学科作为生命体具有主动适应环境的本能。学科的生存与发展离不开对社会需求的适应、衔接和满足。学科治理要求学科主动适应环境和时代，主动因应社会需求，主动拥抱变革趋势，避免闭门造车、坐井观天。

2. 全生命周期成长是学科治理的过程向度

学科全生命周期的成长过程，指涉两个向度：

一是动态演进。处于不同生命周期阶段的学科，对资源的需求存在差异，故而学科治理的侧重点也应有所不同。以学科实践为例，一个新兴学科的实践可能以积累临床病例为重点，而一个成熟的优势学科的实践内容可能更为丰富，可以基于大量的临床实践开展科学研究。这就要求学科从体系、规范、秩序到学科实践、人才培养、对外影响，都要根据学科的生命周期特点，敏锐反应、动态调整、持续优化。

二是协同与平衡。学科治理的目标是善治，善治的根本特点在于内外平衡。基于学科共同体的运行机制，学科内部实现协同，同时还能对外赋能，使学科内外价值均得到实现，学科内外生态也达到平衡。因此，在学科全生命周期的成长过程中，学科健康度是衡量学科全面、协调、可持续发展状态的重要指标。

3. 全要素整合是学科治理的内外生态

如前文所述，学科治理包含人、技术、资源、政策、文化诸要素，这些要素构成了学科生命体的内外生态。学科治理也是整合学科内外生态、推动学科融合创新的过程。其中要坚持两个原则：

一是学科共同体主导原则。学科治理以学术力量汇聚而成的学科共同体为主导，充分尊重学术精神，既非依靠自上而下的行政指令，又不进行强行灌输；通过民主与法治，凝聚学科共同体的共同意志，形成学科体系、规范与秩序，开展学科知识和技术的应用与创新实践，激发人才效能推动学科进步，提升学科影响。在学科事务的处理和决策中，学科共同体发挥主体作用，行政力量从传统的权力中心转变为陪伴、支持、保障的角色。

二是学科与人才双向驱动原则。在学科治理中，学科人才的广泛参与、共同决策能够极大地调动人才参与学科事务的积极性，实现在本学科、本专业领域内的愿景、目标和价值。与此同时，学科的创新发展能够提升人才的专业能力和学术成就，在实践中培养学科骨干人才，实现学科与人才双向驱动的双赢结局。

（二）学科治理的四支柱

1. 学科建制定框架

建制指国家机构或团体内的编制和系统，或者指既定的体制与组织。学科建制是指学科现有的人员配置和管理体系，即人、组织体系和管理体系的总和。通过学科建制调整和构建学科治理的制度体系与运行机制，其本质是调整生产关系以适应生产力的发展。学科共同体应通过学科战略规划、体系构建、管理体制机制创新，构建学科治理的制度框架和运行规则，为学科治理的顺利开展提供制度保障。

2. 学科实践固模式

学科实践是学科发展的实体，即通过开展学科实践活动，学科生命体得以存在、延续、发展壮大并发挥功能。学科实践包括临床实践、教学实践、科研实践和创新实践，是四个实践有机联系的整体。临床实践是学科发挥其临床服务功能的“主战场”，教学实践是培养学科人才的“育苗圃”，科研实践是学科知识创新的“试验田”，创新实践是学科生命力的“发动机”。学科实践是学科治理模式创新变革的重要抓手。学科治理为解决学科实践中遇到的问题提供新的视角和解决思路。实践模式的创新能够将学科治理的理念和方法固化为实践中可遵循、可复制、可推广、可固化的模式，从而真正将学科治理赋能落地。

3. 学科动能注活力

学科与人才密不可分。一方面，学科是医院发挥医疗、教学、科研三大功能的平台，也是人才效能发挥的场域，还是医务人员展示个人能力和实现自身价值的舞台；另一方面，人才是学科建设与发展的重要支撑和核心动能。人才的能力水平决定学科的学术水平和服务能力所能达到的高度。

学科人才梯队的搭建是学科治理的根基。在当前的体制机制下，科主任、学科带头人、学科骨干都是学科建设和发展的关键人才。除此之外，学科治理强调的是学科共同体的多元协同、共同参与学科治理，需要充分调动各类人才参与学科治理的积极性，提升人才的治理能力和水平，只有这样才能凝聚共识、汇聚才智，推动学科的协同创新发展。

人才和技术是生产力中最具决定性的因素。医院应全面掌握人才状况，将技术创新转化为临床服务的生产力，通过人际协作、人技协同来释放最大效能。

4. 学科影响强生态

学科生态是指学科存在与发展的主客观条件。客观条件，涉及学科政策、学科基础、学科建制、技术与设备、学科实践等方面；而主观条件，是指学科之间和学科共同体内部人与人之间的关系，以及由此塑造出的学科之间交叉、互动、融合及学科共同体内部典型性的组织氛围、互动方式和思维定式。

学科生态包括外部生态和内部生态。学科作为生命体往往具有两个关键特征：一是开放性，即生命体在与外界环境的物质、能量、信息交换中实现成长；二是自组织性，即面对外部生存环境的变化，生命体能通过选择性反应与自我调整实现自我的进化或自适应。学科的发展既要受国家政策指向、双一流学科建设要求等的影响，又需要来自外部的资源、平台、信息、技术的支持；同时，学科共同体还会根据内外部环境和条件的变化及时调整学科发展的状态与方向。获取学科发展所需的资源是学科成长的关键，学科带头人和科主任都需要从学科生态系统的角度思考与布局学科发展蓝图。

（三）学科治理的内外生态

学科治理需要良好的外部环境和资源供给，与此同时，学科治理也能改变和形塑学科内外生态。正如沙漠中的绿洲，改变的不只是地表的植被，还有周围的生态环境。

第一，政策环境。政策对学科发展的影响非比寻常。在健康中国战略指引下，要满足人民群众日益增长的健康需求，提供更具可及性、全人群的健康照护，这就大大激发了学科的交叉、融合、分化，不断催生出转化医学、系统医学、精准医学、个体化医疗、智慧医疗等一系列新型医学思想理念和新兴医学学科。同时，医学与神经科学、心理学、计算机科学、生物信息学、物理学、生物化学等多学科的深度融合，极大地促进了医学科技的发展，带来了疾病诊断和治疗模式的突破，使医疗服务向个性化、精准化、微创化、智能化、集成化和远程化发展。

第二，技术环境。在实践中，技术是学科的核心支撑。反之，学科也必须打造有利于自身生存和发展的技术环境。在信息时代，技术日新月异，学科不进则退，慢进则退。学科要保持活力就必须始终瞄准学术前沿，紧跟技术前进的步伐。新技术的引进、使用和创造，越来越成为医院学科发展的重要内容之一，人才培养内容也指向新技术的学习和迁移。

第三，人才环境。人才是学科发挥效能的关键。营造有利于员工转化为知识型人才、有利于个人效能汇聚成学科效能的人才环境，是学科治理面临的重要课题。学科的人才环境往往存在马太效应：一旦学科形成了“人尽其才、才尽其用、用有所成”的人才环境，必将吸引更多优秀人才集聚于此；反之，人才流失严重的学科，一定难以吸引人才流入。再者，人才环境良好的学科，往往是人才与学科双向奔赴、同向发力，最终实现人才与学科的共同成长。

第四，文化环境。学科治理基于学科共同体的共同目标追求、价值取向，进而形成学科的文化。“以文化人”，一方面，学科文化凝聚起学科内部的合力，共同投入推动学科发展的事业；另一方面，学科文化也影响着学科外部的利益相关者，吸引其参与学科运行，并逐步将其纳入学科共同体，成为推动学科发展的力量。

二、学科治理新范式

学科治理是对传统学科管理模式的反思与突破，从本质上讲是一种范式转移。学科治理新范式，实际上是对传统学科管理和运行模式的重构与升级，是一种学科视阈内的理论建构和实践创新与变革，涉及对学科的深度认知、对学科治理理论体系的构建以及对学科治理实践模式的探索。

（一）破圈共融，开放共享

学科治理的主体既包括医务人员，又包括医院行政管理部门，还包括国家各级卫生主管部门；治理方式兼有自上而下、自下而上、横向沟通等不同向度；治理目标既要促进知识增长和人才效能发挥，又要满足国家健康中国战略目标和人民群众医疗服务需求。由此，学科治理是以实现医疗健康服务职能为目标的，以提升医疗服务能力和高质量发展为导向的，国家与政府参与的，医疗机构与全社会、学科人才共治的治理模式。

学科作为医院得以存在与发展的基本单元和组织载体，其存在不仅依赖于以知识发展为主导的学科建制的形成，还受制于以绩效评估为主导的医院行政的干预，是学术治理与行政治理的复合体。学科作为知识创新与发展的重要阵地，实际上承担着培养人才、科学研究和服务社会的主要职责。医院在学科治理的过程中，不仅要考虑政策、环境及资源，还要关照学科发展特色凝练和学科结构持续优化，平衡优势学科与弱势学科。

学科治理理念的提出，呼唤多元主体共同参与学科治理的新格局。而现实中的各种体制机制障碍亟待破除，凝聚各方力量需要打破现有制度的藩篱，推动各方主体破圈共融，搭建学科治理平台，加强彼此之间的联系与交流，凝聚共识，开发共享。

（二）广泛参与，共同决策

广泛参与是共同决策的前提。科学的决策机制是保证共同决策效果和效率的前提。

破除“学科治理与我无关”的思想，积极主动参与学科事务，关键是要转变观念，打破现有科室的界限，从有形走向无形，以数字化、虚拟化、分布式的方式彼此连接、谋求共识；建立便捷高效的沟通机制和互动机制，借助信息技术、数字技术打破时间和地域的限制，吸引更多的主体参与学科治理。

共同决策的前提是建立起一套有学术公权力的决策机制，推动决策的民主化、科学化。在当前科层制的学科管理模式下，学科决策常常是由科主任或学科带头人做出，加上行政力量的干预，普通医务人员参与学科决策的话语权缺失，而在学术主体与行政主体的力量博弈中，掌握学科资源的行政一方往往又起决定性作用。

学术委员会制度是国际上广泛采用的医疗学术决策的制度安排，通过学术委员会制度发挥学术力量的专家治理作用。

案例 3-2

梅奥诊所基于委员会的管理模式动用了宝贵且易逝的资源——医生们数千个小时的时间。如今的决策已经不像过去那样常常由高层做出。随着规模逐渐扩大，医院已经变得越来越扁平化，多达 80 个委员会管理着遍及整个院区的所有事务。除了院区范围内的委员会，科室和部门还有内部委员会。

大部分管理决策由团队做出，而不是由个人拍板决定。集体决策的核心有赖于同事之间的良好沟通。一项委员会决议的通过来自 10—20 名了解情况的人通过共同合作、集体磋商达成共识。

资料来源：贝瑞（2009）。

在国内，浙江大学医学院附属邵逸夫医院、清华大学附属北京清华长庚医院等通过学术委员会成员集体磋商达成共识的方式，最大限度地收集专业意见，彰显对学术专业的尊重，并推动共同决策。

（三）分权制衡，协同治理

泛医政管理是学科治理理念在管理领域的新思维和新实践。传统的医政管理是对医院正常运行、业务开展、医疗质量、医务人员统筹全局的系统管理，肩负着指挥、协调、上传下达等行政管理任务，带有典型的科层制特征。

泛医政管理本质上是一种协同治理的新文化：从直线管理到生态管理，从资源驱动到人才驱动，从重事轻人到以人为本，实现运营平衡、体系融合、能力提升与应变革新；从关注“事”到关注“人”的焦点切换，从“基础—过程—结果”到“育人—引导—源头”的范式转移，从“定规矩、抓准入、强监管”向“建机制、搭平台、强素质”的新一级管理进阶发力。

泛医政管理把学科作为医政管理的重点内容之一，将学科的建设和发展作为解决医疗服务能力提升、质量安全提升和患者就医获得感提升的重要抓手之一。为实现这个目标，泛医政管理超越传统的医政管理的范围和手段，边界扩大。医院管理者作为行政主体的主要代表，运用泛医政管理新思维，转变管理理念，聚焦管理变革，为学科治理奠定管理之基。强调学术主体在学科发展中的主人翁意识、发挥其主观能动性，离不开行政主体的共同参与。

第三节　学科治理体系构建与能力提升

公立医院是我国医疗服务体系的主体，是彰显中国特色社会主义制度优势、保障和改善民生、增进人民健康福祉的重要载体。进入新发展阶段，公立医院迎来从量变到质变的历史机遇，推动公立医院高质量发展成为公立医院改革的必然要求，而学科治理体系和治理能力现代化成为医院推进高质量发展的重中之重。学科治理体系现代化是学科治理之基，为学科治理提供科学架构、制度与权力运行机制；学科治理能力现代化是学科治理之核，是提升治理效能的关键，也是医院推进高质量发展的题中之义。学科治理体系与学科治理能力互为支撑、相互依托。

一、学科治理体系现代化

学科治理现代化要求构建现代化的学科治理体系。学科治理现代化是一个从传统管理体系转型为现代治理体系、稳步提升治理能力的过程，它具有若干鲜明的现代化特征，如治理主体多元化、治理结构网格化、治理方式民主化、治理手段法治化、治理制度理性化、治理技术现代化等。

学科治理体系包含以下内涵：

第一，法治体系。建立健全法律法规体系，明确学科定位与导向，明确学术权力运行机制，保障学科成员合法权益，树立和维护学科秩序规范，坚持学术公平正义。

第二，民主协商体系。建立学术事务的民主协商机制，鼓励和吸引有共同学术追求之人加入学科共同体，妥善处理与行政力量之间的关系，建立均衡、互补、共建、共享的机制以推动学科决策的执行，确保学科决策的合法性和合理性。

第三，透明度。学科决策过程和行为需要在一定的范围内公开，接受监督和问责，提高学科决策执行效能。

第四，创新与数字化治理。运用科技手段和数据分析来提高学科治理效果与效率，推动数字化治理等。

第五，广泛合作。建立开放、透明和有效的合作机制，加强社会参与，积极开展多学科合作、跨区域和国际合作，共同推动学术繁荣。

这些方面相互关联、相互支撑，共同构成现代化的学科治理体系。

治理体系是一个制度化的治理架构，既要有完整、科学的制度安排，又要建立起协调有效的组织体系，形成保证制度和组织体系灵活运行的机制，还要有相应的学科治理能力做支撑。

（一）构建多元主体共同参与的学科治理结构

治理结构是学科治理的基础，涉及谁治理、怎么治理等基本问题。治理结构离不开对治理的权力来源和权力结构的分析。不同的权力来源构成了不同的治理结构，也成为区分学科治理模式的依据。组织内部的权力结构可分为两种：一种是传统的科层结构，另一种是学术权力范围内的决策结构。前者的行政权力来自组织结构中的职位，后者的专业权力来自专业知识和自主性。

临床实践中，由 MDT 模式演变而来的专家团队式诊疗模式方兴未艾。如果说 MDT 模式是以患者为中心，多学科专家围绕某一病例进行会诊、讨论，在综合各学科意见的基础上为病人确定最佳治理方案，那么专家团队式诊疗模式是以知名专家为中心、以专科专病为核心的团队式诊疗模式。这种模式打破了以往以个体为单位、以科室为行政管理架构的诊疗体系，由老中青医务人员围绕某一专科组成多学科诊疗团队，患者挂号时不再挂某个医生或某个专家的号，而是挂专家团队的号，再根据诊疗需要匹配相应的诊疗人员提供多样化、个性化的诊疗服务。

案例 3-3

北京回龙观医院开设的“儿童青少年开放心理病房”，就是现代整合式诊疗模式的缩影。在这里工作的回龙观医院刘华清专家团队，是一个专注于儿童青少年心理健康和精神障碍，集临床、科研、教学与科普于一身的高效团队。该团队还首创了国内首家孕婴幼心理健康中心，从帮助孕产期的准妈妈以及关注 0—4 岁的婴幼儿入手，降低儿童青少年心理障碍的患病率，实现早预防、早发现、早治疗。

诊断治疗精神病人，不能单靠临床医生，还需要护士、心理技师、康复人员、药师和社会工作者等不同类别的人员共同参与，从诊断、治疗、护理、心理、康复等多方面提出诊疗方案和建议。北京回龙观医院“团队诊疗”模式在探索中起步，医院尝试着让患者家属也参与病人的诊疗计划，更多地了解医生的治疗目标和意图，从而使家属也成为治疗团队中的一员，以更好地发挥患者社会支持系统的功能，全面促进患者康复。

北京回龙观医院目前已成功打造了杨甫德教授抑郁障碍知名专家团队、崔勇教授精神康复知名专家团队、刘华清教授儿童青少年心理障碍知名专家团队等团队诊疗品牌和模式。

资料来源：郑颖璠（2022）。

知名专家团队诊疗模式打破了以科室为单位、以个人为核心的个体化诊疗模式，更为重要的是，这种模式打造了以专科为核心、以知名专家为引领的学科共同体。这种运营模式不但能为患者提供更全面系统、个性化、全周期的诊疗服务，还能以专科为核心，凝聚各专业、各层级的学科骨干力量组成人才梯队，在知名专家的带领下，开展临床、教学、科研活动，人才由单位人转变为学科人，学科事务由学术专家召集和安排，凝聚各方力量加入学科建设和发展；行政管理、资源配置也由以科室为单位向以团队为单位转变。

除了治理结构，治理过程、治理结果也值得关注。治理过程的要旨在于，在决策中要确立共同的价值目标，实现共同参与、共同决策，达到共同发展。在走向共同治理的过程中必须同时寻求有效治理，通过提升有效性来增进合法性，否则共同治理难以施行，更无法持续。而有效治理一方面取决于治理结构，另一方面取决于治理过程。治理过程涉及哪些议题需要进行决策（what）、哪些个体或群体应参与决策（who）、什么时候参与决策过程（when）、以什么方式参与决策（how）、决策应发生在组织的哪一个层级（where）等问题。

治理结果直接表现为决策质量（决策的科学性、可行性、执行力等）、决策成本（决策的经济成本、时间成本、机会成本等）和决策满意度（决策的合法性，即利益相关者对决策及其实施结果的认可程度）。

（二）形塑边界清晰、相互补充的学科权力结构

治理结构需要对利益相关者参与重大决策做出制度安排，厘清谁参与决策、以什么方式参与决策、有多大的话语权等问题，为利益相关者共同治理提供组织保障。有效的治理结构在于形成了配置合理、制衡有度的权力运行机制。

学科治理需要明确学术权力与行政权力的边界，促进共同体多元主体在互动中形成和谐的治理秩序。学科治理必须坚守学术自由与学术自治的契约理念，在此基础上形塑学科治理的权力结构，逐步形成学科自治的独立话语体系。学术权力是学科治理的核心力量，学术权力在学科结构调整、学科发展建设以及学科集群成长等学术专业判断事宜中发挥重要作用。此外，学科治理也离不开行政权力的支持，行政权力在学科治理中扮演着指导与保障的角色，两者在各自的边界范围内互动交往。

医院行政管理部门需要明确自己在学科治理中的角色和定位，一方面为学科发展服务，提供必要的平台、资源支持；另一方面自觉划定权力的边界，

尊重学术权力在学术事务方面的决策权。更为重要的是，行政管理部门要主动构建适用于学科治理的权力结构，建立沟通交流的机制，调动各方参与学科事务的积极性，提升自身在学科治理体系构建方面的能力。

共同治理需要构建权责对等、权力均衡的治理格局，一方面可以集思广益、群策群力，有助于理性决策；另一方面需要明确权责、各司其职，旨在提高决策及其执行的质量和效率。处理决策权、执行权和监督权的制约与协调关系，以及医院和科室的分权与联动关系，是学科治理的难点。学科治理的“共同参与”原则和“权责对等”原则，强调在利益相关者共同参与的基础上，最终由负首要责任的集体或精英进行决策。共同参与既能发挥各自专长，有助于充分讨论，集思广益，做出科学决策，又可让利益相关者表达利益诉求，行使知情权、建议权、监督权。

二、学科治理能力现代化

学科治理现代化要求具备现代化的学科治理能力。具体而言，学科治理能力现代化的要素包含以下四个方面：

一是学科治理主体的多元互动性。学科治理不是科室管理者抑或学科带头人单向度的管理控制，而是需要学术共同体成员形成相互认可的多中心治理主体。

二是学科治理制度的跨界创新性。学科作为医院有序运行的基石，其发展与繁荣不仅需要知识创新驱动力，更需要具有内生自反性的学科治理制度的再造与跨界创新能力。

三是学科治理组织的自治契约性。契约精神已成为全面推进民主法治理念、依法治国的秩序要义。学科治理凝聚的是学科共同体成员对学术自治与学术自由的正义、契约能量，在此基础上形成合意共商的缄默秩序——学科公约。

四是学科治理文化的包容生态性。学科若想实现现代化的治理愿景，需要依靠学科治理文化这种缄默知识，在自生自发的学科治理秩序中形成学科群落交往共生的价值体认与精神寄托，相互包容与悦纳，并贯穿于学科共同体成员间的日常交往。

基于以上四个方面，推进学科治理能力现代化，要求多元主体从学科治理的目标、运行机制到实践路径进行全面规划；需要思维理念创新、体制机制创新、运营模式创新、文化生态创新；需要各方主体参与学科治理的公权力分配，承担相应的角色和功能，提升参与学科治理的专业化能力和协同共治能力。

（一）系统变革能力

1. 发现趋势，勇于变革

面对变革，我们需要具备发现趋势、把握机遇的能力。洞悉趋势才能引领变革，变革中抓住机遇才能实现弯道超车。正如法国学者皮艾尔·卡蓝默（Pierre Calame）所言，在一个“契约社会”里，治理者行为的合法化不足以奠定他们的权威。在世界各地，治理的合法与正当之间有一条鸿沟。

2. 完善制度，政策先行

学科治理政策理念的落地，需要顶层设计、政策先行；需要从各级卫生主管部门的角度变革现有的学科管理制度，搭建学科治理的政策体系和制度安排，提升规范化发展能力，为学科治理提供政策支持；需要完善学科相关的治理机制，激发学科人才广泛参与学科治理的热情；需要建立学科治理新范式，促进学科共同体多元主体的协同治理，如泛医政管理、学术委员会制度等，提升现代化的学科治理能力。

（二）专业成长能力

学科治理需要明确的学科战略规划、完备的学科治理体系、科学的学科管理模式、全生命周期的学科评估、全方位的学科支持平台等。学科治理的专业能力体现在学科战略、学科管理、学科评估、学科支持等方面。

1. 学科战略能力

学科发展需要战略引领。管理者要有学科治理的全局思维。医院战略是医院经营的方向和目的，任何一个学科都只是医院的一个构件，都需要以医院发展宗旨和定位为基础。在医院战略框架内，明确学科自身的发展定位、发展目标、发展愿景以及未来一段时间内的发展方向和重点至关重要。医院的战略发展和目标定位与学科发展的目标定位紧密相关。一方面，学科发展的目标是医院总体战略目标的“分解动作”；另一方面，学科发展关乎着医院整体战略目标能否落地执行，由理想变为现实。学科发展目标的确定必须以医院整体战略目标为圭臬，以学科自身的发展基础和条件为依托，绝不能偏离医院战略发展的航向，也不能脱离学科现有的基础和现状而“凭空想象”。

2. 学科管理能力

学科管理是围绕学科设计并开展的各项制度安排和运行机制、流程。学科治理涉及人、财、物、软件、硬件等各个方面，要保证这一系统的正常运行和各要素之间的协同增效，需要一套有效的管理体系。

行动的助推是关键。行动的助推要基于理念的转变，从“拉车”改为“推车”。曾经的学科建设往往按照领导的规划、依靠行政力量下达指令、拉着大家做，领导在前面拉车，不能及时掌握身后人的状况，“拉车的人”完全是被动接受指令，缺乏内驱力和能动性，甚至“混迹”于队伍、“出工不出力”；领导推车则不一样，“倒逼”成员主动思考前进的方向，不仅要有想法还要出力，而领导能够及时掌握其表现，有针对性地给予物质和精神激励。

协同共进是必然。学科发展需要团结一切可团结的力量。一是要凝聚起学科共同体成员的共同意志，使其发自内心地认同学科愿景、认可学科带头人，从而共同参与学科事务，并且共同享受学科成长的成果、共同承担学科发展中面临的挫折和风险。二是要团结起医院各个部门的力量，聚集学科发展所需的各方面资源；当部门之间存在职能交叉特别是职能空白时，医院管理者必须果断采取干预措施，避免出现管理真空。

3. 学科评估能力

学科评估是学科治理的核心内容之一。学科评估能够帮助医院认识学科的实际情况，找出学科建设中的各种不足，从而提出改进学科建设的针对性措施，实施学科动态管理，促进学科内涵建设，形成学科优势，带动医院全面发展（陈华等，2005）。

学科健康度评估将学科视为生命体，从全生命周期学科治理的视角，动态、全面、系统地评估学科发展所处的阶段和全面、协调、可持续发展的程度，发现学科当前发展面临的问题与挑战，寻找学科发展“第二曲线”，为学科发展注入新的生机和活力。

4. 学科支持能力

学科发展离不开全方位的学科支持。学科支持既包括政策支持、平台支持、资源支持，又包括开放包容的创新理念，对学科共同体成员的支持、鼓励和肯定。从人才的视角，还需要搭建实力雄厚、结构合理的人才梯队，为人才的培养和成长提供适合的环境。

(1) 政策支持

政策支持既包括国家的宏观学科政策，又包括医院内部的扶持政策。医院对不同学科的战略定位和发展方向是不同的，有的学科已经有深厚的积淀、实力雄厚，正处于强势发展阶段，被医院界定为优势学科；有的学科则刚刚起步、基础相对薄弱、应用领域相对比较狭窄，被医院界定为发展中的学科。不同学科的战略定位在很大程度上决定了其获得的支持。因此，医院在制定学科发展战略规划时，也应充分考虑到不同的学科战略定位对学科发展的影响，尽量设置长远规划、均衡发展的学科治理格局，避免“偏科”和“短腿”。

(2) 平台支持

未来医院的发展趋势将是平台化、生态型医院，医院将充当学科发展平台的作用。在传统的科室建制下，诸如实验室、检验设备、信息化平台等各类科室资源往往是相对封闭和独立的，而平台型医院将搭建脱离具体科室的学科共享科研创新平台，这将大大提高薄弱学科的平台资源水平和科研创新能力，并利用有限的资源发挥最大的效用。

(3) 资源支持

学科治理的背后是权力的重构和资源的合理配置。摈弃资源配置的马太效应和“会哭的孩子有奶吃”的不合理状况，学科治理需要坚持“一盘棋”的思路，打造“众星拱月”的格局，聚合各方资源，共享学科成果。

(三) 融合创新能力

融合创新能力是指通过整合行政、学术、临床、社会组织等各方人员和资源组成一个紧密型或松散型的学科共同体，联合开展理论创新和实践创新的能力。

1. 激发融合创新的协同力量

融合创新能力是一种综合能力，这种能力不是单个人所具有的，而恰恰是只有组成学科共同体才有可能产生的一种融合创新的合力。当然，要组成这样的共同体，凝聚和发挥出这种能力，往往需要行政主体、学术主体或业务主体某一方牵头或多方联合达成一定的契约，共同行动，整合资源，为了共同的价值目标贡献力量。

案例 3-4

“护士健康关怀计划 TARGET”项目于 2020 年 12 月正式启动（见图 3-3）。项目由山东大学齐鲁医院护理部主任曹英娟牵头，依托山东省卫生健康委及山东大学健康医疗大数据研究院，成立“医护健康大数据联盟”。该联盟覆盖省、市、县各级各类医疗机构，形成国内首个多层次、宽覆盖、多领域的健康联盟，为持续监测医护健康、医疗数据规范化管理以及数据整合利用提供组织基础。

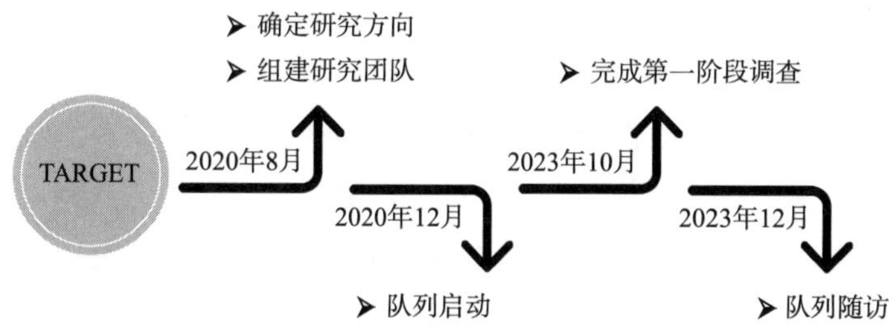

图 3-3 “护士健康关怀计划 TARGET”实施进度

“护士健康关怀计划 TARGET”联合 100 家医院进行护士健康长期监测、随访项目。该项目旨在评估中国护士的健康状况，探索工作相关因素和生活方式对健康结局的影响以发现护士潜在健康风险，为促进护士身心健康、改善护理质量、保障患者安全以及政府部门制定相关医疗卫生政策提供科学依据。

截至 2023 年 8 月，已有 77 家医院、5 万余名护士加入该项目，横跨 9 个省份、26 个地市。项目参与单位已覆盖华北、华东、东北、华中、华南、西南、西北 7 个地区，15 个省份、35 个地市、116 家不同级别医院、6.5 万余名护士，形成了有一定代表性的中国护士健康数据库。

2021 年，在山东大学健康医疗大数据研究院的支持和指导下，联合澳大利亚伍伦贡大学、加拿大渥太华大学、马来西亚博特拉大学，项目的研究方案顺利在《高级护理杂志》（*Journal of Advanced Nursing*）上发表。

2021—2023 年，项目组成员相继在《中华护理杂志》《公共卫生前沿》

(*Frontiers in Public Health*) 等期刊上发表队列研究相关成果。研究发现身体疲劳、心理压力、每周工作超过40小时和使用睡眠药物等因素与护士轮班相关睡眠障碍的风险增加有关，轮班工作期间的疲劳、心理压力、睡眠质量和工作量等因素影响轮班护士的心理健康，并强调关注护士职业健康的重要性。在护士亚健康方面，研究基于均数常模、百分位常模、划界常模构建了山东省护士亚健康评定量表常模，最终选取了关联性最强的划界方案，形成了疾病、重度亚健康、中度亚健康、轻度亚健康、健康五个状态，为帮助研究者识别护士亚健康状态的严重程度，以及护士群体亚健康流行现状调查提供了依据。

上述案例中，“护士健康关怀计划TARGET”项目由在业界有一定影响力的山东大学齐鲁医院护理部主任曹英娟牵头，调动国内上百家医院参与，并联合大学和科研院所以及国内外学术团体，在护士健康数据库构建和研究方面取得了重大开创性的成果。对于这样的大型研究项目，单一一家医院很难完成，涉及的样本量、工作量、科研难度都极大，只有充分调动各方力量结成学科共同体，才能发挥共同体多元主体的效能，产生融合创新的强劲力量。

2. 培育互动共生的交往秩序

学科的发展和成长离不开学科主体（人才）的关切与润养，学科与人才需要在互动共生的学术交往生态中谋求和谐、共同发展，实现学科与人才的生命相遇。学科治理不仅仅是为了提升学科排名，更是追求一种价值理性。学科治理应尊重学科知识演进的内在逻辑，注重培育人才的内在精神，将学科作为人才发展的“志业”。

学科主体在追求学科发展“志业”的过程中，也在培育学科治理的交往秩序。在当前的学术背景下，学科要想良性发展，学科带头人绝不能故步自封，而要与外界建立广泛的交往秩序，这也是学科治理能力的一种体现。

3. 营造协同共生的文化氛围

卫生主管部门、临床一线医务人员、患者等都是学科治理的利益相关者。营造协同共生的文化氛围，有助于推动不同主体之间沟通、理解、包容、互动，这也是一种重要的学科凝聚力的体现。

在医务人员与患者的互动中，以患者为中心的文化能够帮助医务人员更好地把握学科发展的目标和方向，抓住学科治理的关键点；行政主管部门与医务人员的协同能够更好地调动医务人员的积极性、更合理地配置资源，为学科发展提供必要的支持。

协同共生的文化氛围更有利于凝聚共识，形成合力，分享学科发展带来的成果。

（刘海艳、施祖东）

第二篇

治理能力进阶 学科融合发展

分化厚植专业，融合孕育创新。学科分化与融合既是客观趋势，亦是发展规律。构建新的管理机制，完善人才管理制度，改变人的认知范式，重塑人与组织、岗位的链接，激发知识型人才的最大效能。基于共意交往实现契约式治理愿景，亟须“知识融合能力”“人才链接能力”“技能汇聚能力”的关键支撑，以及“多元主体协同发展”“信息重塑医疗技术”“临床管理深度融合”的创新实践，进而在变化中适应变化，在打破平衡中建立新的平衡。

第四章

发现趋势，把握机遇

需求引领趋势，变革孕育机遇，改革开创新局。实践中，洞见未来是能力，把握机会才是智慧。在变化中适应变化，在打破平衡中建立新的平衡，这是事物发展的基本规律。面对公立医院高质量发展新要求，当前中国医院面临的最大挑战是治理主体结构单一、治理信息不对称、治理能力不均衡。基于此，“多元主体协同发展”“信息重塑医疗技术”“临床管理深度融合”是中国医院治理转型、高质量发展的重要支点。

第一节　多元主体协同发展

进入高质量发展阶段，公立医院迎来从量变到质变的历史机遇。提高卫生健康供给质量和服务水平，让人民享有公平可及的健康服务，是民之所向、政之所行。面向全民健康，需要全社会、各行业、全人群协同共治。学科作为提供医疗照护服务的主要力量，需要平等兼顾共同体内部利益相关方的权益，在共同体成员共意交往生态中形成契约式的自由理性治理愿景。

不要用行政思维与方法来解决学术性问题和对待知识型人才。医院作为典型的知识密集型组织，其治理结构应实现行政权力主导向多元主体共治的转变，突出以知识型人才为主体的学科共同体在学科建设等学术事务决策中的作用。简言之，在学术事务中，行政权力的运行要尊重、体现、符合学术权力的意志。

一、共意交往形成契约式治理愿景

学科活动以知识为核心和媒介。学科发展依赖学科知识、学科人才、学科文化等诸多学科发展要素的聚合与转化，而这种聚合与转化，需要贯穿学科全生命周期的学科治理的有效运行。学科的结构、本质和功能决定了学术权力应成为学科治理权力结构的主体部分。

从“科层结构”到“平台组织”，从“学科建设”到“学科治理”，从“多元共治”到“良法善治”，是新时代推进公立医院高质量内涵式发展的内在需求。从知识型员工到知识型人才，学科共同体成为学科治理的主体。换言之，学科治理是维系学科共同道德的“强制善”，它以学科向善发展与理性育人为价值基础，塑造学科服务社会重大现实需求的公共性，凸显知识创造价值的社会共在责任，呼唤学科共同体理性治理精神的回归。因此，激活组织新的价值创造力，打造组织新的生态优势，构筑组织新的力量，推进学科治理现代化，是公立医院改革面临的巨大挑战。

事实上，学科治理现代化的关键在于为治理主体提供创新的制度设计与文化环境，保障学科自治与学术自由能量的有效释放，巩固学术自治的核心地位，保障学科治理主体的合法利益。在实践中，学科治理现代化的本真要义是平衡学术权力与行政权力间的利益，形塑基于任务导向的学科治理权力结构。

在现代化的学术治理场域中，学科实际上不仅涉及一种话语体系、制度规范，还是学科共同体成员形成身份认同与价值体认的“栖息地”，在学科共同体成员共意交往及互动的基础上，形成共同体成员间互生式存在与共生式发展的生命体。一个良性运转的学科共同体，能够突破固化的行政边界，从而实现共谋资源、共享机遇、共同发展。如何更好地发挥学科共同体的有机力量，是实现学科治理现代化的关键一环。

学科共生与交叉的理念是构建学科共同体的基础和支柱。拥有一支高水平的知识型人才队伍，是形成学科共同体的关键。学科共同体是学科治理的主体，构建学科共同体是学科发展的原动力和出发点。学科共同体由研究范式相近的学科同仁组成，因此学科划分最重要的标志是人而不是研究对象，是主体而不是客体。

就学科发展而言，学科共同体的形成是学科确立的重要标志，学科共同体存在的意义是学术对话。对话不仅有利于学术理论共识的形成，以及共同体成员学术影响力的提升，还有助于知识型人才自我价值的实现。

事实上，学科的发展更多地取决于学科共同体的质疑、讨论和争辩。学科共同体的最大价值就在于通过富有意义的、建设性的对话以及有针对性的批判和讨论，从而促进学科不断向前演进和发展。但目前各学科的发展尚未形成稳定的学科共同体。此外，学科共同体在建构中也面临诸多困境，比如学科发展水平、社会认可度、现行学科组织制度、学科间博弈等因素，都在一定程度上制约了学科共同体的建构和发展（李鹏虎和王传毅，2023）。

案例 4-1

2023 年 8 月 16 日，“现代医院管理创新中心”在京揭牌。北京大学医学部教授王一方、首都医科大学附属北京天坛医院原党委书记宋茂民作为北京专家团队代表与普洱市思茅区人民医院（普洱市中心医院）院长何浩欣、纪委书记邓志勇出席会议并揭牌。此外，来自北京、山东、吉林、安徽、云南等地的 50 余位知名医院党委书记、医院院长及相关医院管理者应邀参加，共同见证创新中心的成立。

“现代医院管理创新中心”由同树健康（北京）研究院与普洱市中心医院战略联盟合作共建，旨在搭建政策、理论与实践三位一体协同创新、价值赋能、持续成长的学术交流平台，为广大医院管理者提供沉浸式学术体验，创新赋能公立医院提质增效、科技转化，为“政产学研用”协同发展提供决策咨询，其宗旨是“融合发展，协同创新”。

作为创新中心项目筹建的重要推进者，北京大学口腔医院医务处处长施祖东强调，创新中心“以变维新”“以变谋新”，强调在公立医院高质量发展所处的时代之变、技术之变和管理之变的背景下，医院管理者的理念、思路和方法要因之而变、顺之而变，唯有创新才是不二法门。创新中心的成立，期待为云南省乃至全国公立医院改革与高质量发展提供新思考、新理念、新模式。

当外部环境快速变化之时，创新本身就成为一种最基本的能力。创新需要把握趋势、灵活应变、协同融合。当下，医疗体制改革进入深水区，公立医院高质量发展进入加速期，顺时而变、顺势而为，在学习、理解变化的过程中把握未来趋势、突破自我、破圈融合，以新理念、新思路和新方法变挑战为机遇，既是时代之问、实践之问，又是时代对医院管理者提出的新要求和新考验。而基于共意交往形成的契约式治理愿景，将有着共同价值追求的个体凝聚成共同体，主动捕捉和应对变革，并在交往协同中相互赋能、持续成长——这是对时代之问和实践之问的最佳应答。

二、"学术委员会制"是学科治理作用发挥的关键

从"行政主导"到"学术为本、权力共治"，"学术委员会制"是学科治理发挥作用的关键，促进学术权力与行政权力的相对分离和密切协同是未来学科治理的必然趋势。

研究发现，梅奥诊所专业委员会的建立，源于威廉·梅奥（William Mayo）的两个自问：第一，如何为组织培养未来的领袖？第二，当他这批合伙人去世之后，梅奥诊所何去何从？于是，他认为应该把管理责任赋予更多的员工，同时教育他们理解梅奥诊所所面对的问题和决策逻辑。在二次创业阶段，梅奥兄弟搭建了医生参与自治、"理事会—委员会"的管理架构和管理制度，为未来医生群体的一体化、个体与组织的一体化提供了合法途径。

案例 4-2

浙江大学医学院附属邵逸夫医院作为东西方文化碰撞的试验田，是国内首家推行委员会制管理的公立医院，包括行政管理、医疗管理、护理执行三大委员会体系，其中医疗管理委员会下设各分委会，如质量与安全管理委员会、医疗缺陷委员会、伦理委员会等（见图 4-1）。依托委员会体系，医院持续优化管理制度，历经 5 次修订，已逐步形成以章程统领医院发展的现代医院管理制度。

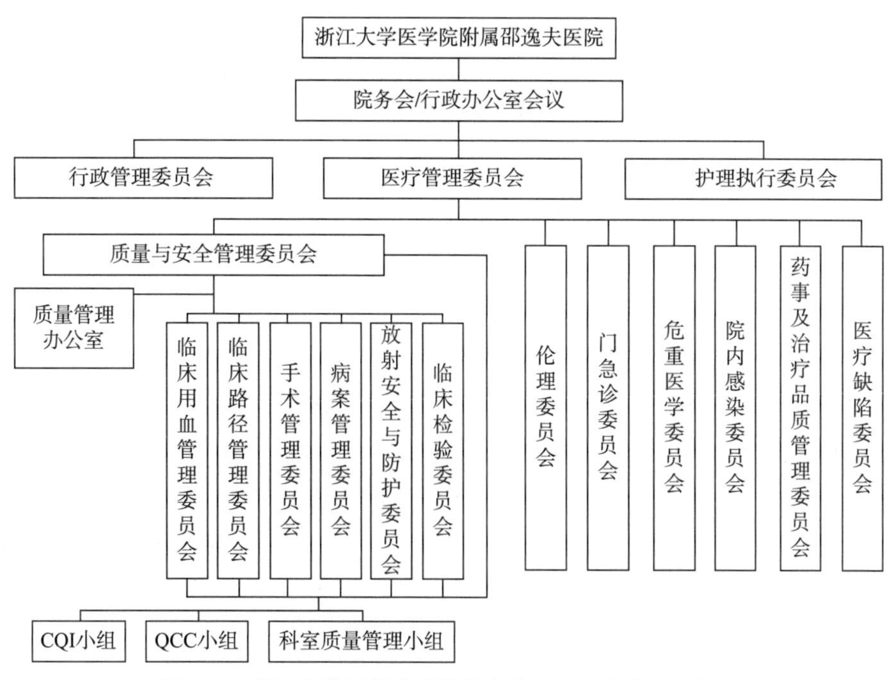

图 4-1 浙江大学医学院附属邵逸夫医院委员会制度框架

资料来源：健康界（2023a）。

实践证明，医院通过委员会制管理模式创新，摆脱了传统行政科层制自上而下的权力分配格局，将行政、业务、学术各方力量通过各类委员会融合在一起，群策群力、集思广益、民主集中，化解了医院运行和学科发展中的权力冲突，调动了广大员工尤其是临床一线医护人员参与学科共同治理的积极性。

三、“医患共同决策”是学科共同体协同的最佳体现

学科共同体的重要成员并非只有医院的知识型人才，患者也是学科共同体的重要一员。当下，以治病为中心转向以健康为中心，要求医疗服务模式重构。医生将由全能式的担负主要责任的决策者，变成信息提供者和建议者；患者将在充分享有相关资源和信息的前提下，享有参与决策的权利，同时承担相应的责任。在临床中，“共情与共策”是知识型人才与患者高度协同的最佳体现，是知识型人才的价值所在，也是人工智能无法替代人的主要原因。

北京大学新闻与传媒学院许静、刘时雨在《从健康传播视角谈医患共同决策模式的可行性》一文中提到，“医患共同决策”模式下，医患双方共享最佳临床证据，并将患者的个人偏好考虑在内，据此做出最佳治疗决策。该模式既可以将医生从沉重的决策压力下解脱出来，又可以充分调动患者在决策中的积极性，提高患者的参与感和自我效能感。此外，在互联网和新媒体环境下，新媒体技术的发展能够较好地适应“医患共同决策”模式，较大程度地满足大众个性化的医疗需求。

临床和实践表明，“医患共同决策”已经在多个领域得到应用且成效显著，如糖尿病、癌症、精神疾病、心血管疾病、膝关节病等。然而，出于支持政策欠缺、医生和患者比例失衡、医患疾病知识不对称等原因，目前国内“医患共同决策”模式应用范围较小，并未渗透到整个医疗系统。但是，正因为如此，通过提高医生沟通能力、提升患者医疗素养、广泛开展健康干预等手段来提高医患沟通的效果与效率才显得尤为重要（许静和刘时雨，2022）。

循证实践在个体化医疗中效果最佳，因此医生在诊断和治疗时，应将每位患者的价值观和偏好一同考虑，并适应其个人和社会背景，为患者个体量身定制诊疗方案。

“共同决策”作为一种个体化医疗的诊疗手段，存在于患者和临床医生之间的讨论。通过这些讨论，患者和临床医生一起理解患者的选择。医患双方共同探索可选择的诊疗方案，在交谈中对各种假设进行推定，直到满足患者照护需求的最佳诊疗方案出炉。为将“共同决策”付诸实践，患者和临床医生需要获取相关的疾患状况，以及可供选择的诊疗方案的准确信息；临床医生需要具备评估证据并将其应用于患者临床处理的技能，进而推荐最佳诊疗方案。

在寻求最合理的临床处理时，临床医生必须创造条件，提高患者对临床实践的参与度，同时又要保持足够的灵活性，使患者不同程度地参与决策。例如，一个重症患者可能更倾向于临床医生代表本人做出治疗决定，而另一个健康状况较好的患者则可能直言不讳地提出：“没有我的参与，不可以对我施行任何临床决策。”

把时间还给医生，把医生还给病人，沟通也是治愈的良药。交谈是患者和临床医生理解疾患状况、回顾临床研究证据、分析患者个体病史的途径。在交谈中，患者和临床医生可以通过思考、谈话和感受的方式，处理当前难题（例如怎样处理血糖控制不佳的糖尿病），讨论可能满足治疗需求的各类假设（例如添加新药、改变生活方式、从事全职工作等）。因此，交谈可以创造一个环境，在这个环境中，医患双方共同进行的临床分析变成了诊疗的一部分，通过这一途径得出的诊疗方案是患者及其家属获益最大的行动方案。

第二节　信息重塑医疗技术

未来，临床问题、生命健康领域科技难题的解决将从知识驱动转向需求驱动，一切基于需求牵引供给、供给创造需求的更高水平的动态平衡。换言之，未来医院更加聚焦高质量临床研究和高质量应用基础研究，加快研发新技术、新疗法、新产品；注重科技资源的集中高效配置，基于重点实验室、研究型医院、研究型病房等基础单元，建设医研企协同创新基地。

未来，医院能否解决患者不出门，心电、彩超、核磁等仪器设备上门检查？能否实现人的健康预警管理？能否实现早发现、早预防、早治疗，让精准预测、智能预警、有效干预成为一种常态？面向人民生命健康，信息技术革命推动医疗技术创新步伐加速向前。

一、信息化赋能公立医院高质量发展

公立医院高质量发展的信息化赋能，就是将信息化像种子一样，播撒在公立医院改革与高质量发展的方方面面，深度融入公立医院改革与高质量发展的全过程、全链条、全环节，使其生根发芽、开花结果，赋能新体系构建、新趋势发展、新效能提升、新动力生成、新文化落地，不断满足人民群众日益增长的健康需求，推进健康中国建设。

（一）信息化赋能医疗体系创新

医疗体系创新，新在“以人民健康为中心，以建立健全现代医院管理制度为目标，以构建完善的分级诊疗制度、建立有序的就医和诊疗新格局为主要任务，以公立医院高质量发展为重要举措”。在实现这个目标和任务的过程中，重点是利用信息化赋能医疗体系的互联互通、能力拓展、服务延伸、机构协同。具体包括：

第一，提升医疗机构间的信息互联互通水平。充分利用区域医疗信息平台等基础设施，促进医疗健康数据共享、集约建设与存储，建立以病人为中心的医疗健康数据共享机制，提升医疗机构间的信息互联互通水平。

第二，促进优质医疗资源的延伸。通过远程医学教育培训，促进区域医疗服务能力的提升与同质化；利用视频技术、在线教育培训技术，开展技术推广、远程医疗、人工智能辅助决策等方面的工作，提升优质医疗资源的辐射和带动能力。

第三，延伸患者看病就医的服务链条。推动互联网与远程医疗的规范应用，推动现有就医模式的优化与变革；促进各级各类医疗机构回归合理的功能定位，利用信息化协同满足患者的便捷性、延续性诊疗需求。

第四，赋能生活化的医疗健康服务体系创新。利用便携式、可穿戴、居家式医疗健康设施，以及不断完善的城市、社区信息化基础设施资源，推动形成个体化、自主性的居家式、生活化医疗健康新模式。

第五，促进医防协同、医防融合机制创新。通过完善各级各类医疗机构的信息化基础，利用大数据与人工智能技术及时获取各方面信息，研判风险点，提升疾病预防控制的现代化、信息化、智能化水平。

第六，赋能“平急结合”的医疗救援服务模式发展。利用卫星通信、地理信息等技术，联合大数据、云计算等技术，整合医疗救援资源，完善医疗救援信息系统，推进“平急结合”的医疗救援服务模式发展。

（二）信息化赋能医疗技术创新

信息化赋能医疗技术创新，重点是将信息技术深度融入医疗技术创新，为医疗技术革新、学科体系再造、专业能力发展注入创新活力。具体包括：

第一，赋能数字化医疗技术革新与创造。多学科和信息学交叉融合，创造和引领数字化、自动化、智能化的医疗器械装备制造，以及小型化、便携化、移动化、智能化的医疗健康设备创新。

第二，赋能学科体系重构与再造。通过数字化、信息化与人工智能的发展，促进“内科外科化、外科微创化，微创精准化、医技介入化”的学科体系再造；促进 MDT、无痛诊疗、整体护理等“以病人为中心”的学科服务模式重构。

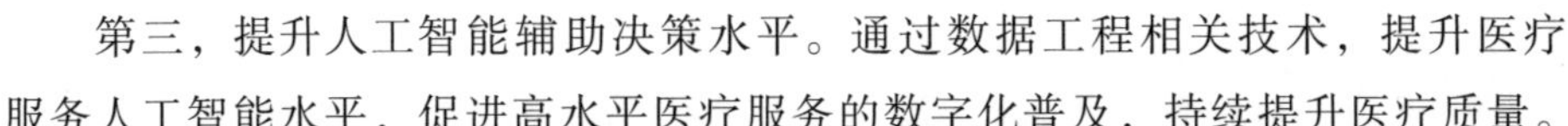

第三，提升人工智能辅助决策水平。通过数据工程相关技术，提升医疗服务人工智能水平，促进高水平医疗服务的数字化普及，持续提升医疗质量。

第四，基于真实世界数据的临床研究与转化。不断规范医疗健康数据的标准化采集，利用真实世界数据，规划精准诊疗方案，评价医疗技术疗效，探索医疗技术创新方向，促进以人为核心的临床研究与转化应用。

第五，优化医疗健康生活环境。引领智能化建筑应用，创新引领绿色环保、低碳节能，人性化、功能化、智能化的医疗场所应用，促进形成未来“医院、社区、家庭、个人”医疗健康服务的“数字化生态环境”。

（三）信息化赋能医院管理创新

信息化赋能医院管理创新，重点是利用信息化手段提升医院内部资源配置与控制的科学水平，从而提升管理效能，突出强调以经济管理为重点，改变重临床服务、轻运营管理的状况，通过对医院人、财、物、技术等核心资源进行科学配置、精细化管理和有效利用，提升医疗、教学、科研等核心业务的供给质量和效率。具体包括：

第一，促进信息化覆盖资产管理全过程。完善医院各类资产全过程的信息管理系统，补强建好医院经济运营管理的信息化基础。

第二，提升医院经济与财务管理的精细化水平。通过医疗与管理系统的信息化集成，促进医院运营管理、经济与财务管理的规则有机融入临床业务、医院资产管理的全过程，提升管理的实效性、自动化与智能化水平。

第三，支持内部激励体系的动态和精细管理。建设科学化、精细化、信息化的薪酬管理体系，突出面向临床业务发展、学科发展、医疗技术发展和人才发展目标，建立健全能体现医务人员劳动价值的薪酬管理信息系统。

第四，丰富医院考核与评价的数字化水平。完善和丰富基于大数据的医院绩效考核的作用和价值，形成公立医院改革与高质量发展的数字化、信息化、智能化监测模式。

（四）信息化赋能医院数据动力创新

信息化赋能医院数据动力创新，重点是充分发挥大数据的价值，提升医院数字化治理能力，建立科学的评价规则与导向，为公立医院形成新机制提供“数字燃料”，为“公益性导向的公立医院改革”提供科学评价的数据源泉，为“深化医药卫生体制改革，促进医保、医疗、医药协同发展和治理”提供信息化、数字化的传动机制。具体包括：

第一，完善国家医疗保障信息平台。突出业务导向和应用导向，为医保业务办理标准化、监督管理智能化、公共服务便捷化、决策分析精准化提供信息化支撑。

第二，完善药品供应保障信息平台。建立药品供应保障体系的信息化平台，实现从智能制造、精准管理、便捷流通到全生命周期质量追溯的信息化管理。

第三，促进信息化监管平台的建设与融合。建设政府服务与行业监管互联互通、集成共享的信息化服务与监管平台，一站式服务，动态化监管，提高综合监管体系的科学化、现代化、信息化与智能化水平，进一步加强数据的集成，增强医疗健康数据与人口、公安、应急等多行业数据的融合。

第四，推动信息化标准的治理与应用。强化各类信息化标准的落地应用，形成信息化建设的标准化理念，建立信息化标准的动态管理和应用评价机制，夯实信息化标准，为深化医药卫生体制改革、公立医院综合改革评价的数据利用奠定基础。

第五，挖掘数据的管理价值与效能。提高数据分析利用、辅助决策、运行监管的价值，充分利用各级各类已建成的医疗健康数据中心，多维度挖掘和利用既有系统以及数据的管理价值与效能。

（五）信息化赋能医院文化创新

医院文化创新，新在将崇德尚医、医者仁心的医院传统文化赋予新的时代内涵，突出强调公立医院的政治文化、学术文化、质量文化、医患和谐文化、医务人员关爱文化等。信息化赋能医院文化创新，重点是利用互联网时代的融媒体技术，促进多元文化的融合，促进文化与业务的融合，为公立医院高质量发展提供内在的精神动力。具体包括：

第一，融媒体、互联网技术赋能党建与业务深度融合。通过互联网传播技术、集成技术、大数据与人工智能技术，将新时代的思想政治文化融入医疗服务、管理业务，促进精神文明与物质文明平衡、协同发展。

第二，信息化实践，培植交叉融合、改革创新的文化。提升与信息化交叉融合的医疗技术创新意识和能力，勇于突破卡脖子技术，开辟医疗技术新领域，构建学科建设新体系，开创医疗服务新模式。

第三，信息化生活方式，强化需求导向的医疗服务文化。信息化时代更加注重用户体验和用户需求，信息化体验与实践促进医院强化以病人为中心、以需求为导向的信息化时代文化，助力医院以需求为导向的高质量发展。

第四，信息化生活模式，强化担当有为的责任文化。从患者方面来说，互联网和信息技术为人民群众主动获取健康知识提供了渠道，促进人民群众形成了更加健康的生活方式。从医务人员方面来说，互联网诊疗等新型诊疗模式的应用，增强了医务人员主动为患者提供健康咨询和健康管理服务的责任意识，促进了从“以疾病为中心”向“以健康为中心”的转变。

公立医院是我国医疗服务体系的主体，推动公立医院高质量发展是深化医药卫生体制改革的重中之重；信息化代表新的生产力和新的发展方向，是时代发展的必然趋势。随着信息关键技术的不断突破，信息安全技术与安全管理不断完善，个人数据管理与使用的法制体系不断健全，信息化将深刻地重塑医疗技术、服务模式、就医行为和医院形态，赋能公立医院高质量发展。信息化将更好地解决人民看病就医的急难愁盼问题，更好地满足人民日益增长的美好生活需要（健康界，2023b）。

二、未来人工智能技术与医疗场景深度融合

“人工智能+医疗”，未来人工智能技术将更加智能化、个性化，为医疗领域带来更多的创新和进步。如人工智能医生助手，彻底剥离医生非核心业务，让医务人员不再忙于医疗文书的书写，集中精力于专业诊疗业务。

事实上，人们如何对大大小小的事情做出决定，在很大程度上取决于我们认识社会、建构生活的方式，即取决于我们的认知。从现在到未来，从颠覆传统认知到一切皆有可能的科学新发现，未来医疗是怎样的一种医学场景？未来医院又是怎样的一种“健康科技谷”？“穿堂而过”即可检查出您的疾病所在，辅助提出最科学、最精准的诊疗方案；住院治疗也是一种新的社交方式，人们将感受到温暖的照护、惬意的交流、安全便捷的治疗。

研究显示，人工智能在医疗领域的应用非常广泛，可以帮助医生和患者更好地管理健康状况，提高医疗效率和质量。具体包括：

第一，辅助诊断。人工智能可以通过分析患者的病历、医学影像等数据，

辅助医生进行诊断，降低漏诊和误诊的风险。例如，人工智能可以通过分析病人的 X 光片和 CT 影像，自动诊断肺癌和其他疾病。

第二，个性化医疗。人工智能可以根据病人的基因、病历、生理指标等数据，提供个性化的医疗服务，提高治疗效果。例如，人工智能可以根据病人的基因组数据，预测其患某些疾病的风险，并提供相应的预防措施和治疗方案。

第三，药物研发。人工智能可以通过分析海量的医学数据，模拟药物分子的结构和作用，加速药物研发过程，提高药物研发成功率。例如，人工智能可以通过模拟药物分子与疾病分子的相互作用，预测药物的疗效和副作用。

第四，医学影像分析。人工智能可以通过分析医学影像，辅助医生进行疾病诊断和治疗，提高医疗效率和准确性。

第五，健康管理。人工智能可以通过分析患者的生理指标、活动量、饮食等数据，为患者提供健康管理建议，预防疾病的发生和恶化。

第六，疾病预测。人工智能可以通过分析大量的医疗数据，预测疾病的发生和流行趋势，帮助医疗机构制定预防措施。

第七，医疗机器人。人工智能可以驱动医疗机器人，为患者提供护理、手术等服务，降低医务人员的工作强度。

第八，智能辅助手术。人工智能可以通过分析医学影像和手术数据，为医生提供手术辅助，提高手术的安全性和准确性。

第九，医学大数据分析。人工智能可以通过分析大量的医疗数据，发现疾病的规律和趋势，为医学研究提供重要的数据支持。

第十，语音识别技术。人工智能可以通过语音识别技术，将医生和患者的对话转为文字记录，提高医疗记录的准确性和完整性。

随着人工智能技术的发展，应用人工智能技术获得更好的慢性病管理效果已成为一种新趋势。比如，通过大数据分析，针对慢性病高风险居民，系统将提醒医生诊间或择期给予筛查服务，并自动追踪临床诊断信息，提示医生将其纳入患者管理系统；针对慢性病管理对象，系统还可以自动追踪多种慢性病及并发症就诊和检测信息，提醒医生根据异常指标及新发疾病及时调整为共病管理要求，同时结合居民整体健康状况，提供个性化的健康管理方案。我们相信，随着人工智能从感知走向认知、从识别走向生成、从专用走向通用，未来人工智能将在医疗领域深度拓展，“智”造更多“超”能力，拓展生命的宽度、健康的厚度。

三、数据革命成就个体化医疗

在大数据、云计算、物联网等一系列高科技的推动下，医疗领域迎来颠覆性变革，数字化成为发展新引擎。当下，第四次工业革命正逐渐席卷医疗领域，引导研发先进技术、利用医疗物联网和人工智能来填补医务人员的空缺。第四次工业革命呈现以下新特点：

第一，数字化。数字技术将成为第四次工业革命的核心驱动力。通过大数据、云计算、物联网等技术的应用，企业可以实现生产过程的数字化、智能化和自动化，提高生产效率和质量。

第二，网络化。互联网和物联网技术的普及将使得各种设备与系统之间实现互联互通，形成一个全球性的网络，从而促进不同行业之间的合作和创新，推动产业升级和转型。

第三，智能化。人工智能和机器学习等技术的应用将使得机器自主学习和适应环境，从而实现更高水平的智能化生产和服务。例如，智能制造系统可以通过传感器和数据分析来优化生产流程，提高生产效率和质量。

第四，个性化。随着消费者需求的变化，服务经济将成为第四次工业革命的重要组成部分。通过数字化技术和大数据分析，企业可以更好地了解消费者的需求和行为，为其提供更加个性化的服务。

第四次工业革命相关技术汇总见表 4-1。

表 4-1　第四次工业革命相关技术汇总

技术	说明
物联网 (Internet of Things，LOT)	家电、汽车、服饰、建筑物等，身边各种各样的东西都能通过网络进行互联。物联网能够收集、分析各种数据，并将其联合起来
人工智能 (Artificial Intelligence，AI)	人工智能是用计算机模仿人类大脑智力活动的软件。通过深度学习，计算机能够自动地学习和处理信息。人工智能可用于识别图像、文章、语言等，具有预测事物、优化和自动处理信息等功能

（续表）

技术	说明
大数据（Big Date）	为了找出有用的信息而大量积蓄的数据集合
机器人（Robot）	涉及机器人工程学，涵盖机器人的设计、制造、控制，还指与机器人相关的全部科学研究。机器人可用于扩展人的运动和感知
虚拟现实（Virtual Reality，VR）	用电脑图形和动画制作的影像世界（虚拟现实），一种给人以环境沉浸感的技术
增强现实（Augmented Reality，AR）	将虚拟世界、数字信息与现实世界融合的“增强”技术，通过投影使 3D 影像与现实的场景重叠
混合现实（Mixed Reality，MR）	用 3D 展示眼前空间的各种信息，可以允许多人从不同角度查看
第五代移动通信技术（5G）	继 4G 之后的新一代高速通信技术，不仅能做到超高速，还能实现多个链接以及超低的网络延迟
区块链（分布式数据存储，Blockchain）	全部参与人员通过互联网共享数据的记录本，数据很难被篡改，并且方便验证
脑机接口（Brain-Machine Interface，BMI）	感知大脑传达的信息，驱动计算机和机器人运作，也被称为 BCI（Brain-Computer Interface）

资料来源：托普（2016）。

数字化医疗是数字技术赋能的医疗健康产业集合，是由数字技术与医疗场景融合产生的新兴领域，通过医疗健康数据的产生、收集、分析、应用，实现诊疗全流程的优化，为医疗健康行业各相关方及医疗卫生系统的建设创造全新价值。

随着大数据时代的到来，数据将与能源、材料一样，成为战略性资源。当前，在人工智能、物联网等新一代信息技术的加持下，信息化、智能化的智慧医疗加速崛起，医疗大数据价值日益凸显。

众所周知，大数据是人工智能等前沿技术发展的重要燃料，也是传统行业智慧转型的关键资源。医疗大数据不仅为生物医药、临床医学等提供重要依据，还为推动医疗行业发展创造更多应用场景。研究发现，随着人工智能技术的不断发展，“人工智能医生”正逐渐成为医疗领域的重要组成部分。

个体化医疗是未来趋势之一，它将为患者提供更加精准、高效的医疗服务。个体化医疗根据患者的个体特征、病史、基因信息等多种因素，为其量身定制诊疗方案。传统的医疗模式往往是以疾病为中心，而个体化医疗更注重患者的个体差异。个体化医疗的好处显而易见。首先，它可以提高医疗服务的效率和质量。传统的医疗模式往往以平均水平为基准，而个体化医疗可以根据患者的具体情况进行调整，从而提高治疗效果。其次，它可以减少医疗资源的浪费。精确的诊疗方案可以避免不必要的检查和治疗，从而节约医疗资源。最后，它可以提高患者的满意度和治疗依从性。换言之，患者在得到个性化的诊疗方案后，会更加信任医生的建议，并更加积极地参与治疗过程。

个体化医疗的实现离不开人工智能技术的支持。“人工智能医生”可以通过深度学习和机器学习等技术，对大量的医疗数据进行分析和挖掘，从而发现潜在的规律；通过建立患者的个人健康档案，根据患者的特征和需求，为其提供个性化的诊疗方案；通过分析大量的医疗数据和研究成果，为患者提供更加准确的诊疗建议。

然而，个体化医疗也面临一些挑战。其一，个人隐私和数据安全是个体化医疗面对的重要问题。医疗数据涉及患者的隐私，如何保护患者的个人信息是一个亟待解决的问题。其二，个体化医疗需要大量的医疗数据支持，但目前医疗数据的质量和完整性还存在一定的问题。如何收集、整理和共享医疗数据，是个体化医疗发展的关键所在。

案例 4-3

“数智医疗”新场景

随着一系列“数智医疗”新场景的落地，一幅“未来医院”画卷已缓缓铺开。2023 年 7 月，上海交通大学医学院附属瑞金医院（以下简称“瑞金医院”）展示了“未来医院”建设的最新成果。

为推动优质医疗资源下沉，瑞金医院打造了多院区智慧影像云平台，覆盖影像数据互联互通、移动阅片、5G+远程会诊、患者云影像健康档案等多种功能。对于医生而言，坐在家中即可完成远程实时视频会诊、在线共享阅片，突破了传统诊疗模式中时间、空间的限制，显著提升了诊疗便捷性，并能更及时地响应基层医院患者影像会诊需求。而对于患者而言，个人云影像健康档案功能可让其在完成影像检查后，第一时间在移动端查看完整、清晰的即时影像报告及历史影像报告信息，支持分享并发起互联网在线会诊咨询，提升患者就医体验。该平台能够实现影像互联互通共享、数据集中化管理、医生资源统一调度，将医疗资源进行有效整合。

SENSE CARE©肝脏手术智能规划系统短短几分钟就可以将二维的肝脏CT影像变为一目了然的三维立体模型。医生轻轻拖动鼠标，就可在模型上自定义切面、角度、血管离断位置等，帮助医生几分钟内完成精准的肝脏手术规划。

智慧病理辅助诊断系统能够基于高分辨率的全尺寸数字病理切片图像，自动对数字病理切片进行人工智能分析，快速定位可疑病灶区域，并检测出异常细胞。据悉，目前相关算法已覆盖消化道活检病理检查、TCT宫颈细胞学筛查、乳腺癌免疫组化量化分析等一系列场景，有效缓解了病理医生工作量超负荷的问题，显著提高了医生阅片效率。

在建设国家医学中心、长三角一体化发展的过程中，瑞金医院借力5G、人工智能等新技术，构筑高效、高质量的智慧医疗新场景，有效解决传统医院在时间、地域、资源和成本上存在的局限，使患者告别舟车劳顿，在家门口就能接受高质量的医疗服务。

资料来源：沈湫莎（2023）。

第三节　临床管理深度融合

未来学科发展是何走向？学科交叉融合是学科发展的必然趋势，也是知识发展和社会需求的必然结果。在实践中，学科的发展需要与社会需求接轨，形成多维化的网状非线性结构；需要从单一学科的固化思维转向多学科交叉融合创新的整体性治理思维，提高学科解决实际问题的能力；需要更加注重激发学科成员主体性、涵养学术精神、汇聚学术生活世界中的共意交往力量，实现学科内涵式发展。

“全周期健康管理、高质量临床结果、多元化健康服务、主动型患者参与、精细化运营管理”五大趋势的持续驱动，促使临床与管理深度融合成为未来医院发展的必由之路。“医院智能化、医疗数字化、学科分化与融合”是未来医院建设的新航标。

一、泛医政管理促进学科分化与融合

泛医政管理以人的健康照护为中心，以多学科协同治理、全方位均衡发展为目标，以医学的人文性、人体的整体性、学科的协同性为纽带，旨在推进“健康促进、预防、诊断、控制、治疗、康复”六位一体深度融合，实现全方位、全周期、连续性医疗服务。换言之，建立人与事、人与人之间的相互依存、相互促进、和谐统一的关系，实现人与人的链接、人与组织的链接，最大限度地释放个人和组织的效能，是泛医政管理的关键所在。泛医政管理是学科分化与融合趋势的必然要求；反过来，泛医政管理也为学科分化与融合创造了条件。

（一）学科分化与融合已成趋势

科学的发展历程表明，不论是自然科学还是人文社会科学，都具有高度分化与高度融合的特征，科学发展带来了单一学科在纵向、横向上的深入分化，同时也持续催生不同学科之间的交叉融合。换言之，学科分化与学科融合两种趋势同时并存，互为补充。

实践中，如何面对学科分化与融合？医院管理者需要从患者体验与医院发展两个维度去思考。

从患者体验的角度来讲，以患者为中心的服务理念更强调就医便捷性、诊疗系统性、服务安全性。基于此，学科融合打破了学科壁垒，摈弃僵化割裂、“头疼医头、脚疼医脚”的诊疗旧习惯，将整体医学观贯穿诊疗全过程。换言之，这是对患者健康权益最好的维护与尊重。

从医院发展的角度来讲，专科专病是学科分化的结果，构成了医院医疗活动的基本单元。专科专病建设是医院医疗水平的基石。事实上，每个专科的发展不可能齐头并进，医院要根据区域健康需求、健康政策及自身医疗资源等，制定不同的专科发展策略。

实践中，分化和融合并不矛盾，分化使专业领域的知识与技术更加深入，是融合的前提；融合使认识更加全面，是分化的必然。在学科分化与融合并存的时代，专病中心建设为医院发展指明了一条新形势下的学科建设之路。事实上，学科的分化与融合是辩证统一的。学科分化越细，其能解决的问题域越窄，对学科融合的需求越大；学科融合的过程中，可能发现学科领域之间的空白，又会触发新的学科分化。研究显示，不同学科之间的交叉融合往往能孕育出新的学科生长点和新的学科前沿，也最有可能产生重大突破，使学科发生革命性变化。换言之，学科融合是在各学科“存异”基础上“求同”，促进学科间的相互渗透和交叉，从而取得单一学科发展难以实现的突破。

学科分化与融合的主要动力是理念创新，基础是平台支撑，核心是人才队伍。

案例 4-4

北京大学常务副校长、中国工程院院士乔杰教授表示，学科交叉成为学科发展的必然趋势。她指出，生命科学的发展史是一部学科交叉与融合的历史。第一次生命科学革命以DNA双螺旋结构的发现为标志，为生命科学带来了大量结合物理、化学的工具和概念，如X光摄像、核磁共振和电子显微镜。第二次生命科学革命以20世纪90年代开始的基因组学的创建和发展为标志，融合了数学、计算机科学与生命科学。我们正处于第三次生命科学革命的浪潮中，跨学科已不只是共享最新技术，更是通过学科间的整合来寻找新的视角、范式和工具，解决生命科学领域深层的、复杂的、系统性的问题。例如，生物信息学可以运用生物学、化学、计算机科学、信息学和应用数学的能力，获取、处理、存储、分类、检索和分析遗传信息，从而破译生命的奥义。在新一轮科技革命和产业革命的大背景下，科学研究正经历范式转换。因此，跨学科将成为学科发展的必然条件。

资料来源：马麟等（2022）。

（二）学科建设与发展的价值逻辑

其实，判断一家医院学科建设与发展的价值逻辑，需要结合医院管理理念及其对学科价值的“推升”。比如，在学科建设与发展中，某些医院善于利用现有架构和生态，设计契合患者需求的高质量医疗照护服务。同时，不同的医院功能定位对学科发展的要求不同。比如，国家大型三甲医院与普通三甲医院因功能定位不同，学科建设的侧重点不同。

实践中，无论哪一级医院在推进学科建设时，都应在医院的优势学科、支撑学科、关联学科等学科之间做到相互促进、形成合力。或者说，推动学科不断向前发展，需要有明确的学科定位、合理的人才梯队、完善的人才培养机制以及强大的平台和基地。那么，如何形成合力、培育重点学科、顶层设计差异化发展战略？当学科规划成型之后，在所有资源中，人才是核心。如何把人才吸引过来，成为医院学科建设的重中之重。但人才来了之后能否留得下，又如何使引来的人才不会走向平庸，成为每一位医院管理者绞尽脑汁、苦思冥想的难题。2023 年 5 月，笔者围绕学科建设对医院管理者等专家进行访谈，根据访谈，将有关学科建设的建议归纳如下：

首先，对于医院而言，学科建设路径选择的新方向，既要与自身规模体量相匹配，同时又不能与现有业务体系支撑相去甚远，更需要有相应的规划和指引。由此可见，遵循学科建设与发展逻辑，无论是底层技术、技术流程还是技术路径，都需要对垂直临床需求进行布局，这是学科建设产业价值链的核心环节之一。

其次，从实用和价值创造的角度出发，学科建设格局判断是一个非常有挑战性的目标。做好学科建设一定要排除学科业务间竞合关系的影响，找到学科建设的多靶点共性，提高学科产品和服务的含金量，这才是更接近统筹设计和优化学科建设路径选择的最优解。

最后，围绕患者需求展开竞争力升级，也是一条能够不断进化并能满足患者多场景需求、强化学科建设的精细化之路。医院学科建设如何打破医务人员与患者之间的信息壁垒，缩短医务人员与患者之间的沟通路径，靠的就是学科建设的迭代创新。

因时而变、因势而动，需要切实从效率、成本、质量等多方面契合现代医院需求，打造出一套“理论+临床+新技术+实验+循证”科学体系，讲求医学学术创新与成果转化，建立可循证、可验证的学科建设一体化标准。

（三）构建学科生态的学科健康度

“将学科视为生命体，赋予学科健康度”不仅是学科建设新视角，更是新时代赋予学科建设的新内涵。换言之，它既是合理构建学科发展架构的理性认识，又是学科建构多维内涵的呈现。事实上，学科发育是在内因和外因的交互作用下实现生命体的进化与生长。学科生命体发育的三种机理是内向发育、外向发育与集群发育。学科生命体的核心构成是知识体系、学科建制与学术圈层。学科健康度以学科建制、学科实践、学科动能、学科影响四维度，从“学科”出发，落脚于“人”，全面呈现和妥善处理学科内部、学科与学科、人与自然、人与人、人与社会、人与自身六维关系。我们提出学科健康度这一创新理念，更强调学科按照生命发育的节奏与规律健康成长。

案例 4-5

2023 年，教育部等五部门印发《普通高等教育学科专业设置调整优化改革方案》，要求：瞄准医学科技发展前沿，大力推进医科与理科、工科、文科等学科深度交叉融合，培育“医学+X”“X+医学”等新兴学科专业。昆明医科大学乘势而上，把优化专业布局、拓展新兴学科和方向作为关键举措，通过制定学科专业发展中长期规划，主动适应知识创新、科技进步、产业升级需要，做好学科专业优化、调整、升级、换代和新建工作；相继成立类器官研究院、生命科学与检验医学学院、神经科学研究院、现代生物医药产业学院、大健康学院、卫生与经济管理研究院等，逐步形成“医学+”多学科交叉融合、以生物医药和大健康产业相关专业为特色的专业发展新格局。

资料来源：昆明医科大学（2023）。

二、循证医学促进临床实践进步与创新

“基于合理的证据，而非主观经验”是循证医学的核心思想。换言之，循证医学最重要的过程，就是用批判性思维进行思辨、论证、推理、寻求最佳临床实践的过程；从理论上讲，最佳临床实践是以循证医学为基础的临床决策支持工具，为医务工作者在临床诊疗和学习过程中及时提供精准、可靠、最新的诊疗知识，帮助他们做出最佳诊断、优化诊疗方案、减少医疗错误，并帮助医疗机构规范诊疗标准、保障服务质量。

循证医学（Evidence-Based Medicine，EBM）是一种以临床实践为基础，将最好的外部证据与医生的临床经验和患者的价值观相结合，用于指导临床决策的方法。循证医学通过系统性地收集、评估和综合利用临床研究的结果，而非依据个体医生的经验或传统的医学教育来制订最佳的诊疗方案。其目的是提高医学实践的质量，减少不必要的医疗费用和医疗风险，同时促进医学

进步和科学创新。循证医学的应用包括以下几个方面：

第一，制定临床指南。循证医学依据的是大规模随机对照试验的结果，这种证据更加可靠，具有普适性和可重复性。因此，循证医学方法可用于制定临床指南，指导医生对某些疾病或症状的诊断和治疗。

第二，评价药物疗效。医生可以通过系统性地搜索和评估随机对照试验结果，得到更加准确的药物疗效和安全性的评价，从而指导临床决策。

第三，医学教育。学生可以通过学习循证医学方法，了解如何评估和利用临床研究结果，以及如何将这些结果应用于临床实践。

第四，医疗管理。通过评估临床研究结果，医院和医生可以制订更加科学、合理和有效的医疗管理方案。

三、科技成果转化全链条治理

如果说智慧医院建设解决的是效率、保障的是安全、提升的是供给，那么研究型医院建设的首要目标是建立以循证医学为基础的最佳临床实践。故此，研究型医院更关注新知识、新技术的产生与传播，以及在自主创新中不断催生高层次人才和高水平成果，推动临床诊疗水平持续提升。

科学技术是第一生产力，科技成果转化是引领发展的第一动力，建设研究型医院的主要任务是不断开发用于诊治、预防疾病的新技术、新方法、新知识、新药物、新仪器，使科技成果迅速转化成生产力，创造出最大的社会效益和经济效益。实现这一目标，需要构建科技成果转化全链条支撑服务体系，并从组建技术转移团队、运营成果转化基金、建立新型研发机构、建设概念验证中试平台、提供重大项目技术转移全流程服务等五个角度发力，促进医学科技成果落地。

案例 4-6

谈及医学创新与科研成果转化，四川大学华西医院（以下简称“华西医院”）是业内公认的标杆之一。在 2023 年 7 月 6 日发布的 2022 年度中国医院科技量值（STEM）暨 2018—2022 五年总科技量值（ASTEM）榜中，华西医院以 100 分的满分成绩获得 STEM、ASTEM 两项第一。放眼全球，最新自然指数（Nature Index）排名中，华西医院位列全球医疗机构第 10，国内第 1。

据华西医院院长李为民介绍，华西医院重点从以下几个方面推动医学创新与科研成果转化：

第一，打造创新的文化氛围。华西医院将建院日 11 月 3 日设为医院的创新日，从而在全院形成创新的文化氛围。不论是临床技术的创新、科技的创新，还是管理的创新，要让所有员工都融入创新的文化。

第二，建立创新的平台。华西医院构建了涵盖基础研究、转化研究、临床研究、产业化研究、上市后研究的创新平台，形成了一条医学创新与科研成果转化的服务链。只要一名医生在临床上发现了问题，就可以在创新平台上展开探索、寻找答案。

第三，设立创新的基金。一名医生有了科研想法，也有了平台，还需要的就是资金。华西医院设立了专门的基金，特别是成果孵化的基金，进一步推动科研项目的成果转化。

第四，推出激励政策。在华西医院，科研成果转化所得的 80%—90% 将奖励给科研团队，团队可以将其用于人力资源支出，也可以用于后续继续进行科研与成果转化。

资料来源：黄思宇（2023）。

（韩根东、张铁山）

第五章
分化融合，创新变革

随着科学技术的深入发展，学科呈现高度分化与高度融合的趋势，不同领域知识的交流愈发活跃。换言之，高度分化与高度融合是科学知识发展的常态，而交叉学科是学科知识高度分化与高度融合的体现。

实践中，“先分后融”是成长型思维模式下的集优组合。交叉学科是科学知识发展的理性回归。换言之，高度分化产生高度专业，方能成就高度融合；分化、融合进一步孕育创新之机、变革之力，反过来促进新的分化与融合。顺应分化融合之势、抓住创新变革之机，需要“三能力”支撑——“知识融合能力”“人才链接能力”“技能汇聚能力”。

第一节　知识融合能力

“因时而变，随事而制”是一种能力，认知层次差异会带来“降维打击”。适应变革的关键在于多元化的知识体系和融合创新的整合性思维。见时知几，人类所有知识，包括但不限于物理、化学、航天航空、计算机、生物基因、社会心理学等，都在一定程度上聚焦于健康，聚焦于解答关于克服失能、解除病痛及追求长寿等绵延至今的古老问题。

随着医疗需求的多样化、多层次性和个性化日趋显现，医学知识出现日新月异的发展，新理论、新技术不断涌现并应用于临床。知识和技术的利用、积累与创新成为医院生存和发展的根本要求，知识融合成为未来学科与知识型人才成长的必备能力。

一、知识融合是未来发展的必然趋势

知识融合是指不同领域的知识相互联结、交叉、渗透、迁移，在满足需求、解决问题或改进性能中，实现知识创新的一种方法。换言之，知识融合是以知识创新、决策改进、知识准确性提高、知识优化、个性化的知识定制等为手段，通过不同领域间知识的迁移，达到提高知识利用率和服务实践的目的。

实践中，知识融合不是简单地将知识汇集成知识库，“人与知识”“人与人”的融合才是根本。聚焦学科发展，知识创新的基础是知识融合，知识融合的前提是知识与能力的汇聚，而学科交叉的价值是让“学科更硬、专业更强”，推动学科更高水平、更可持续地发展。换言之，知识本身是在交叉融合中创新发展的，离开了其他学科的滋养和渗透，单一学科知识很难发展进步。因此，学科的交叉融合是知识发展和社会需求的必然结果。

（一）知识融合的前提是知识专业化

知识融合的前提是知识分化，而知识分化的要求是学科和人才更加专业化。换言之，只有足够的专业化才能实现知识融合。知识产生的原因及存在的意义就在于解决一个个问题域。对某个领域的知识掌握得越透彻，意味着对相关问题域的探究越深入、对解决方法的运用越自如，此之谓专业。而知识的融合必然发生在不同的问题域之间，只有把每个领域的问题都解决透彻了，做到足够专业，才能支撑解决新问题，实现真正的知识融合。

知识融合的目的一方面是更有效地实现知识共享和重用，其结果会产生新的知识；另一方面是推动医疗服务回归患者本位，让老百姓得到更多的就医“获得感”。因此，知识融合的目的不是医院申获多少专利、项目、资金，其最根本的目标和动力是关注老百姓的就诊体验、诊疗效果、医疗安全等。那么，围绕学科知识融合，我们的学科或医院都做了什么，是否治理更高效、业务更清晰、机制更灵活？

从知识学习者转换为知识创造者，是知识型人才的责任与使命。只有从知识本位走向素养本位，从认知力走向胜任力，把知识转化成技能，把技能转化成临床效果，把临床效果转化成新的知识，医学才会有创新、有发展。

2018 年，笔者将医学与传播学及美术知识融合，合作出版《青年医师成长手册：鉴别诊断手绘版》，衍生“临床情景模拟教学法”；2020 年，将医学与管理学及表演学知识融合，合作出版《临床情景模拟教学培训教案》，衍生“思维导图与 5A 循证工具抓手”；同年，将精神卫生学与管理学及教育学知识融合，合作出版《孕产期全面心理健康促进共识：理论与实践》，衍生“孕产期 GMHP（General Mental Health Promotion，全面心理健康促进）门诊”；2022 年，将医学与管理学及信息统计学知识融合，出版《中国医院人才管理》，衍生“EAP 人才价值赋能模型”“TAT 人才成长模式”；等等。实践证明，这种多学科交叉、多知识融合不但延展了学科广度、丰富了学科内涵，而且实现了“三转化”，即在知识教育上由单学科知识的传授转向多学科知识的渗透，在素质教育上由单一素质的培育转向综合素养的培育，在能力培养上由单纯的学习能力培养转向评判与探索并进的创新能力培养。

（二）能力是知识迁移与技术创新的系统整合

人与人最大的差距是认知，认知是真正的竞争力。认知提升的底层逻辑是知识储备与思维能力的持续性螺旋式上升。实践中，一个人的学习能力是一切能力的核心，一个卓有成效的管理者一定是一个酷爱学习的探路者。正如弗里德里希·威廉·尼采（Friedrich Wilhelm Nietzsche）所讲：凡具有生命者，都在不断地超越自己。而超越的背后一定是知识、能力和坚持不懈的努力。

“将不同领域的知识串联起来融会贯通”是一种能力和智慧。其实，融会贯通就是将各方面的知识汇聚、贯穿起来，从而得到系统透彻的理解。融会贯通最典型的表现是知识迁移，即表面上不完全属于一类甚至根本不相关的知识，由于找到了某种共通性，从而把一个领域的知识迁移到其他领域，实现一通百通的效果。

从理论上讲，知识是人们在实践中获得的认知和经验，以思想内容的形式为人所掌握。换言之，能够改变行为的信息才是知识。实践中，将知识转化为能力的行动路径是走出“知识理解”的围栏，由“知识理解”向“知识迁移”过渡，再向“知识创新”提升，让知识改变行为。事实上，能力是在掌握知识和技术的过程中形成与发展起来的，系统掌握知识和技术有利于能力的增长与发挥。简言之，能力是知识迁移与技术创新的系统整合。

从专业上讲，每门学科都根据自己的研究对象建立起相对完善的理论体系，学科知识的分类越复杂、内容越具体，学科之间的界限越清晰，反过来推动学科知识融合理论的产生。换言之，知识导向与需求导向是学科专业发展的基本遵循；学科更新迭代是学科知识自然演进和社会需求自发调节共同作用的结果。学科分化与融合是知识增长的重要体现，知识增长是学科提高育人效果的必然要求。2019 年经济合作与发展组织（OECD）发布的《学习罗盘 2030》提出：能力是一个包括知识、技能、态度和价值观的整体概念。因此，能力的形成与发展需要多学科、跨学科的共同努力（唐科莉，2019）。

（三）“临床医学+X”是新医科建设的关键抓手

在“生命全周期，健康全方位”的大健康服务体系中，任何一个单一学科都无法解决人类健康的复杂问题。推进多学科交叉、多知识融合是学科发展的必然趋势。学科的交叉与融合已成为学科发展的创新源泉和时代特征。

具体而言，临床学科的知识融合是将不同的学科知识迁移到新情境中，不仅要知其然，还要知其所以然。心理学认为，知识迁移是反映人类心理认知过程的一种概念，是人类学习的一种方法，通过一种学习影响另一种学习。比如，春秋时期思想家孔子提出的“举一反三”，宋代理学家朱熹提出的“融会贯通”，等等。这些思想均表明学习者需汇聚各方面知识，掌握不同门类甚至不同领域知识的共通性，从而可以将一个领域知识的理解转移至其他领域。一言以蔽之，知识的融合就是让你的知识联系起来。将“临床医学+X”作为新医科建设的关键抓手，促进医学与其他学科深度交叉融合，是未来医学发展的方向和趋势。

2022 年 8 月，国家卫生健康委印发《“十四五”卫生健康人才发展规划》，提出建设生命健康人才高地，实施医学高层次人才计划，探索医工、医信、医理相结合的产学研医创新型人才培养开发。

案例 5-1

浙江大学医学院锚定培养“医学+”拔尖创新人才目标，以交叉融合为核心，超前识变、积极应变、主动求变，通过“X+医”和“医+X”双通道实现交叉融合卓越人才培养。

依托2005年国内率先创设的临床医学八年制、2015年全国首设的临床医学博士后培养项目，浙江大学医学院构建了“4年非医类本科教育+4年医学博士教育+3年临床医学博士后项目”的“X+医”卓越临床医师培养路径，打造前瞻交叉思维、多元交叉背景的医学引领型人才培养样板。

所谓“医+X”路径，是以医学本科为基础招收“医学+”硕博连读生，依托国内医学领域唯一的国家试点学院和国家协同创新中心、国家临床医学研究中心等10个国家级交叉创新基地，率先试行多学科融合的硕博贯通培养，交叉领域涵盖生物医学工程、计算机科学与技术、机械制造及其自动化、材料学、心理学等学科，构建“交叉学科+交叉项目+交叉导师+交叉教学+交叉互学”五交叉实践体系，通过个性化指导和创新性实践，形成聚健康需求、凝科学问题、强协同攻关的医学科学家培养模式。

此外，浙江大学医学院打造了一支由院士领衔、大师云集的多学科融合师资队伍，通过“双聘”“兼聘”等形式，实现“共申项目”“共研课题”“同上讲堂”“同编教案”，建立本硕博贯通的多层次、跨学科、个性化课程体系，打造“未来医学”“医工结合与创新”“医学人工智能”“大数据健康科学”等医工信交叉、医文理兼容的示范课程，与海外一流高校共享共建“前沿性”全英文课程，构建学生多学科交叉融合的知识结构。在此基础上，浙江大学医学院依托高水平创新实践基地，强化学生交叉性、创新性项目的科学研究实践，培育学生自主导向的科研实践能力、创新的洞察力和开阔的国际视野。

资料来源：陆健（2022）。

（四）多学科交叉融合是推动医学创新转化的重要路径

随着新一轮科技革命和产业变革加速演进，信息、生物、新材料、大数据、人工智能、数字影像等前沿工程技术与医学技术交叉融合、多学科多领域协同发展，极大地促进了医学科技创新和医用设备研发，有效地解决了医学领域的一些重大问题，更好地保障了人民群众的生命健康。在健康中国战略目标下，医学正在成为知识流的融合点和创新的爆发点。以满足健康需求为导向，医学与多学科的交叉融合成为医学创新转化的重要路径。

案例 5-2

1. 临床数据科学：跨学科知识与技能融合

摘要：随着数据科学的不断发展，其在临床数据分析和挖掘方面的应用日益广泛，临床数据科学（Clinical Data Science）这一概念引起学术界特别是医疗界的关注。有专家认为，临床数据科学是一门跨学科的领域，通过研究不同类型、状态和属性的临床数据及其变化规律，探索如何处理和分析这些数据，揭示其中蕴含的临床规律。

技术：临床数据科学将临床医学、统计学和计算机技术等学科知识融合在一起，旨在提供有效的方法与工具来解析和利用临床数据。临床数据科学的发展对于改善医疗研究和患者护理具有重要意义。

效果：通过运用数据科学的技术和方法，可以从庞大的临床数据中提取有价值的信息和知识，帮助医生和决策者做出准确的诊断、制订个性化的治疗方案，并优化临床决策和医疗资源的利用。

2. 西安交通大学第一附属医院：医工交叉、产教融合

摘要：医工交叉、产教融合的陕西省磁医学重点实验室于 2023 年 6 月 20 日在西安交通大学第一附属医院（以下简称“交大一附院”）组建成立。该实验室将联合西安交通大学及相关骨干企业，打通产学研用各个环节，重点围绕磁场生物效应、磁性生物材料以及磁疗仪器研发及技术创新等方向开展科学研究攻关。

技术：解决磁医学领域关键科学问题，探索新的疾病诊断和治疗手段，促进产学研合作，推动技术转移转化，促进经济技术发展。其专业范围涵盖极弱磁成像、精准外科、智慧医疗、磁性超导材料、磁性纳米材料、肝胆胰外科、磁外科等研究方向。

结果：交大一附院以医工交叉为特色，“医、学、研、产、政”五力融合为支撑，省、校、医院三级联动，成立国家医学中心建设领导小组；聚焦全局性、先进性等重大健康问题，瞄准“临门一脚”和“卡脖子”技术，在基础医学、原辅料、疫苗、药物、医疗器械、设备等全链条各环节，确定医用超导重离子加速器装置研发及应用，国产化心血管诊疗若干关键设备研发与应用，磁外科医疗器械、装备研发与应用等九项揭榜攻关任务清单。

资料来源：蔺娟（2023）。

二、知识创新是学科范式转移的引擎

知识是打破阶层固化的利刃，打破阶层固化的最佳方法便是“习得知识后的转化与创新”。知识不被转化与创新应用，不过是一堆文字而已，如同披着一件“皇帝的新装”。

实践中，知识创新是在已有知识的基础上，通过知识互联和知识碰撞产生的结果，或者说是发展原有的知识点，创造出前所未有的新框架。知识创新的目的是追求新发现、探索新规律、创立新学说、创造新方法、积累新知识。知识创新是技术创新的基础，是新技术和新发明的源泉，是促进科技进步和经济增长的革命性力量。换言之，知识创新是技术创新的起点和基础，技术创新是知识创新的延伸和落脚点（胡军，2019）。从理论上讲，知识创新是通过科学研究获得新知识的过程，而知识发展的异质性和多科性是知识创新最为重要的路径（胡军，2019）。从学科的角度来看，学科交叉是学科发展的新增长点，是驱动知识创新的良好方式。

从发展的角度来看，医疗领域的发展不仅仅是药物、器械和技术的创新，更重要的是以医者与患者为主的创新参与。医学的进步，往往体现为医与护、医与药、医与技、医与防、医与工、医与养、医与管、医与文、医与信等多学科交叉汇聚、多技术跨界融合下产生的新设备、新技术、新疗法，体现为缓解疾病不适、提升生活质量的创新范式，以及在罕见病领域的实践案例。而这一切都源于知识的转化、能力的储备、实践的积累、认知的开阔、多元的需求，以及体制机制上的创新激励，方可迎来创新的范式转移，推动知识创新与社会进步。

人才、技术、学科是医院发展的关键要素，也是医院向社会展示的核心竞争力。学科治理的目标是帮助医院实现服务优质高效。而推进学科治理落地实践的关键路径之一是构建汇集多方价值诉求和专业智慧的民主决策体系，整合多方资源，实现学科更好地发展。

（一）医与护

医护工作一体化：以知识创新推动工作模式创新

随着护理学科内涵与外延的不断扩展、专科技术的迅猛发展、护理职业价值的彰显，以及人民群众健康需求的日益增长，医护之间已从传统的“主导—从属”关系，转变为今天的相互并列关系。从科主任负责制到护理垂直管理，护理学科的独立发展在组织形态上得到保障和体现。

但在医疗过程中，医护相互独立、相互监督、相互尊重做得还不够。晨会如何开，交接班交什么？“各吹各的号，各唱各的调”，是当下医护工作状态的一个真实写照。医护之间的独立性、协同性与价值性亟待提升，而独立性并非两者各干各的，如何顺应学科的分化与融合趋势是医护共同面对的问题。

随着学科的发展，医护关系应当进一步演变为相互并列、补充、协作的关系。高质量一体化的健康服务是患者所需。基于此，医与护的知识创新是在整合各自学科优势的基础上有机融合，并进一步优化和更新专业知识结构，沉淀专业知识与技能，从而实现专业的延展性、服务的延续性和技术的可及性。调研发现，“医护一体化”是医与护知识创新推动工作模式创新的最佳实践。该模式不仅打破了原有的医患、护患两条平行线的格局，重建医、护、患三位一体的崭新工作格局，更重要的是医护一体化晨会交班、医护一体化联合查房、MDT 临床病例研讨，以及关口前移的“诊前评估”，延展服务的“诊后教育”“随访管理”及“契约式延伸服务包”等，让医护协同相得益彰。

“医护一体化”是以患者为中心，以快速康复为目标的医护之间的一种协作模式，医护之间合理分工、密切联系、交换信息、相互协作、互相补充和促进，不仅能共同解决患者的问题，提升治疗护理成效，而且能促进医护沟通良好，达到信息共享，减少医患矛盾和纠纷，从而提升临床服务水平和患者满意度。

案例 5-3

北京大学深圳医院的“医护一体化”实践

2023 年 8 月，笔者赴北京大学深圳医院开展公立医院改革与高质量发展专题调研。在北京护理学会会长张洪君的陪同下，我们参加了脊柱外科的医护晨会交班以及护理三级业务查房。首先，夜班护士就前一日病区情况进行汇报并对特殊患者进行 SBAR（S：Situation，现状；B：Background，背景；A：Assessment，评估；R：Recommendation，建议）模式汇报；医护交班完毕后，护士长带领护理团队对病区当日重点患者进行护理三级业务查房，由夜班责任护士在护士站利用交互平台介绍患者的病情、关注重点及相关风险，当班责任组长通过查体提出患者当前护理问题及护理措施，最后由护士长进行补充，给予专科性的指导，同时也进行质量控制，全面把控患者风险。“医护一体化”工作模式具体表现在：医护一体化晨会交班、医护一体化联合查房、医护一体化 MDT 临床病例研讨。

（1）医护一体化晨会交班

规范交班流程及交接内容，值班医护对晚间患者病情、采取的措施及效果、当前情况进行汇报，护理组长、责任主治医生进行补充，护士长及主任对重点患者进行医疗处置并对护理观察要点进行指导，确保当班医护能通过交班明确当日重点患者及观察处理重点。

（2）医护一体化联合查房

护理组长、责任护士与医生一起查房，听取医生对患者疾病的评估与分析、治疗及护理建议，使护士知晓患者的病情、诊疗方案和观察重点，提高护士专科知识及临床思维；同时，护理人员能将观察到的问题、遇到的难点或疑惑及时向医生反映。医护共同商讨，制订有针对性的诊疗护理方案。

（3）医护一体化 MDT 临床病例研讨

MDT 团队是跨学科的医疗团队，由不同专业领域的医护人员组成，用于共同协作与制订最佳的诊断、治疗和护理方案。在医护一体化 MDT 临床病例研讨中，护士作为重要的参与者发挥着关键作用。其一，MDT 临床病例研讨需要护士具备一定的专业知识和实践经验，能够准确地评估病患的病情和护理需求，并能够与其他专业人员进行有效的协作。其二，护士还需要具备良好的沟通和团队合作能力，能够积极参与 MDT 的讨论和决策，为病患提供更高质量的医护一体化健康服务。

（二）医与药

医药联合门诊：开拓药学服务新模式

从“窗口内”走到“窗口外”，药学服务作为提高医疗质量、保证患者用药安全的重要环节，是医疗机构诊疗工作的重要组成部分。2021 年 10 月，国家卫生健康委发布《关于印发医疗机构药学门诊服务规范等 5 项规范的通知》，从医疗机构药学门诊、药物重整、用药教育、药学监护、居家药学 5 个方面对药学服务提出要求。

药学门诊主要包括两种形式，分别是药师独立门诊和医师—药师联合门诊。医师—药师联合门诊即临床医师与临床药师联合为门诊患者提供全方位的诊疗和药学服务，进一步提升医疗服务质量，保障患者用药安全有效，优化患者治疗效果。简言之，临床药师参与临床合理用药，与医师一起优化临床治疗方案，成为医院药学未来的发展趋势。

挂一个号，进一个诊室，不仅有专科医生为患者诊治，还有专业的临床药师帮助患者解决用药方面的问题和疑虑。在临床医师进行疾病治疗的同时，临床药师会根据患者的个体情况，提供个性化药学服务：系统全面的用药管理、用药风险评估、精准用药教育、药物重整、药物不良反应防范、饮食及生活方式等用药指导，为患者建立用药档案，拟定用药清单，促进患者自我管理；并对有潜在风险的处方进行把关，为患者安全用药保驾护航，让患者用药省心、放心。

案例 5-4

2023 年 9 月，调研发现中日友好医院不仅开展了慢病精准用药门诊、器官移植医药联合门诊、中西医肿瘤医药联合门诊等药学门诊、中西药用药咨询，保障了患者用药安全，实现了药学服务转型，而且建立了临床药师参与 MDT 服务模式，成立了涵盖抗感染、移植、重症、抗凝、肿瘤、肾病、免疫、疼痛、营养、中医药等专科的临床药师团队，常规参与医院的 MDT 会诊，充分发挥了临床药师在疑难危重患者救治中的重要作用；同时，利用信息化手段，建立了前置审方系统，进一步保障了患者合理用药和加强了用药安全管理。

自医师—药师联合门诊开展以来，临床药师的用药指导及个体化宣教提高了患者对疾病和药物治疗重要性的认识程度，有效提高了药物治疗效果，改善了患者预后。就诊患者对联合门诊表达了高度赞誉；同时，临床药师的服务能力也得到了提升，充分发挥了临床药师在药学服务中的作用。换言之，药学门诊服务依赖于强大的沟通技术和技能，良好的沟通技巧和扎实的专业技术对于取得患者最佳治疗效果和提高药师职业角色满意度起着至关重要的作用。

资料来源：国家卫生健康委办公厅（2023）。

北京22家市属医院于2019年8月起全面开设药学门诊，为患者用药指导开通门诊服务通道。如首都医科大学附属北京安贞医院开设冠心病药物治疗管理门诊、北京积水潭医院开设骨质疏松药学门诊、首都医科大学附属北京佑安医院开设艾滋病药物治疗管理门诊、首都医科大学附属北京天坛医院开设医师—药师联合癫痫门诊、首都医科大学附属北京友谊医院开设肾内科医师—药师联合门诊等，患者可根据疾病状况选择去相应的医院药学门诊就诊。

同时，药学门诊明确规定每名患者就诊“怎么问”——五个步骤帮患者解决用药问题：信息收集、分析评估、计划制订、计划执行及跟踪随访。

第一，信息收集的目标是充分了解患者，建立患者信息档案。信息包括药品、疾病、患者三个层面，患者信息档案来源于主观提供信息和客观获取信息，以确保所获信息的系统性、全面性、客观性。

第二，分析评估是将收集到的信息进行综合评估分析，发现患者目前存在或潜在的药物治疗相关问题，并列出优先解决问题清单。分析评估涵盖适应证、有效性、安全性和依从性四个维度及药物治疗不足、药物治疗过度、无效药物、剂量不足、药物不良事件、剂量过高、用药依从性差七个方向。

第三，干预计划是药学管理的核心，应由药师和患者（必要时增加医生）多方合作制订，完成后交给患者。干预计划的内容应紧密围绕评估发现的药物治疗相关问题进行适当干预，如生活方式干预、药物重整、药物治疗方案调整、用药教育等。

第四，计划执行过程可分为药师干预、医生干预、转诊三种不同情况。如果药师干预在协议处方范围内，则患者可直接执行。如果患者需求比较复杂，超出协议处方范围，则应将患者转诊至其他医生或专业医疗机构进行治疗。

第五，药物治疗管理是一个长期过程，需要对患者的药物治疗进行持续监护及跟踪随访。药师会制定随访计划表，拟定何时监测什么项目，评估干预方案的实施情况，监测药物治疗的疗效，并评估患者是否发生过药物相关不良反应，必要时调整干预方案。

综上，未来临床药师需要掌握更广泛的药物知识，熟练掌握药品的合理使用，同时需要熟练掌握药品与疾病之间的关系。此外，临床药师还需提高临床实践能力，熟练掌握相关检测和治疗技术，以便能够快速、准确地对患者的疾病情况进行判断，提供更有效的治疗方案。

（三）医与技

医技融合：改变健康产业的未来

随着科技的快速发展和医学的不断创新，科技与医疗领域的融合已成为一种趋势。精准医疗（Precision Medicine）就是整合应用现代科技手段与传统医学方法，科学认知人体机能与疾病本质，系统优化人类疾病防治与健康促进的原理和实践，是医与技融合创新的典范。

精准医疗是以个体化医疗为基础、随着基因组测序技术快速进步以及生物信息与大数据科学的交叉应用而发展起来的新型医学概念和医疗模式。其本质是通过基因组、蛋白质组等组学技术和医学前沿技术，对大样本人群与特定疾病类型进行生物标记物的分析、鉴定、验证与应用，从而精确找到疾病的原因和治疗的靶点，并对一种疾病的不同状态和过程进行精确的分类，最终实现对疾病和特定患者进行个性化精准治疗的目的，提高疾病诊治与预防的效益。换言之，精准医疗充分考虑到每个患者的个体差异，试图找到行之有效的个性化治疗方法，真正做到"因人而异""量体裁衣"。更准确地说，精准医疗就是根据患者自身的身体素质状况找到治疗方法，其中包括对某种疾病的易感性或者对某些疾病干预的反应进行有针对性的分类，最后对这些患者群体进行精准的预防和精准的诊断治疗。

就诊断而言，医疗诊断是一种高度专业的知识生产活动，是决定医疗质量的关键环节。在精准医疗时代，新的人机互动模式重塑了临床诊断和实验诊断原本的优缺点，进而达到更接近精准诊断的效果。医疗诊断可分为三个子方向：

1. 图像分析

图像分析是医疗分析中的重要环节，也是最容易出现误判的环节。而图像识别技术的引入为医生提供了更准确、更高效的辅助手段。如医学影像 AI 技术（即利用人工智能技术）对医学影像进行解析和分析，以提高医疗诊断、治疗和预测的准确性。

2. 基因测序与匹配

精准医疗模式下，测序成本下降和耗时缩短，人体基因组数据累积初级阶段完成，标准化的生物信息学分析体系初步建立，个体的疾病预防和个性化治疗需求驱动基因测序市场飞速发展。

3. 其他医疗信息分析

为有效提高临床诊断能力，结合医疗数据搜集、存储、分析技术及机器学习应用的各式辅助设备，成为发展精准医疗的必要工具。

就健康而言，健康作为所有医疗行为的终极目的，其范围渐渐从“治疗”环节向“预防”及“追踪”环节扩展。精准医疗在健康管理方面常见的应用是利用大数据和人工智能算法预测群体的疾病发生概率，识别高危患者并提供健康建议，通过预防疾病来降低医疗成本。这种应用场景改变了传统健康管理受限于成本或技术而存在的信息不对称问题，实现了病人—医生—医疗机构之间的诊疗闭环。将新一代信息技术与医疗服务深度融合，加速传统行业数字化转型升级，既是加快构建高质量发展新格局的必然要求，又是公立医院高质量发展的新趋势。

（四）医与防

医防融合：从治病到治未病

医和防本应是医疗卫生服务体系不可分割的组成部分，但长期以来，社会上一直存在“重医轻防”的观念。从“以治病为中心”转向“以健康为中心”，医防融合是健康中国战略的必然要求。

医防融合重点在防，防在于“早”。对医院来讲，防主要有两部分内容，一是慢性病防治，二是传染病防治。医院如何通过系统化的医疗管理以及资源的合理对接来打通医和防之间的关隘，是医院医防融合工作面临的关键问题。调研发现，医防“信息不对称，诉求有差异”，医防融合亟须重构体制机制生态。

案例 5-5

2015 年临沂市妇幼保健院在全国率先推出“3+X”新型诊疗模式，这是典型的学科交叉医防融合创新实践。“3+X”中的 3 是由医生、护士和预防保健师共同组成三位一体的诊疗团队，并作为常数提供基本服务，而“X”作为变数，“X”可以大于等于 0，随服务需求不断变化来确定，如专科技术、心理干预或延续服务等。该模式不但将临床与保健融合，做到了“医防融合，身心并重”，而且通过多学科协作，提高了诊疗水平，促进了各专业协同发展。其宗旨在于使传统的个体经验式医疗模式转变为现代的团队协作式规范决策模式，由此推动诊疗策略全方位、专业化、规范化以及医疗资源整合配置合理化，进一步推动学科的交叉融合。

（五）医与工

医工融合：赋能新医科跨越式发展

在医学领域，医工交叉融合发展已势不可挡，医学创新走向了加速临床转化和医工融合的潮流。如“医疗+区块链”，将区块链技术应用到个人健康档案管理以及药品追溯等。

随着物联网、人工智能等信息技术的迅猛发展以及智慧医疗时代的到来，医工交叉融合有了更深层次的探索，推动了医学学科的跨越式发展。当下，工科为新医科提供了发展的“神器”，医科则是新工科未来的重要发展方向之一。换言之，深化医工交叉融合是顺应时代需求的产物，更是医工领域发展内生动力的要求。

调研发现，医工融合可以通过学科交叉融合、不同领域的思维碰撞，为解决临床痛点、难点提供新思路和新方案。医工融合与协同创新有望打通医学、工学、信息学的隔绝状态，各领域专家可以深入了解临床的痛点、难点问题，结合工学的尖端技术、信息学的运算及手段，凝练出学科问题并达成研究共识，激发出更多有价值的临床研究方向和新点子。

案例 5-6

首都医科大学附属北京天坛医院（以下简称“天坛医院”）在神经系统疾病的诊疗与研究方面具有国际领先水平，是国家神经疾病医学中心、神经科学创新中心。京东方智慧医工与天坛医院深入开展合作，参与“十四五国家重点研发计划——脑血管病医疗质量监测平台和结局改进智能诊疗关键技术与体系建设研究”，承接“基于数字医疗的脑血管病二级预防智慧管理系统研发与应用”的研究任务，旨在破解脑血管疾病患者依从性差的难题。在基于授权理论的健康管理模式下，系统通过整合脑卒中患者院内院外信息，利用5G、物联网等技术自动反馈二级预防危险因素管理状况、达标情况等内容，为脑卒中患者在二级预防、复发干预管理、康复与护理、信息平台建设等多方面提供服务。

该智慧管理系统借助京东方智慧医工自主开发的具有移动互联、物联功能的智能终端，实现血压、血糖、用药等数据的实时上传、存储及处理；基于国内外医学指南，利用深度学习等人工智能技术，实现智能化推荐、危险因素管理、药物依从性管理、阶段化随访、风险预警等功能；实现脑血管疾病的全流程管理、预防、治疗和康复，推进中国脑血管疾病防治水平提升。

（六）医与养

医养结合：未来健康养老的新方向

医养结合作为一种有病治病、无病疗养、病后康复的模式，整合了医疗和养老两方面的资源，为老年人的美好晚年生活保驾护航，是应对人口老龄化的必然举措。“参与型、发展型、享乐型”是新时代新养老的新趋势。

医养结合是指把专业的医疗技术和先进的医疗设备与康复训练、日常学习、日常饮食、生活养老等专业相融合，以医疗为保障，以康复为支撑，边医边养、综合治疗，从技术上尽可能地实现疾病转归，使病人的各项功能得到保持或恢复。其中，医主要是重大疾病早期识别和必要的检查、治疗、康复训练，包括有关疾病转归、评估观察、诊断检查、功能康复、诊疗护理、重大疾病早期干预以及临终关怀等医疗技术上的服务；养包括生理与心理上的护理、用药安全、日常饮食照护、功能训练、日常学习、日常活动、危重生命体征分析、身体状况分析、体重营养定期监测等服务。

调研发现，随着我国高龄老年人、空巢老年人和失能老年人日益增多，迫切需要为老年人提供综合的、连续的、适宜的医疗服务。医疗康复保健与养老相结合的医养结合新型养老服务模式，有效解决了老年人的养老及就医问题，不仅让群众“老有所依”，更让他们“老有所医”。医养结合满足老年人多层次的养老需求，成为未来健康领域发展方向。

案例 5-7

医养结合是实现养老与医疗优势互补的有效途径。2023 年郑州大学第五附属医院创新性提出了“全链式”智慧医养结合模式概念，以牵头国家重点研发计划“主动健康与老龄化科技应对”重点专项“医养结合服务模式与规范的应用示范”为科技支撑，建设了全国第一家、目前国内唯一的省级医养结合质控中心，打造了全链式智慧医养结合模式城市版、农村版和文旅版，建立了政府主导，养老院、医院及第三方机构参与，多方联动、科技赋能的医养协同服务机制，探索了“医院—养老机构—社区—居家”全链式智慧医养结合的可持续、可复制、可推广的“河南模式”，获得省政府发文支持郑州大学第五附属医院探索“全链式”医养结合模式并在全省500个社区（乡镇）推广应用。

资料来源：郑州大学第五附属医院医养结合办公室（2023）。

（七）医与管

泛医政管理：学科治理视阈下的管理进阶

泛医政管理遵循“以病人为中心”的服务理念，完善全方位、全周期的健康服务体系，把学科作为医政管理的重点内容之一，即通过学科治理新模式、新机制，破解医疗服务能力提升、质量安全提升及患者就医获得感提升过程中的堵点、痛点和难点。用“泛”的理念打破学科壁垒，摈弃僵化割裂、“头疼医头、脚疼医脚”的诊疗旧习惯，将整体医学观贯穿诊疗全过程。

传统的医政管理聚焦医疗质量、患者安全、执业准入、新技术和新业务的管理，核心价值是促进以疾病治疗为导向的“质量、安全、规范和创新”。而泛医政管理从传统的核心制度落实、医疗质量规范拓展延伸至DRG、DIP（按病种分值付费）医保管理以及人工智能、智慧医疗、学科规划、人才发展、舆情引导、危机处理、健康促进、健康传播等更宽泛的职能管理。或者说，泛医政管理是从夯实基础走向卓越的理念转变；是以“健康促进与照护”为导向，以“运营平衡、体系融合、能力提升、应变革新”为价值的医政管理理念更新；更是以整体观、系统论的方法和手段，推动医院医疗质量、患者安全、效率效益的价值提升。

案例5-8

宁波某医院经过实践探索，创建医疗运营MDT模式，将医院管理直接延伸到专科层面，以问题为导向，以数字化运营资源为切入点，利用DRGs管理工具、绩效管理工具等，对医院进行医疗质量与运营效率方面的分析。医院通过与临床专科进行分析、交流、反馈，重新配置资源、改进流程、推行专项绩效方案，出具并落实工作方案。

医院搭建两级专科运营管理体系。一级管理架构为：由分管医疗的分院长担任组长，由质管科牵头，医务、财务、医保、病案、药学、护理、后勤等领域专家成员组成专科运营团队。二级管理架构为：由运营办牵头，向院内各临床科室派出一批熟悉本科室业务范围、业务流程、学科定位与建设、绩效及成本管控的运营助理团队，作为专科运营管理架构的组成部分，起到上传下达、有效沟通的桥梁作用。

由质管科根据医院战略规划，按发展要素排序，罗列重要科室，将相关疾病系统科室整合为系列进行专科分析，以“医疗行政查房”为工作方式，制订全院专科运营分析计划。在计划执行中，以医疗业务量、收入及成本要素管理为切入点，重点结合三级公立医院绩效管理、医保点数法付费管理等管理指标，通过整合业务流程产生的数字资源，对医疗业绩质量、经济运营效率、病案首页质控、医保结算盈亏、抗菌药物 DDD（限定日剂量）管理等多方面进行分析，对专科内部运营各环节的组织、实施、控制等进行评价，寻找新的业务增长点，在做大做强优势学科的同时，补短板、强弱项，实现专科可持续性成长发展。

通过这种模式，截至 2022 年 6 月，医院 CMI 同比提高 0.0226；出院患者手术占比达 42.28%，同比提高 0.76 个百分点；出院患者四级手术量同比提升 34.75%；医疗服务收入占比提高 1.81 个百分点。

资料来源：陈亚敏等（2023）。

案例医院以项目和科室为单位，紧密围绕医院战略规划，通过多部门协作、多线分析实现管理价值，帮助专科深度挖潜，促进学科持续成长，是泛医政管理理念的一种有益探索。作为传统医政管理的进阶，泛医政管理体现的不只是医院各部门、各学科的协同融合，更要求各部门的任何履职行为都自觉从疾病诊治、照护患者的视角出发。泛医政管理首先要求转变理念，强调医政管理不只是医政一个部门的职责，每个部门和科室都是疾病诊治、照护患者链条上的一环。

（八）医与文

叙事医学：弥合循证治疗与医学人文的鸿沟

叙事医学（Narrative Medicine）是把文学叙事理念和方法应用于医疗实践

的医学。叙事医学是通过患者对自身患病经历、感受、情感的叙述，由医生对患者的故事进行认知、吸收、阐释、同理、共情，从而进行诊断和治疗的过程。叙事医学的概念和理论框架由美国哥伦比亚大学医学院的普通内科医师和临床医学教授丽塔·卡伦（Rita Charon）博士于2001年首次提出。

叙事医学的兴起是对生物医学模式重视疾病、漠视人性的反抗。叙事医学是病人和医生都需要的一种新的医疗形式。叙事医学的一个重要实践是平行病历——医生使用非技术性语言记录患者的发病经历及诊疗过程，这种形式强调患者个体的独特性以及医生在这个过程中的共情与反思。换言之，平行病历的“平行”意味着记录“病”的临床病历与书写“人”的平行病历共同构成一份完整的医学文献。

案例 5-9

2016年，笔者将临沂市妇幼保健院作为试点医院，将叙事医学落地临床实践，把医护人员纳入患者的共情圈，并选择试点病区推行平行病历、交换日志。

（1）平行病历：由管床医生完成，门诊、病房均可，帮助医生拓展非生物医学面向（向度）的疾苦、生死、救疗认知、反思与关切。

（2）交换日志：由责任护士完成，与住院患者进行身心创伤、灵魂困顿的体验、理解与对话，实现有深度、有品质的医患沟通，建构情感、道德、价值共同体。

经过试点推行，医护人员最大的感受是对生命的尊重，是给予患者共情的照护，是对工作意义的感知升华。

叙事医学不是将医护变成“作者”，而是变成更好的医护。从平行病历、交换日志到平行决策，给医患双方带来益处，“平行双轨”让医学与人文“共舞”。“这种理性与感性的互补融合，让医学有深度更有温度，比如技术与人文、医生与患者的关系；更重要的是让医学人文从悬空到落地、从观念倡导到制度安排流程再造有了具体的抓手。”某医务处处长说。

叙事医学植根于临床，首先要学会站在患者的立场看待生老病死。其次是用充满人文关怀的笔触，记录患者个性化生活叙事。这一过程中最大的挑战是撰写医学批判自传，将自己的医疗经验以自我反思和自我批判的形式展

现出来，包括对成功或失败的叙事交流的反思、对错误诊断给患者带来伤害的思考、对人和事的细腻观察，以及对伤、残、生、老、病、死的种种体验，等等。正如一位病区主任所说的：“叙事医学开辟了一条通过叙事抵达医学认知的新路径。”

案例 5-10

平行病历一则

7 年前的一个夜晚，看似非常平静，我与一位同事正在办公室整理一天的病历。这时走廊突然传来一阵急促的脚步声，一个男人的声音高喊道：“医生、医生，俺老婆要生了。”这时候我看到一名孕妇正被她的丈夫搀扶着朝我们走来，但是看到她走路的姿态，我的心咯噔一下，她一步一喘，呼吸急促，全身水肿，像一名典型的心衰孕妇。我急忙接诊，果不其然，一系列体征和辅助检查验证了我的判断。于是我们一步步按照规程，先纠正心衰，待心衰纠正后再安排急诊手术。

手术刚开始一切都很顺利，孩子顺利娩出，Apgar 评分（新生儿评分）1 分钟、5 分钟均 10 分，子宫收缩很好，出血不多，就在我们准备关腹的时候，意外发生了。产妇毫无征兆地一阵咳嗽，肠管从腹腔一下子膨了出来，正好碰在了我的剪刀上，我一下没有忍住“啊”地喊了出来。怎么办？我的脑海中一片空白，虽然说肠管损伤是手术的并发症之一，但是谁也不愿意发生这样的意外。所幸只损伤到黏膜层，请外科会诊，进行常规缝合，术后还要保留尿管、禁饮食等。还有一个难题摆在我的面前，我是否应该告诉产妇实情？我处于两难境地，告诉她，虽然这是手术的并发症之一，但是处于目前这样恶劣的医疗环境中，不是每个产妇都能理解，更有发生医患纠纷的可能；不告诉她实情，先不说违反了患者的知情权，我也无法向她解释术后的一系列治疗措施。我思索再三还是决定告诉产妇实情，出乎我意料的是她相当的通情达理，并且积极地配合我们的治疗。我每天都去看她，有空就陪她聊天，她术后恢复得相当不错，顺利出院。我从这件事情当中也学到了不少东西，在以后的工作当中我是愈加小心。

每天上班、下班，查房、手术，工作非常繁忙，我很快便淡忘了这件事情。好几个月后的一天下午下班的时候，我走出医院，有个熟悉的声音叫住了我，我回头一看，心里却不自然地紧张起来，叫我的不是别人正是那名产妇的丈夫，我心里暗暗地想不是那个产妇又有什么问题吧。但是出乎我的意料，那个老实的男人竟然递给我一筐鸡蛋，他告诉我他们一家人都很感激我，特地从老家带了鸡蛋来表达感激之情。我的眼泪不自觉地从眼眶流出，也许几个鸡蛋没有多大的价值，但是他所表达的质朴的感情是无价的。我只是做了我应该做的工作，我对她的一句问候、一个动作都能让她感受到在医院里的温暖，手术并发症并不可怕，可怕的是人心，我们要用自己的心来换取对方的心，相互沟通和交流，没有什么问题是不可以解决的。我要做一个有温度的医生，而不是一个冷冰冰、眼中只有病而没有人的医生。这件事情更加坚定了我的这个信念，也是我以后职业生涯中最大的精神支柱。

（九）医与信

医信融合：让智慧医疗的触角伸得更远

智慧医院建设是医院从粗放管理转向精细管理的高效路径之一。智慧医院包含三个层面：一是面向医务人员的电子病历（Electronic Medical Record，EMR）；二是面向患者的“智慧服务”，主要指医院特别是三级医院利用互联网、物联网等信息化手段，为患者提供预约诊疗、候诊提醒、院内导航等服务；三是面向医院管理的“智慧管理”，主要指医院运用大数据技术进行内部管理，相当于配备了“智慧管家”，例如医院 SPD（S：Supply，供给；P：Processing，分拆加工；D：Distribution，配送）供应链管理可实现药品、试剂、耗材、物品等物流全流程追溯、资产全周期管理。

在数字化转型的大潮中，电子健康记录（Electronic Health Record，EHR）系统已经成为改变全球医疗行业的关键工具。EHR 系统是一种计算机化的医疗记录管理系统，它可以创建、存储、管理和共享病人的医疗信息，除了包括 EMR 的内容，还包括个人的生命体征、既往病史、历年疾病诊断、治疗进度、用药情况、过敏情况、疫苗接种情况等。EHR 不仅仅是一个简单的数字化病历，它还有助于优化医疗流程，提升医疗服务质量。

案例 5-11

北京大学深圳医院（以下简称“北大深圳医院”）在“医信融合”创新发展模式下，产出智慧医院建设团体标准和研究文章，并联合三十多家创新企业，共同成立了智慧医院协同创新联盟，孵化出驾驶舱群、智慧后勤管理平台、医用耗材精细化管理服务平台、智能识别云系统、VR超声教学等三十多个医疗创新应用软件，共同研发了协同急救车、查房车、智能药柜、VR超声虚拟教学、远程超声探头等智慧化产品，成为医信融合的“佼佼者”。

北大深圳医院通过建设智慧管理、智慧医疗和智慧服务三位一体的智慧医院，推动医院实现高水平建设、高效能管理、高质量发展的数字化转型。该院随处可见智慧化场景的广泛应用。在门诊，患者通过智能手机可以实现在线预约、挂号、预问诊、住院线上结算、在线查看检查检验报告、智能预约停车、院内导航；在检验科，患者的血液样本通过数控轨道几秒钟就可以送到检验室，机器自动分拣和检查，一旦出现延迟“配送”，系统就会自动进行预警和提示；在超声影像科，医院自主研发的“5G智能超声诊断云系统”辅助医生进行快速精准诊断，这套系统对甲状腺恶性肿瘤、深静脉血栓等严重疾病的诊断灵敏度和特异度均超过90%；在智慧病房，智能输液系统、智能药柜、配药机器人、非接触式体征采集系统等各种智慧化产品随处可见。

走进医院门诊办公室，墙上的大屏幕上门诊量、候诊患者量、排队时长等各种实时数据不断更新，让医护可以及时应对处置。这是“门诊驾驶舱”指挥系统，实时监控着门诊管理十大核心业务运营模块的指标。目前，北大深圳医院已经形成管理层级不同的驾驶舱群，包括院长驾驶舱、门诊驾驶舱、医疗质量驾驶舱、护理管理驾驶舱、人力资源管理驾驶舱、智慧检验管理驾驶舱等。医院通过数智治理、创新管理，助力发展提质增效。

2022年，北大深圳医院成立了全国首家医院内设的智慧医院研究院，产学研一体化全面落地。医院建立了总算力为5P的图像型超算中心，打造了“5G+元脑”的智慧医院综合服务云，为建设“AI+诊疗”“AI+管理”及“AI+服务”的区域型智慧医院提供了支撑。

资料来源：余海蓉等（2023）。

综上，科学技术的迅猛发展使多学科交叉融合、综合化的趋势日益显化。在学科治理中，技术创新与知识管理相互促进、相互影响、共同生存的关系，亟须宏观介质与微观介质与之匹配以培养共生的环境。换言之，技术创新的过程实质上是知识转化的过程。同理，临床学科的价值是知识和技术创新。放眼世界，跨学科交叉已成为一种知识创新的共识。

三、知识转化是学习的最终目标

随着知识和技术的迅猛发展，只有将知识转化成能力或生产力，才能真正彰显知识的力量或价值。学以致用是读书学习的根本，其最佳体现便是知识转化。这是将一个领域的知识经过加工、整理、提炼，转化成另一个领域的知识的过程。这个过程可以通过四种方式进行，分别是经验传递、知识共享、知识转移和知识创新。简言之，知识转化是指知识形态的变迁和知识客体的自我更新。

科技成果转化是知识转化的集中体现，指为提高生产力水平而对科技成果进行的后续试验、开发、应用、推广直至形成新技术、新工艺、新材料、新产品，发展新产业等活动。

在科技成果转化中，由于创新主体之间存在机构壁垒和信息孤岛，科技成果与社会需求脱节、科技成果转化途径不畅通等问题普遍存在，导致科技成果转化难、科技成果转化率低。对于医院这种兼具临床和研究职能的机构来说，一方面，其学术创新与企业产品创新在出发点、驱动力、组织方式、评价标准等方面存在很大差异，医院科技人员往往注重学术理论的先进性、独创性和学术成就，而忽视临床需求、患者需求和市场需求，“闭门造车”产生的科技成果大多不具有转化价值，且因政策导向问题，科技人员重论文、重评奖，不重视临床和市场应用的现象较为普遍，成果转化意识不强；另一方面，医院不了解科技人员的科技成果及其技术需求，导致很多成果因找不到需求者而无法实现转化，而医院需要的技术成果又找不到合适的供应者，临床实践中的难题也找不到合适的科研机构和人才来破解，即使最终实现结合，也不一定是最佳搭配，或者由于时间的耗费而错失良机。因此，如何突破机构壁垒、通畅科技成果转化渠道显得尤为紧迫重要。

案例 5-12

医工交叉为上海交通大学医科发展注入全新活力

学科交叉已成为当今科技创新的源泉，在大健康布局下，上海交通大学医学院与校部理工科深度交叉、强强融合，学科交叉全面启动。

由中国工程院院士、上海交通大学医学院院长范先群项目组研发的眼眶外科内镜导航系统，实现眼眶手术精确定位和引导，获得2015年国家科技进步奖二等奖。

附属仁济医院泌尿外科薛蔚团队研制出一套集精细化操作、肾内压实时预警及内镜下辅助诊治于一体的经输尿管肾内介入诊疗机器人系统。与传统输尿管软镜相比，该机器人系统具有明显的人体工程学优势，操控更精细，舒适度评分更优。

附属第六人民医院郑元义教授牵头的“神经的物理调控与影像监控技术研究”创新团队在《先进材料》(*Advanced Materials*)上发表文章称，普鲁士蓝可以通过清除活性氧，抑制小胶质细胞中NLRP3炎症小体的组装，并减少caspase-1的激活，最终抑制小胶质细胞的焦亡。该发现有望进一步被开发成为帕金森病等临床治疗效果差的神经退行性疾病的治疗药物。

附属第一人民医院夏术阶团队与校部材料学院团队合作研发，将进口设备波长2μm优化为1.94μm，提升了在重要器官和部位实施高精度手术的高效性与安全性。同时，夏术阶团队颠覆性地提出前列腺增生术后创面修复新理论，创新建立精准外科干预体系，获得2020年国家科技进步奖二等奖。目前，该项微创外科技术已覆盖全国五百多家医院，实现了全国范围内的推广。

附属瑞金医院肿瘤质子中心投入使用首台国产质子治疗系统。长期以来，这类设备一直依赖整机进口，而这次关键技术和核心部件实现了国产化，在这个过程中取得了发明专利55项、使用专利18项。国产质子治疗系统的问世可以为恶性肿瘤患者提供可及性更高的先进治疗技术和设备，让这一治癌新技术也可以“飞”入寻常患者家。

医工交叉为上海交通大学医学院尖端科研成果持续突破和综合医科实力不断进步注入新的活力，立足学科、人才与平台建设，上海交通大学医学院医工交叉全面布局。同时，上海交通大学医学院以新医科统领医学教育创新，推进医科与多学科深度交叉融合，培养出一批交叉学科的优秀科研团队和人才，开创了医工联合培养研究生的模式，多措并举培养多学科背景的复合型医学人才。

资料来源：上海交通大学医学院（2022）。

第二节　人才链接能力

未来医学实现突破性的进展有赖于与其他学科的交叉融合，除了医生、护士、医学技术人员，未来还需要提供医疗相关服务的新型“医学+X”复合型人才。其中包括：运用大数据、人工智能进行疾病预测、诊断、治疗、康复的决策型医学人才；从实验室到病床，将基础研究知识成果迅速转化为疾病诊治和防治新方法的转化医学人才；具备生命科学、信息科学、电子技术、计算机技术和相关基础理论知识以及医学与工程技术相结合的生物医学工程人才；探讨医学源流、医学价值、医学规范及与医学有关的其他社会文化现象的医学人文人才；等等（马振秋等，2022）。

从知识理解到知识迁移再到知识创新，在知识和技术演进的强大吸引下，知识型人才从未呈现如此活跃的流动性。医院对交叉型、复合型人才的刚性需求日益增加，人才对自身能力持续提升的内在渴望不断增强。学科治理的轴心在人不在物，实现学科效能、人才效能的提升是学科治理的根本。

一、人才的组织形态变革

当员工不再依赖于组织，而是依赖于自己的知识和能力时，“组织+雇员”的组织形态将被“平台+个体”取代。“组织与个人视阈融合、医院与人才价值共生”是未来医院发展的新趋势，构建平台化、生态型组织是契合组织发展与发挥个体价值的关键。

为什么“人”要服务于组织？“组织”究竟能给我们带来什么？“如何让人更好地服务于组织”的行政管控思维即将成为过去。唤醒、开发、赋能人的创造力与成就感，激发人的全情投入，是未来组织管理的重心。面对知识型人才，卓有成效的管理的核心价值是激活人，让人与事、人与资源组合时产出最大化。换言之，知识经济时代的组织更需要主体性及个性成熟发展的知识型人才。相较于一般员工，知识型人才更具自主性、独立性，在职业发展中也更倾向于自由流动。对此，如何推动知识型人才更高质量的自主创新及更高效率、更高水平的绩效产出是管理者面临的新挑战。

以变应变，以新应新。激活知识型人才的关键，首先是打破组织的原有平衡，创造共享价值的管理体系，使个体价值与组织价值整合在一起形成共生关系。在实践中，“两给予、四实现”是行动路径：给予个体自由和价值实现的机会，给予个体保障，从人性出发，有限度地满足要求；实现共同的心理契约，实现共生共享秩序，实现幸福感驱动，实现赋能与成长。

（一）打造“敏捷型组织”

对组织而言，未来医院建设不单是实现人人平等，而是要让所有的人都成为最优和最健康的自己；特别是在错综复杂的工作中，人们有更多的自主性寻找最优的解决方案及快速迭代。相对而言，层级化、集权化的组织形态略显僵硬，容易衍生出形式主义、官僚主义的新变种，制约组织的发展，扼杀人的创新力，医院组织架构、文化构建、运营模式等与新趋势形成边缘隔离（韩根东和张铁山，2022）。故此，打造具有应变能力的组织，“敏捷”是关键。敏捷组织必须具备三大特质，即决策的快速性、组织的柔性、创新的持续性。在实践中，敏捷性=响应能力+知识管理。所谓知识管理，就是运用集体智慧提高应变和创新能力。

事实上，治理体系和治理能力是一个相辅相成的有机整体，只有具备好的治理体系才能真正提高治理能力，只有提高治理能力才能充分发挥治理体系的效能。换言之，谁拥有最新的管理知识与技术，谁就拥有更大的竞争优势。当下，不仅组织需要知识管理，个体也需要具备组织知识的能力；否则，无论个体有多强都将被淘汰。特别是在数字化的叠加下，不确定性、易变性、复杂性、模糊性不断增强，组织环境变得越来越混沌多变。传统的组织模式和管理方式是在一个相对稳定、可预测的环境中形成的，已经不再完全适用于现代社会数字化环境。如果管理者仅凭既往经验而没有更新管理理论，那么无论是对个人还是对组织而言，无疑都是最大的危机；如果医院仍沿用自上而下、单一主体的科层制管理模式，信息仍按等级结构单向逐层传递，甚至管理层仍在使用过去被验证过的成功经验来做决策，那么这无疑是“守株待兔”“刻舟求剑”。

数字化时代，人与组织都处在无限链接中，既深受环境的影响，又会影响环境。“系统在与外界环境交换的过程中可以保持‘活的’结构”（塔勒布，2020），组织持续存在必须具备的前提条件是充分开放，与外界充分交换能量、物质和信息。

此外，在动荡、剧变的环境中，“当你寻求秩序时，你得到的不过是表面的秩序；当你拥抱随机性时，你却能把握秩序，掌控局面”（塔勒布，2020）。在这种非线性的环境之下，相对稳定、封闭、垂直的管理模式将走向相对开放、互动、互联的协同模式。

（二）学科带头人的选拔任用

学科带头人是竞争性战略资源，是学科发展、技术创新的核心力量。

对于一家医院而言，学科带头人的素养不仅代表着个人的能力与水平，而且直接影响到其所在科室以及医院的医疗、教学、科研等工作的质量和效率。因此，学科带头人的选拔、任用与考核非常重要。遴选制度一定要与医院的发展阶段相适应。正如访谈时有院长说，医院发展初期“捡到篮里就是菜”，创三甲医院时期“不求所有、但为所用”，到争“百强”医院阶段引培并举，主要吸引海内外医学大家。另外，人才引进的形式一定要灵活，采取专职、双聘、兼职等多种方式，还要为人才提供有竞争力的待遇和绩效、事业发展空间，聘为课题组长、主诊组长、专科主任等，配备设备和团队。院内人才培养也要设置不同的梯度、政策，对应规培、优秀青年、后备学科带头人、优秀学科带头人设计不同的培养计划。也有书记访谈时表示，在选拔任用学科带头人时务必注重学术引领和威望，要有杰出的学术贡献、创新的思维能力、严谨的学术风范、卓越的领导力且德高望重、为人师表。学科带头人的设置具体分为单轨制和双轨制。目前国内大部分医院采用单轨制，学科带头人和科主任为同一人，这有利于学科和科室的统筹管理。双轨制则为两人分设：一般是在学术地位高、学术影响力大的老主任到龄不能继续担任科主任的情况下，继续聘任其作为学科带头人。近期，笔者梳理了优秀学科带头人的共同特点，发现这些学科带头人不仅专业技术精湛、学术素养高，而且共情能力、组织协调能力、团队领导力以及人文艺术修养也丰标不凡，同时又与其所在学科的成长协同共生。从人才管理的角度来讲，干部选拔一定要从源头培养，建立后备干部储备库、优秀干部库，不断优化干部人才队伍结构，做好“要素供给”，不断强化干部人才教育培训，做好“服务供给”，不断推动激励制度落实落地，做好“能量供给”。

二、人岗配置的管理创新

“人岗匹配，人事相宜”一直是岗位适配度评价的标准、人力资源管理的目标。岗位胜任力模型（Job Competency Model）就是一个用于描述和评估员工在特定岗位上所需的关键能力和素质的框架，旨在让合适的人做合适的事，不断挖掘人的优点和长处，并且使人的最大优势与相关岗位匹配，让人的优势得到最大限度的发挥，创造出高价值。换言之，组织的运营需要通过人来链接和激活其他各种资源，通过“用好人”来“办好事”，其关键是准确地找到擅长某类事的人。

谈及人岗配置的管理创新，组织需把外部需求转化为内部岗位配置需求，把岗位配置需求转化为人员能力需求，通过人才盘点，实现人岗匹配。相应地，组织对岗位设置的要求和人员能力的要求就会很高，所以岗位需要能力图谱、人员需要能力盘点，从而实现两者间的匹配及进阶。其创新点是在治理模式和知识型人才理念下，权力与责任平衡对等，同时与岗位匹配，实现“责权利三匹配”，即人岗匹配、职责匹配、权责匹配。此外，组织还需权力下放、岗位赋能，发挥岗位人员的创造性和能动性，使岗位人员在完成岗位职责的同时实现自身成长和自我实现。

为什么要实施岗位管理？因为系统内与系统外的价值体现是通过岗位来实现的，岗位是系统功能实现的环节和部件，是对外发生作用的接触点，整体系统功能的好坏取决于接触点能否实现系统设计的目标和要求。岗位管理是对功能部件和接触点的梳理摸排、职责定位、功能发挥进行反馈与改进，从而促进部件效能最优化、系统功能最大化。

因此，做好岗位管理需要职业发展能力图谱和岗位知识技能清单。岗位知识技能清单与岗位胜任力有何差异？能力图谱又是何物？简言之，岗位胜任力是组织对个体岗位任职资格的要求，强调的是“绩效与管控”；岗位知识技能清单既是组织对个体岗位知识与专业技能量化考核的产物，又是个体对岗位知识与专业技能成熟度的自我评估，侧重于岗位知识与专业技能的学习和自评。而能力图谱是员工价值彰显、能力进阶的学习地图，强调的是临床实际问题解决能力暨学科核心素养的构建，是组织以人为本赋能激励的工具抓手。

绘制职业发展能力图谱和岗位知识技能清单，人才盘点是重要前提。人才盘点最大的价值就是将人力资源系统整合起来，与医院战略、业务方向相匹配，根据业务需求确定岗位需求，明确岗位知识与专业技能量化考核清单，使绩效考核与能力评价成为一体，人才选拔和人才培养无缝对接，人才发展支撑业务发展，各个模块不再孤立脱节，而是形成一个系统、一个整体。简言之，人岗配置不再是单一的个人与岗位的微观配置，而是组织基于战略与岗位管理系统和人才胜任力系统的宏观配置。

从人才盘点的角度看医院，能够帮助医院管理者从一个全新的视角审视医院的战略、业务与人才，从传统的人事管理思路和方法切换到“人才引领发展”的新赛道，从而实现“战略落地有保障，人才全貌都知道，学科发展知短板，进阶学习有方向”的目标。简言之，人才盘点是基于组织战略来定义人才、识别人才和培养人才的行动，并不是为“过去”盘点，而是为组织的“未来”盘点。

三、人才效能的转化突破

人才效能是指人才在工作岗位上发挥能力所产生的效果和成果。它是对人才在工作过程中所表现出的能力和水平进行的评价与衡量。人才效能不仅是对员工工作表现的评估，更反映了组织对人才价值的认知和肯定。人才效能分为个体效能和团队效能。

个体效能是指个人在工作岗位上发挥能力所产生的效果和成果，包括员工的能力、素质、专业技能、知识水平等。个体效能影响着工作结果的质量和效率。在组织中，个体效能体现在员工的出勤率、任务完成质量、工作态度等方面。如果员工的个体效能较高，就能更好地完成工作，为组织创造更大的价值。

团队效能是指整个团队在协同工作过程中所产生的效果和成果。团队效能考量的因素包括团队成员之间的合作、配合、沟通、协调等。团队效能的高低不仅影响组织整体的工作效率，还会影响组织的竞争力和发展前景。

人才效能的转化突破重在激发做事的意愿、营造干事的氛围、搭建成事的阶梯、建立容错的机制、给予创新的激励、完善价值观的培育。对个体而言，需要具有成功的潜质、特质、追求，以及正向积极的核心价值观引领；

具有勤奋、努力、肯吃苦的精神、体魄，以及高水平工作、高品质生活的向往；具有批判性思维能力、统筹规划系统布局能力和具体落实执行能力，以及确保高质、高效的工作习惯。一言以蔽之，提高人才效能的关键是自我驱动。

调查显示，影响企业人才效能排名前三位的因素分别为领导和管理能力水平、人岗匹配度、战略发展方向。就公立医院改革而言，公立医院高质量发展首先急需一支职业化的医院管理队伍，新时代呼唤面向未来的全新领导力；其次亟须提高人岗匹配度，让“责权利三匹配”不再是一种形式；最后还需进一步明确医院战略目标、规划医院发展方向、制定医院前进策略，推进“个人愿景”到“共同愿景”的转化。就个人而言，提升人才效能的主要因素一是照护患者的质量和水平亟待提升，二是职业发展的生态环境和激励机制亟待优化，三是进取的内驱亟须核心价值观引领。换言之，如何将专业、职业、内驱三者有机结合是培养面向未来优秀人才的重要内容，也是人才效能转化突破的关键点。

第三节 技能汇聚能力

在“以人民健康为中心”的全方位、全周期健康服务体系架构下，只有打破学科专业壁垒，推进学科交叉融合，实现临床专科的技能汇聚，才能更高质量、更有效率、更公平、更可持续、更安全地为人民健康服务。

一、以问题为导向的资源整合

“问题导向”是以解决实际问题为出发点和落脚点，而非盲目追求技术的新颖性和高端性。“资源整合”并不是资源的简单叠加，而是资源的合理配置和优化组合，是指组织对不同来源、不同层次、不同结构、不同内容的资源进行识别与选择、汲取与配置、激活与有机融合，使其具有较强的柔性、条理性、系统性和价值性，并创造出新的资源的一个复杂的动态过程。

在公立医院高质量发展中，如何进一步优化医疗卫生资源配置，有效提升医疗卫生服务的公平性、可及性，增强全方位、全周期健康服务能力，推进治理体系和治理能力现代化，是当前医院管理者面临的重要课题。

2023 年 3 月，中共中央办公厅、国务院办公厅印发《关于进一步完善医疗卫生服务体系的意见》（以下简称《意见》），明确了医疗卫生服务体系改革的目标、方向和举措。围绕人民群众健康需求，针对存在的问题，重点从优化资源配置等五个方面进一步完善医疗卫生服务体系。其中，围绕如何优化医疗卫生资源配置、提升服务能力，《意见》抓住“人才”和“机构”这两个关键点，要求一是提升卫生健康人才能力，二是按照功能定位提高各级各类医疗卫生机构的服务能力。围绕如何促进体系整合、加强医疗卫生机构之间的分工合作，《意见》要求建立目标明确、权责清晰、公平有效的分工协作机制，纵横推进，实现“上下结合”“防治结合”“医养结合”和“中西医结合”。围绕如何提高医疗卫生服务质量、增强群众看病就医获得感，《意见》提出加强医疗质量管理和控制，保障医疗服务质量安全；加快卫生健康科技创新，提高医疗卫生技术水平；持续改善医疗卫生服务，增强服务的连续性、便捷性和舒适性。围绕如何加强科学管理、提高医疗卫生机构运行效率和服务效能，《意见》提出要完善管理制度、创新管理方式、落实管理责任，其中包括健全现代医院管理制度，健全维护公益性、调动积极性、保障可持续的公立医院运行新机制。围绕如何深化体制机制改革、提升服务体系治理能力和水平，《意见》提出加强联动改革，深化筹资机制、编制人事薪酬和综合监管改革，发挥信息化的重要支撑作用，为医疗卫生服务体系的高效运行提供保障。

基于此，新医改迈向医疗卫生资源配置深度优化的新阶段。这一阶段的目标是最大化利用医疗卫生资源，保障全民健康。在优化医疗卫生资源配置的过程中，不但需要科技的支持，而且需要政策的扶持，以及医院的改革等诸多条件的共同配合。

就医院管理而言，医院作为提供医疗卫生服务的重要机构，其规划和发展对于医疗卫生服务体系的健康运行至关重要。在实现高质量发展的过程中，不仅需要医疗卫生机构进行错位发展和规划，更需要医疗卫生机构对医疗卫生资源进行系统性梳理，实现资源的合理配置和优化创新。

医院可以通过优化科室布局和人员配置，提高医疗卫生服务效率；通过合理调整科室设置和流程，减少重复工作和资源浪费，提高医疗卫生资源的利用效率；同时，还可以通过推行分级诊疗制度，引导患者分流就医，减轻大医院的压力，提高医疗卫生资源的利用率和医疗卫生机构的服务质量。

“协同共生、价值共享”，资源整合已成为时代的主题。整合就是要优化资源配置，获得整体的最优。以问题为导向的资源整合是完善健康治理体系、提升健康治理水平的重要前提。换言之，资源整合是医院调整战略的手段，也是医院运营管理的日常工作。

二、以患者为中心的技能汇聚

“一切为了病人”既是新医改和公立医院改革的原则，又是每一个医者职业信仰的召唤。不论看病是否“找熟人”，患者都能享受到公平可及的高品质诊疗技术和专业健康照护——这是公立医院改革最大的成功。笔者认为，“以患者为中心的技能汇聚”是医者的天职，是人更优、技更强，人际协作、人技协同的最佳呈现。

“学有所长，术有专攻”，一个人的专业能力决定了一个人的职业发展。从学科建设的角度来看，一个好的学科不仅能够惠及本学科领域的患者，还可以产生学科集群效应，带动引领其他学科共同发展，进而推动医院医疗服务能力整体提升。实践中，一个学科专业领域进一步分化产生专科，再进一步分化形成专病、专业组等，学科发展呈现专业化与集群化并行结合的趋势。提升学科专业能力是医院学科建设发展的根本任务，也是医疗机构服务患者的重要基础，对构建优质、高效的医疗卫生服务体系和保障人民健康具有重要意义。

2023 年 7 月，国家卫生健康委发布《国家卫生健康委关于推动临床专科能力建设的指导意见》（以下简称《指导意见》），旨在弥补临床专科建设存在的规划引领不够、内涵建设滞后、可持续发展动力不足三方面短板，目的是进一步提高临床专科能力，构建临床专科建设发展新格局，更好服务于医院高质量发展和健康中国战略。《指导意见》按照坚持需求导向、强化规划引领、坚持守正创新、强化考核评估的原则，以优化专科组织形式、完善管理运行机制、加强人才队伍培养、推动技术创新发展、提高医疗质量安全为重点，从发挥行政部门规划主导作用、落实医疗机构专科能力建设主体责任、优化临床专科建设与管理模式三个方面提出 13 条具体措施。

以患者为中心的技能汇聚，不仅体现在学科层面，更体现在人才个体层面。以护士为例，我们越来越多地看到护士承担治疗操作，或者开设健康指导门诊，或者负责调配床位，有的医院还让护士广泛参与运营管理工作。围绕照护患者目标，不同学科领域的技能越来越汇聚于每个个体。知识型人才从能力上日益呈现“一专多能”，从岗位上日益呈现“一人多岗”。在这种跨领域、跨岗位甚至跨部门的技能汇聚中，人才实现流动、汇聚与协同。

三、以效能为目标的协同治理

2022 年 7 月一条关于“全国 20 个省三级医院医疗盈余为负，约四成二级医院出现亏损”的信息引发社会广泛关注。调研发现，投入大、成本高、人效低、补偿机制不到位等诸多因素导致部分公立医院债台高筑。面对这一现状，无论是对于卫生主管部门，还是对于广大医院管理者，如何加强公立医院精细化管理已成为一项重要工作。提高人效、协同治理是公立医院精细化管理的重要举措。

“人效”是什么？顾名思义是指人的效率，全称是“人才效能”或“人力资源有效性”，特指人才的投入与产出效益。它是衡量组织整体运营效率、人力资源利用率和内部管控能力的重要指标。

从理论上讲，效能是指在特定的时间、空间、资源条件下，实现特定目标所表现出的效果程度。换言之，效能是衡量工作结果的尺度，效率、效果、效益是衡量效能的依据。而所谓的“效能建设”是管理科学的重要组成部分，是一种高层次的管理形式和载体，是以效能为基本目标，以实现优质高效为目的，把管理的诸要素有机结合在一起依法履行职责的管理活动。

治理是指多元主体通过协调合作，形成相互依存、共同行动、共担风险的局面，产生合理、有序的治理结构，以促进公共利益的实现。治理强调协同，包括治理主体的多元化、各子系统之间的协调、自组织间的协同、共同规则的制定、标准的执行等；强调通过建立沟通对话和协商机制形成共识，推动多元治理主体采取集体行动。

协同治理模式下，医、护、技、防、管、文、工等不再是单一主体，而是一个学科共同体。调研发现，为进一步落实精准医疗，方便患者就医，提升诊疗效率，各医院纷纷成立专病中心，为患者提供更便捷的就诊渠道。比如，中南大学湘雅医院、复旦大学附属华山医院等医院建立了肺癌、帕金森病、皮肤肿瘤等专病中心；北京清华长庚医院首批 23 个专病中心 2023 年 3 月正式成立，包括眩晕专病中心、慢性疼痛专病中心、顽固性便秘诊疗中心、精准诊疗肝癌中心等。

“以疾病为中心的诊疗模式逐渐成为一种趋势，对专病的精细化管理是临床优势专科发展的重要途径。”中国工程院院士、北京清华长庚医院院长董家鸿说，医院通过整合优势学科资源、深化专科发展，形成专病中心品牌效应，纵深推动整合式医疗模式，使得各学科专病精细化、精准化、规模化发展，促进了各学科临床业务能力提升，在满足民众医疗服务需求的同时，助力医院高质量发展（宾丹丹，2023）。

（一）一体化服务提升患者体验

胳膊上长了一个小疙瘩，是挂皮肤科还是挂普通外科？老是头疼，是挂神经外科还是挂神经内科？对于不少患者来说，去医院看病如何选择合适的科室是一个难题。如果弄不清楚自己的症状与具体科室的对应关系，挂错号也就在所难免，徒增许多波折，有时还会耽误病情。

专病中心应运而生——结合患者在实际就诊中出现的需求，提供更为贴近日常的诊断模式。正如北京清华长庚医院副院长魏来所说：“目前好多专病中心以症状命名，例如眩晕专病中心、慢性疼痛专病中心等。这类症状的出现可能存在很多原因，导致患者挂号时不知道应该选择什么科室。现在有了专病中心，患者就可以根据自己的实际症状选择相应的中心。”

可以看出，专病中心的建立和发展始终秉持“以患者为中心”的理念。魏来表示，专病中心的诊疗一体化服务为患者提供了全程照护，医院将有经验的医生引进专病中心、提升护理工作水平和随访能力，使患者能够在一个中心解决自己的问题，提升了患者的诊疗体验和医院的整体诊疗能力。

（二）多学科团队汇聚技术优势

专病中心与普通门诊并不是“两个牌子，一套人马”。“专病中心内的医生可能与科室医生有所重叠，但并不会完全一致。”魏来说。

关于专病中心与普通门诊的差异以及专病中心的独特优势，魏来总结以下四点：

第一，专病中心的人员构成相对于科室而言有共性也有个性，主要考虑针对某一症状的多个学科医生，或是某个科室在某一方面有显著技术特长的医生。

第二，专病中心以治病为导向，主要负责为患者解决治病的问题，教学、科研等其他方面的事务则由传统的科室承担。

第三，专病中心的医生在某一特定领域有更丰富的经验。魏来举了这样一个例子：在门诊名为骨科的传统科室中，医生可能既要看骨折问题，又要看关节问题，还要兼顾与骨科相关的运动和肿瘤方面的难题。在上述多种病症中，有些医生可能在人工关节置换领域具有丰富的经验，但在传统科室中，患者可能并不知道哪位医生在哪个方面有特长。因此，以骨关节中心为例，专病医生可以专门负责人工关节置换这一领域，将自己的技术经验更好地贡献出来，患者也可以快速、准确地找到相应的专家。

第四，专病中心汇聚了一个疾病的多个治疗领域的专家，与普通门诊和病区并不是一一对应的关系。例如在肝胆胰领域，它可能包括肝癌中心、胆道肿瘤中心及胰腺癌中心等多个专病中心。以肝癌为例，随着现代医学的发展，医院在切除、移植、介入治疗、靶向治疗等方面都有了很大的进步。根据患者的肝癌特点、全身情况、肝脏情况选择什么样的治疗方法，各种治疗方法之间如何转化，就需要多个学科的专家共同来决定。

（三）多学科诊疗提供最佳方案

随着现代医学的不断发展，学科分类越来越细。专业的细分让知识型人才的专业化程度不断提高，但同时针对罕见病、疑难危急重症患者的治疗仍存在困难，因为医治这样的患者往往需要多学科的知识和技能。因此，学科之间交叉融合并以一定的形式组织起来，形成多学科协作的诊疗模式应运而生，成为国内外医院不断探索实践的医学新模式。

MDT（Multi-Disciplinary Treatment，MDT）是指由多学科资深专家以共同讨论的方式，为患者制订个性化诊疗方案的过程，尤其适用于肿瘤、肾衰、心衰等复杂疾病的诊疗。通过这种诊疗模式，患者在治疗前可得到由内外科、影像科、病理科等相关学科专家等组成的专家团队的综合评估，从而形成科学、合理、规范的诊疗方案；同时，各学科资源会得到充分共享和利用，有助于提高临床人员的业务水平，使患者成为最大的受益者。换言之，MDT 可以避免单一学科在认识疾病过程中的片面性，达到各学科相互融合，在技术、治疗方法、治疗理念上形成共识，进而提高疾病的治疗效果。

“例如，具体到靶向治疗，如何选择适合进行靶向治疗的人员，如何应对可能出现的各种各样的副作用，如何调整药物，等等。这些问题涉及多个专业领域，并不是单一学科专家可以解决的，因此我们需要各领域专业人员，采用专业化的 MDT 模式进行应对。”魏来说。

专家表示，MDT 模式有助于疾病研判能力和整体诊疗水平的提升。首先，MDT 有利于对疑难危急重症做出准确判断，为患者提供最佳诊疗方案。其次，MDT 可以解决慢性病随访难的问题，根据疾病发展的不同阶段和累及的具体器官，及时调整和优化诊疗措施。最后，MDT 可以提高门诊手术治疗的安全性，对患者是否适合手术做出准确评估。

案例 5-13

中国医学科学院阜外医院“阜外疑难危急重症心脏病 MDT 协作诊疗平台特点”的海报吸引了调研人员。

1. 为疑难急危重症定制最优“精准”方案

以病人为中心，以疾病为链条，举全院之力汇聚各亚专科顶级专家，实现疑难危急重症多学科“一站式”个性化、精准治疗。

2. 提供一体化连续性的高质量医疗服务

充分考虑诊疗的连续性，在诊疗全环节提供一体化连续性的高质量医疗服务，包括诊后的随访指导，用品质服务“温暖”疾病情况极其复杂的患者，让医学充满温度。

3. 促进多学科融合创新发展使患者受益

促进心脏内外科的融合创新发展以及心血管疾病的规范化治疗，打造一体化诊疗服务链，真正做到让患者受益。

资料来源：中国医学科学院阜外医院（2022）。

（四）患者需求引领广阔前景

MDT 模式虽然有诸多益处，但也不是所有的诊疗场景都适用。

“是否选用多学科诊疗模式，关键在于患者的需求和疾病的特点。”魏来说。

未来，专病中心具有广阔的发展前景。有些医院致力于优势学科建设，将院内优势学科细分为不同的功能单元，使得每个单元更精准地对接前沿技术，实现医疗技术开发和创新，不断提升医疗服务能力与水平。此外，随着互联网+医疗的发展，北京清华长庚医院将不同的专病中心通过互联网系统实现有效联通，进一步提高医疗效率，优化患者就医体验。

基于电子病历临床数据中心的专病数据库建设，能够通过自然语言处理技术，实现对病情特征的有效提取，完成对患者症状体征的挖掘，为临床的辅助决策和疾病研究提供信息服务与数据支持。这也是未来专病中心的建设内容。

据介绍，北京清华长庚医院正在探索专科医联体建设，通过分级转诊、重危症会诊、运用远程医疗平台、建立人才培养体系等，促使医疗资源均匀分布，将常见病、慢性病转向基层卫生机构，把疑难危急重症转向三级医院，实现分级诊疗。

“中国医改的发展方向，是希望建立一种分级诊疗体系以实现社区医院在诊疗能力上的提升。大医院专病中心的建设，正是推进分级诊疗的一项基本工作。”魏来说。

（韩根东、张铁山）

第六章

创新路径，实践策略

推进健康治理现代化，寻求学科治理创新的路径与策略，现代医院管理者需要更新、转变治理理念，适应新形势、新变化和新要求而主动作为。简言之，学科治理实践落地需要政策理念创新、制度体系构建、实践模式探索、人才资源支撑。

第一节　学科规划与治理体系

学科治理从何处入手？学科规划是第一步。它是学科发展的目标与灯塔，决定学科治理的方向和重点，影响医院对学科的战略定位及资源配置。

一、学科规划

学科治理是一项复杂的系统工程，需要科学规划与系统布局。学科规划是学科治理的开端。实践中，医院的学科规划绝不是孤立的，而是与医院的历史与现状、优势与短板、目标与资源密切相关的。因此，在做学科规划前，相关人员需要对医院的整体状况做全面、系统的分析，在此基础上因地制宜，制定适宜的学科发展战略规划。

医院战略管理首先要确定医院使命，根据医院外部环境和内部条件设定医院的战略目标，为保证目标的正确落实和实现进行科学的谋划，进而将谋划和决策付诸实施，并在实施过程中进行控制。不仅如此，医院战略管理还要根据外部环境的变化、医院内部条件的改变，以及战略执行结果的反馈信息等，重复进行新一轮战略管理，是不间断的动态管理过程。

如图 6-1 所示，战略规划可分为四个重要的步骤，即战略洞察、战略设计、战略部署与执行评估（马超帆，2023）。

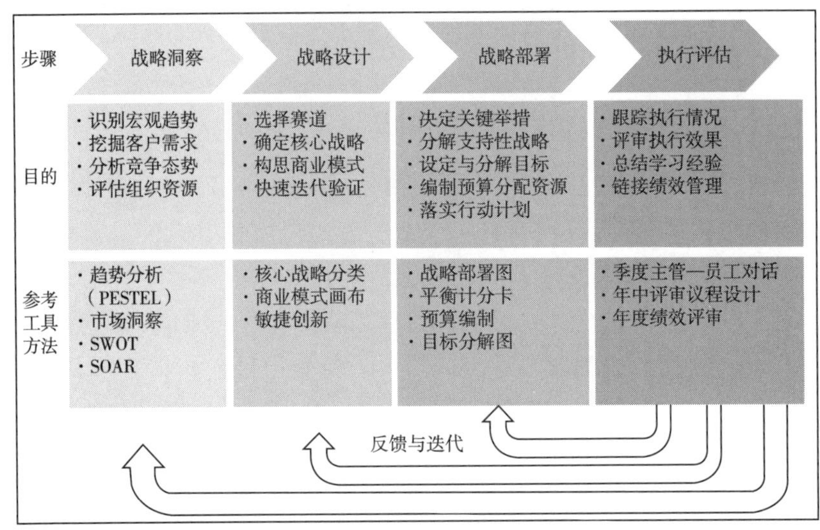

图 6-1　战略规划四步骤之间的关系

（一）战略洞察

战略是全局性、长远性的谋划及选择。为了预判行业未来的发展趋势，结合组织的内外部环境和要素，找到有价值的变量和机会点，组织需要对自身资源和优势进行评估。SWOT 与 SOAR 是对组织外部市场及组织内部现状进行分析和评估的两个常用工具。

SWOT 代表优势（Strengths）、劣势（Weaknesses）、机会（Opportunities）、威胁（Threats）。医院可以使用 SWOT 工具分析外部宏观趋势与患者需求可能带来的机会，预警外部宏观趋势与竞争对手可能带来的威胁，评估并充分利用自身的优势，同时评估自身的劣势，从而做到事前控制，降低失败的风险。

SOAR 代表优势（Strengths）、机会（Opportunities）、愿景（Aspirations）、成果（Results）。SOAR 关注的是组织的优势、可能的机会与开拓创新，激发组织成员对共同愿景的热情，并设计战略举措与路径，合力实现意义重大的成果，成员在运用 SOAR 的过程中增进彼此的关系并最终提升组织的绩效。

案例 6-1

2017 年 6 月，笔者主持的科研课题“县域医疗中心学科建设行动计划暨医疗服务能力提升策略研究”在山东省临朐县人民医院开题。课题组通过定性与定量分析，对医院人员结构、资产设备、科室建设、服务能力、管理体制、运行机制、运行效率、医疗质量、收支状况等基本情况进行详细的摸底调查，完成描述性统计分析。在理论分析与实证研究、定性与定量分析的基础上，借助 SWOT 分析模型以及德尔菲专家咨询法，形成医院学科建设行动计划。以骨二科为例，笔者对科室进行 SWOT 分析详见图 6-2。

外部因素	内部因素	
	优势S（Strengths） 1.公立医院认知与信任度高、有竞争力 2.重点专科优势病种特色诊疗技术强 3.人才梯队合理、学习氛围浓厚	**劣势W（Weaknesses）** 1.亚专业分配不清 2.服务质量待提升 3.职业倦怠，积极性不高
机会O（Opportunities） 1.中国进入老龄化社会，骨质疏松引起的骨折增多，血管疾病增加 2.医院对骨科的大力投入及支持	**SO对策** 1.借助国家项目建设及医院的支持，进一步发挥重点学科优势，加强宣传 2.尽快打造创伤、手足、血管品牌，以点带面，加快科室发展	**WO对策** 1.强化创伤、手足、血管外科亚专业的建设 2.重点加强各亚专业的进修、学习 3.加强文化建设，改变思想，提高积极性
威胁T（Threats） 1.城区多个骨科专科医院截留病源 2.中国人民解放军陆军第八十集团军医院、潍坊市人民医院、益都中心医院，使病源进一步分流 3.医保全市统筹，取消室内转诊	**ST策略** 1.搞好与乡镇医院的关系，健全双向转诊制度 2.成立慈善基金会，救助贫困病人，减少病源外流	**WT策略** 1.加强与上级医院联系、会诊，实现无缝对接 2.加强内涵建设，增强业务素质，提高服务质量 3.增强团队凝聚力，提高科室影响力

图 6-2 骨二科 SWOT 分析

（二）战略设计

在战略洞察步骤完成了识别宏观趋势、挖掘客户需求、分析竞争态势、评估组织资源的工作之后，行业趋势、目标市场及相应的客户价值主张、基于客户视角的竞争图景、组织自身的资源及优势等就清晰了，战略设计也就有了最坚实的基础。

战略设计是战略管理的基础和核心，它为学科发展指明方向，是战略实施和战略评估的基础。战略设计通过收集信息，分析预测未来，寻找影响未来的要素，决定当下应如何做出影响学科未来的决策。

案例 6-2

北京大学肿瘤医院通过完善科研管理制度、重视学科全局规划、构建合理的人才梯队、构筑先进的学科平台、强化精细动态管理等，不断推动学科建设发展和进步，成效显著。

PPPPS 科研管理策略，即从制度（Policy）、规划（Planning）、人才（Personnel）、环境（Platform）、监管（Supervision）五个方面，实施合理的、个性化的管理措施，逐步完善学科建设中的各项要素，进而推进学科建设。

学科规划是进行学科建设的蓝图和依据，依据各个学科布局和发展实际，由医院的学术委员会监督和指导学科的规划与发展，把握学术方向，解决科研过程中的困难等。根据学科实力将学科分成三个梯队：第一梯队是目前发展比较好、技术水平较高的学科，力争打造国际水平的顶尖学科；第二梯队的学科具有区域竞争优势和有影响力的学科带头人，发展空间较大，这类学科的发展目标是国家级学科；第三梯队是梯队健全、具有创新及科研能力的学科，通过给予政策和资源支持，将此类学科发展成为具有一定特色和影响力的学科。

资料来源：闫雪冬和张焕萍（2016）。

案例 6-3

为积极应对人口老龄化以及满足人民群众的健康需求，郑州大学第五附属医院围绕“医养夯实康复，康复拉动全院”的学科发展总体思路，充分发挥康复、医养优势学科引领作用，以国家级重点专科带动省级专科，省级专科驱动医院高质量发展，加强学科间的融合发展，从学科、人才、平台三大体系激发并建设学科内驱力，进一步夯实学科内科建设，推动医院高质量发展。

学科体系建设：对 22 个河南省医学重点（培育）学科和 12 个院级重点（培育）学科进行分层次、分阶段重点建设，给予各级学科一定的学科建设基础经费，基于学科水平、学术队伍、科研水平、平台建设、组织建设五个维度中的 13 个指标进行量化年度考核，考核周期为 3—5 年，根据考核结果核定下年度建设基础经费。

人才体系建设：选拔优秀的学科带头人和后备学科带头人，为个人发展创造必要的条件，支持其赴国内外进行学习与交流、进修与深造，把握国内外学科的发展动向，促进其产出高水平的科研成果；医院与学科带头人共同拟定培养规划，签订个人发展计划书，拨付一定的培养基金，建立学科带头人档案，实行年度量化考核。

平台体系建设：学科的建设离不开学科平台的建设，高水平的学科平台支撑着学科建设高水平发展。医院对各级平台进行开放共享与统一考核管理，并以平台为引力器，柔性引进国内外高端人才及其团队，加大专职科研人员招录力度。

（三）战略部署

战略部署是把战略设计有效落实到战略执行的关键转化环节，具体包括目标设定、战略分解、资源配置、行动计划等在组织、团队、个人层面的统筹一致。战略部署通常可分为两个维度，即时间维度与组织维度。一方面是把组织的中长期愿景目标、战略选择、蓝图规划分解到中短期的运营目标、全局关键举措、短期的运营计划；另一方面是把组织的整体目标、核心战略、蓝图规划分解到部门/团队以及个人的目标、各部门的支持性战略、团队与个人的行动计划。这个分解的过程就是把方向性蓝图落实到具体的行动，从而使战略可以落地执行。战略部署分解过程具体见图 6-3。

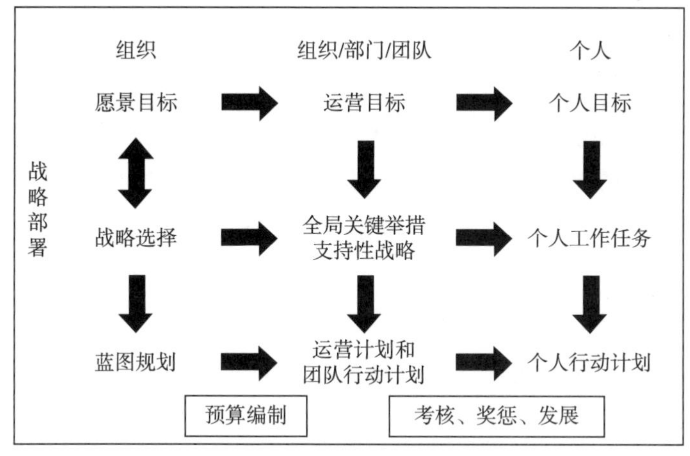

图 6-3　战略部署分解过程

资料来源：麦肯锡 OHI（组织健康指数）解决方案。

把学科战略决策转化成实际的战术，建立一套管理体制和机制，是学科治理的重要内容。

案例 6-4

吉林大学第一医院通过战略分析和战略方向确定，进行学科发展的战略部署。

一是从亚专业建设、科教成果、平台建设、人才培养等维度的客观指标抓取近四年科室数据，进行数据分析及学科评估反馈，为确定医院未来重点学科建设方向奠定基调。

二是运用“特区思维”，建立学科特区、学术特区，用以点带面的方式，推动医院学科建设全面发展。其中，学科特区侧重临床，分为高峰、高原、潜力和培育四个层次，在技术突破、临床成果、国家奖项等方面分别确定不同的目标，给予不同力度的支持。学术特区侧重基础研究，首批遴选器官移植、脑血管疾病、肿瘤、感染四大研究方向，设立临床和科研双带头人，给予人财物和政策上的大力扶持。

三是推进学科整合，组建器官移植中心、普外中心、神经专科医院、骨科中心、妇产中心等多个专业化临床研究中心，将科教研指标落实到每个中心和科室的医疗服务中。

资料来源：张昊华（2023）。

（四）执行评估

战略的执行评估需要跟踪执行情况、评审执行效果、总结学习经验、链接绩效管理等多方面互相配合。这个步骤同样需要调动员工的积极性，提升员工的执行能力，跟踪监督进展，奖励战略实施成果。

案例 6-5

学科建设是一项庞大的系统工程，牵一发而动全身，需要周密部署、科学规划，医院管理者应当系统布局。调研发现，至 2023 年浙江大学医学院附属邵逸夫医院建院只有 29 年，却一直走在公立医院改革的前列。该院在国家卫生健康委组织的三级公立医院绩效考核中连续四年位居 A++行列，其中学科建设发挥了极其重要的作用,特别是面向未来的学科规划与布局。

一是要错位发展。相较于拥有传统强势学科的老牌医院，要善于培育和发展亚专科，进行错位发展。

二是要发挥新型学科作用。只有以战略导向、问题导向和需求导向为引领，发展新型学科，才能真正让学科建设在社会经济发展与保障百姓健康中发挥作用。

三是要充分利用大学附属医院的多学科优势进行交叉融合，以此促进学科更好、更快发展，同时促进新型学科形成。医院要高质量发展，必须拥有强势学科，同时也要重视其他学科的发展。医院管理者只有立足医院定位，做出正确的学科发展规划，才能让医院的发展更加可持续。

资料来源：张昊华（2023）。

二、治理体系

公立医院是我国医疗卫生服务体系的核心和主体，在改善和提升人民群众健康方面发挥着主力军作用。伴随人民群众对多元化优质医疗卫生服务需求的不断增长，公立医院体制机制改革的迫切性愈发突出，医院亟须推进治理体系和治理能力现代化，实现高质量发展。换言之，推进公立医院治理体系和治理能力现代化，必须建立健全现代医院管理制度，构建权责清晰、管理科学、治理完善、运行高效、监督有力的体制机制。

（一）泛医政管理新模式

1. 专家治院

医院越来越突出专家的作用，特别是在专业性较强的问题上，医院充分依靠专家委员会为医院管理者做出科学决策提供咨询、论证意见。例如，在课题申报方面，有伦理委员会；在药品目录方面，有药事委员会；在人才评价和遴选方面，有学术委员会、人才委员会；等等。

2017 年 7 月，国务院办公厅印发《关于建立现代医院管理制度的指导意见》，明确提出“充分发挥专家作用，组建医疗质量安全管理、药事管理等专业委员会，对专业性、技术性强的决策事项提供技术咨询和可行性论证”。其背后的深层意义是，医院作为典型的知识型组织，应坚持以学术为主导、以学科建设为核心的原则，充分发挥专家治院的作用。专家委员会是医院治理结构从行政权力向学术权力转移、从行政权力主导向学术权力主导转变的具体表现之一。

2. “医生+运营”合作模式

近年来，围绕公立医院岗位设置，各地、各级、各类医院进行了一些研究和实践，丰富了医院岗位的类别和形式，在一定程度上促进了医院、学科精细化管理水平的提升。如四川大学华西医院设立专科运营助理，协助临床科室主任将医院战略目标与科室发展有机结合，帮助科室主任进行日常管理，整理、分析科室运营信息并上报医院运营管理部门，同时承担科室、部门间的沟通协调等工作，提升了医院、科室管理效率和水平。

3. 无边界管理

无边界管理鼓励员工突破各自部门的边界，与组织中其他部门员工沟通、交流，群策群力地解决问题。当下的科室管理模式往往通过严格的层级界限及科室划分来组织工作和行使职权，无边界管理模式打破了阻碍知识型人才交流合作的外在障碍，使人才更加积极主动地寻求多视角，共享信息技术，采取灵活方式解决问题。无边界管理使得医院更加开放，能力与资源也得到最大限度的开发。它让人才不再局限于管理边界内的工作，为他们跨界合作创造了机会。

（二）多元协同治理新生态

1. 命令链

在科层制的组织架构中，学科管理面临的一个重要问题是效率。在管理实践中我们常常发现，需要协同完成的工作往往是整个管理流程中最可能出现各种问题的环节。管理问题有各种各样的表现形式，譬如相互推诿、流程不清、责任不明、执行力不强，但其最终的表现形式均为工作推进效率低下。原因之一是涉及多部门的管理过程忽视了一个非常重要的概念——命令链。

命令链是一种连续的、不间断的权力运行路线，从组织最高层扩展到最基层，不可见但实际存在。它可以回答“谁向谁报告工作”，有问题时“我去找谁”和“我对谁负责”等问题。命令链的运行效率直接决定了组织执行力的效果。

在当前医院学科的管理机制下，人们对命令链信号传递中的权威性是没有异议的。但是随着分工细化，越来越多的工作需要多岗位或多部门协同处理。而由于管理维度和科室职责之间的不匹配，导致对命令的认知往往存在较大分歧，因此多部门协作的工作往往缺乏效率。多元协同治理首先要打破这种自上而下、层层传递的命令链，基于共同体多元主体，采取“多中心”“分布式”权力分配模式。

2. 协同治理

协同治理需要治理主体之间权力的分配和制衡。在当前的治理模式下，行政主体掌握资源配置的权力，学术主体掌握学术话语权，而业务主体是临床一线医务人员，他们在学科治理中往往是被动消极的一方。

多元协同治理模式下，医院需要通过制度框架和运行机制保证各主体之间的权力分配、权力制衡和权力博弈。更为重要的是，从对立转向协同，需要考虑四个核心要素，即共同愿景、互动激发、知识互补、开放共享。此外，基于权力与责任对等的原则，协同治理也意味着学科共同体的不同主体都要对学科治理承担相应的责任。

3. 共同决策

多元协同治理的重要体现是学科共同体成员的广泛参与和共同决策。推进共同决策的关键路径之一是构建汇集多方价值诉求和专业智慧的民主决策体系，即尊重多方诉求、汇集多方智慧、整合多方资源，实现学科更好发展。为此，共同体各主体的不同利益诉求都应被考虑。

（三）学科评估新范式

学科评估的目标是衡量学科发展所处的阶段，为新的学科战略和学科建设划定起跑线、标定“时速”，为学科治理提供新导向。

对于医院而言，学科实力强弱不再只是反映医院学术地位的一面镜子，而将成为影响各类资源（政策、资金、患者）流向的指挥棒。随着学科门类日渐齐全，医院如何精准对接不同学科发展需求，以最少的人、财、物资源投入实现最大产出，让学科结构更加合理、特色更加鲜明、发展更具可持续性，成为摆在医院掌舵者面前的一大难题。

案例 6-6

华中科技大学同济医学院附属协和医院（简称“武汉协和医院”）根据学科发展规律，构建起一套独具特色的学科评估体系。以此为依据，为学科建设把好脉；适时调整相关政策，精准“施药”，实现学科建设有支持、年终绩效有倾斜、设备购置有优先、医院扶持有重点，初步建成互相支撑的优势学科群。

以评促建，精准施策

以学科评估的方式对全院各学科进行“体检”，及时诊断、定时监测学科建设问题，是医院制定规划、修订政策的重要依据，也是推动学科从“全”到“优”的基础。近年来，医院依据学科评估结果，围绕学科方向、学科队伍、学科平台、运行机制等学科建设中的关键要素下功夫。

评估指标：注重因势，按需调整

对于各项评估指标，应坚持用发展的眼光来看。具体而言，评估指标要回应时代需求、顺应行业发展趋势、突出医院发展方向，既可根据国家颁发的相关疾病区域医疗中心设置标准适时调整，又应引导学科关注和探索常见、多发、疑难疾病诊治新手段、新办法。

评估过程：多方协商的对话机制

各学科评估数据采集实现“两上两下”：组织评估部门连同全院各相关职能部门，收集、汇总各专科相关指标，再下发给临床科室核对，科主任签字后确认；新增/修改数据交由各职能部门核对后，再次下发给临床科室进行核对后回收。双向对话、充分沟通，有利于学科查找不足、发现问题。

以信息化数据库为支撑

依托信息技术的发展建立起的评估数据库，增强了学科评估工作的可靠性。同时，经由数据库科学分析、展现影响每个学科排名“升降”的因素，有利于医院管理者从全局考量医院学科建设情况和调整各类资源配置，也为各学科带头人制订未来发展计划提供参考。

资料来源：丁宁等（2021）。

（四）学科进阶新路径

学科进阶是指立足于学科的历史基础和现实条件，在持续发展的过程中，不断在新的高度上实现学科治理的循环，寻找学科发展第二曲线，强势学科与弱势学科之间达成价值和利益再平衡，实现学科的破圈重生、凤凰涅槃。

案例 6-7

中国医学科学院北京协和医院风湿免疫科经历了从无到有、从弱到强的发展历程。“以科研为龙头、教学为依托、医疗为根本”是其快速蓬勃发展的“秘诀”。

建科之初，医院存在对该学科疾病认识不足、对风湿免疫性疾病的知识缺乏了解、专业人员短缺和学术水平较低等困境。通过组织学术培训、研讨会等，普及风湿免疫病学知识，为从事风湿免疫病学专业的人员提供学术交流平台，对从业人员开展培训和继续教育，医院培养了一批学科带头人和学科骨干，以及一支强大的科研队伍。

建科初期，医院风湿免疫科就建立了以科研为主导、支持临床工作的科研型实验室。实验室在满足临床工作、为患者进行风湿免疫病学自身抗体检测的同时，开展了大量的临床和基础科研工作。首先建立了与国际接轨的国内自身抗体检测方法和标准，同时开展了原发性干燥综合征、类风湿关节炎、系统性红斑狼疮和系统性血管炎发病机制和临床诊治的研究工作。其中，原发性干燥综合征与类风湿关节炎的临床和基础科研工作均荣获国家科技进步奖。

医院在国家级重大科研项目基金的资助下，开展了大量的科研创新工作以及多项临床科研工作，并树立起在国际上的专科影响力。医院 2004 年成为由美国国立卫生研究院牵头的国际原发性干燥综合征合作联盟临床研究项目在中国的唯一加盟成员，2008 年又成为欧洲抗风湿病联盟（EULAR）硬皮病国际临床和基础研究合作项目在中国唯一的分中心，同年还与美国约翰斯·霍普金斯大学狼疮中心建立了科研合作关系。

资料来源：田新平等（2010）。

学科进阶一定要考虑到学科的历史基础和现实条件，在现有的基础上，学科的发展要经历一个相对漫长的过程，切勿“揠苗助长”。

（五）学科人才

1. 人才的核心竞争力

人才的核心竞争力（Core Competence）指的是知识型人才保持专业优势并持续发挥价值的独特能力。例如，护理人员的核心竞争力是指护理教育应着重培养的、护理专业人员必须具备的最主要的能力，是从事临床工作必须具备的综合能力，是护士知识、技能和特质的综合反映。护理人员的核心竞争力大致涉及评估和干预能力、交流能力、评判性思维能力、人际交往能力、管理能力、领导才能、教育能力和知识综合能力（刘华平和李峥，2016）。

传统的组织是以岗位为导向、以层级思维为基础建立的。因此，员工的待遇和管理方式更多地取决于他们所在的岗位（从事的工作），而不是他们的绩效表现、技能、胜任力及个人需求。当今的人才管理体系要想确保组织能够有效运作并能应对外部环境的不断变化，最为重要的事情就是聚焦于个人的需求、技能和岗位胜任力进行体系设计。

“素质匹配”是指任职者的能力状况能够胜任岗位需要，与岗位要求契合度较高。需要注意的是，这里所说的素质更多的是指沟通、领导力、协调、学习等这些“冰山以下”的软性素质，而不是一般所强调的知识、技能、经验等这些“冰山以上”的硬性素质。组织行为学的研究发现，“冰山以下”的软性素质更能决定和衡量一个人未来的职业成就。

案例 6-8

吉林大学第一医院打破固有用人模式，面向全国公开招聘，实行预留院轮转考核淘汰机制。医院将岗位分为 A 岗和 B 岗，A 岗主要面向具有良好科研基础的博士研究生，B 岗主要面向具有出色实践技能的硕士研究生。实施该举措后，2022 年 A 岗 68 名新入职人员中，有 30%来自全国各地知名医学院校。通过对比，医院更加明确自身在人才培养上的优势和短板。为了留住人才，医院在平台建设、经费支持等方面进行了有益探索。例如，建立“全链条人才培养”体系，通过优杰青培养、高层次人才聘任、青年基金项目等为人才提供服务和保障。

资料来源：薛奥（2022）。

2. 人岗匹配

岗位胜任力是指员工在特定岗位上所需的关键能力和素质，旨在使人与岗位相匹配，精准挖掘或选拔擅长某岗位工作的人，并使其创造出高价值。通过职位分析问卷法、海氏工作评价系统、关键事件法、360度评估、胜任力素质模型、职业锚等常用的人力资源管理工具，医院能够全方位地构建岗位胜任力模型，全面评估人才的全方位能力和素质，了解人才除知识和技能之外深层次的胜任力素质，从而更好地做到人岗匹配。

职位分析问卷法是一种常用的岗位分析方法，是使用较普遍的职务分析系统。它通过结构严谨的职务分析问卷，从信息输入、思考过程、工作产出、人际关系、工作环境、其他特征等方面，全方位识别工作中所产生的心理过程和工作的“产出”，分析工作与其他人的关系，以及工作的自然和社会环境等工作特征；从信息使用度、耗费时间、适用性、对工作的重要程度、发生的可能性等方面，得出每个工作领域的分析数据，使得工作之间可以量化比较。

医院开展人岗匹配，一方面可以通过设置专门的管理岗、科研岗、临床专家岗，集聚具备专业优势的人才，激发人才的专业优势，缓解专业知识和技能缺乏的问题；另一方面可以从职业发展路径规划的角度，为具有不同兴趣和专长的人才设计不同的发展路径，开展人才纵深培养，使之有针对性地实践和接受培训，从而最大化地激励人才发挥效能。

第二节　人才盘点与能力图谱

人才盘点是基于组织战略来定义人才、识别人才和培养人才的行动。但人才盘点并不是为“过去”盘点，而是为“未来”盘点。换言之，绘制能力图谱和知识技能清单，摸清人才状况是人才盘点的前提。人才盘点的最大价值是将人力资源系统地整合起来，与医院战略、业务方向相匹配，根据业务需求确定岗位需求，明确核心素养能力和知识技能清单，使绩效考核与能力评价成为一体，人才选拔和人才培养无缝对接，人才发展支撑业务发展，让各个模块不再孤立脱节，实现全方位、全周期人才管理。

一、人才盘点

人才盘点让组织科学、系统地识人用人。组织通过人才盘点，发现隐藏在组织中的高潜人才，将合适的人放在合适的位置上，对合适的人加大激励和培养，从而使人才资产实现保值增值。

人才盘点包括整体盘点和个体盘点两部分。同时，整体盘点和个体盘点又包括存量盘点和增量盘点，存量盘点是盘现状，增量盘点是盘未来。

（一）整体盘点

整体盘点又叫组织盘点。组织盘点通常包括组织健康度诊断、组织结构盘点、人才结构分析、人才效能分析、人才流失率分析、人才敬业度调查等内容。组织盘点能够全面了解组织现状、组织能力以及人才整体状况，从宏观上建立战略、组织与人的联结，为战略落地构筑强有力的人才支撑。

其中，组织健康度诊断方面，根据麦肯锡的定义，组织健康由三个关键属性和九大健康要素构成（见图 6-4）。

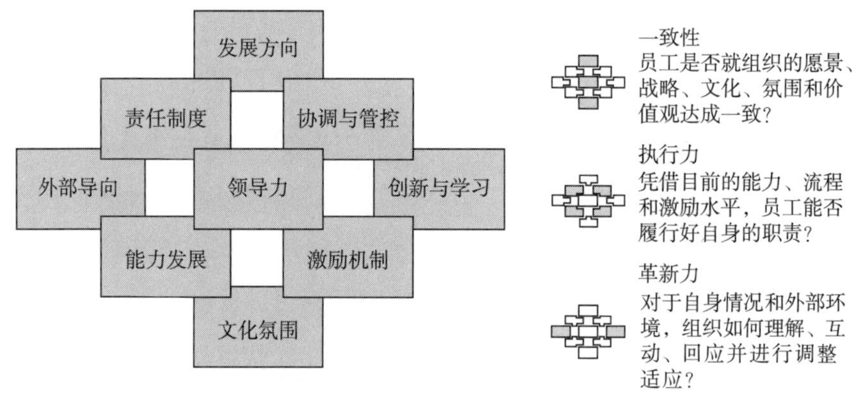

图 6-4　麦肯锡组织健康属性和要素

1. 一致性

一致性主要是指员工是否就组织的愿景、战略、文化、氛围和价值观达成一致。其包含的主要健康要素有：

第一，发展方向。传递清楚、强有力的愿景，让员工了解组织的未来方向、如何实现目标及其对员工的意义。

第二，领导力。运用适当的领导风格，激发组织成员采取行动以达成高绩效。

第三，文化氛围。在组织上下宣导并践行一套深入人心的价值观，同时在日常行为中体现出来。

2. 执行力

执行力是指凭借目前的能力、流程和激励水平，员工能否履行好自身的职责。其包含的主要健康要素有：

第一，责任制度。确保每个人都了解组织对他们的期望，同时被赋予足够的工作权限并对结果负责。

第二，协调与管控。一致地衡量并管理业务风险，同时在问题出现时能采取行动解决问题。

第三，能力发展。确保组织具有执行战略与建立竞争优势的组织能力和人才。

第四，激励机制。培养员工的忠诚度与热忱，鼓励员工尽力追求最佳绩效。

3. 革新力

革新力是指对于自身情况和外部环境，组织如何理解、互动、回应并进行调整适应。其包含的主要健康要素有：

第一，外部导向。重要的外部利益相关方（客户、供应商、合伙人等）密切高效互动，以更有效地实现价值。

第二，创新与学习。鼓励并采纳源源不断的创意，使组织能不断学习与成长。

在组织健康度诊断方面，麦肯锡提出了经典的“7S”模型，包括结构（Structure）、制度（System）、风格（Style）、员工（Staff）、技能（Skill）、战略（Strategy）、共同的价值观（Shared Values）七个要素。

（二）个体盘点

个体盘点就是狭义上的人才盘点。人才盘点也叫全面人才评价，是对组织内部人才总量（结构、数量）、人才效用（效率、业绩、稳定性、敬业度）和人才质量（知识、技能、能力）进行摸底调查，确认关键岗位的继任计划和关键人才的发展计划（如培训、轮岗、调动、晋升等），以促进组织拥有合理的人才结构和充足的高绩效人才，从而支撑、落实业务战略，实现人才可持续成长，是人力资源精准化、系统化管理的手段。

人才盘点作为人力资源管理工具，最早由通用电气公司开发并推广应用。人才盘点可定位为通过对战略与组织发展的审视，从多角度对内部人才做出评价，帮助管理者了解组织人才现状及其与未来业务发展要求之间的差距，进而采取有针对性的措施来缩小差距，以满足战略发展的需要（李祖滨等，2020）。常规的人才盘点内容如表 6-1 所示。

表 6-1　人才盘点的内容构成

构成	整体盘点	个体盘点
存量盘点	·组织健康度诊断（可选项） ·组织结构盘点 ·人才结构分析 ·人才效能分析 ·人才流失率分析 ·人才敬业度调查（可选项）	·基本信息 ·绩效表现 ·能力素质评价 ·脱轨因素评价
增量盘点	·组织结构与岗位优化计划 ·人才结构优化计划 ·未来一年的人才需求	·人才晋升与调整计划 ·关键岗位继任计划 ·高潜人才培养计划

资料来源：曾双喜（2023）。

1. 从人才结构看人才配置的科学性

在人才盘点中，人才结构分析包括两大类别：一类是整体结构分析，通常按人口统计学要素进行分析，如性别、年龄、司龄、学历、资历等；另一类是职位要素分析。

案例 6-9

北京大学深圳医院针对人才队伍建设中存在的问题，整合医、教、研数据，创造性地采用 DRG 人才地图系统，为规范医院人才梯队建设、合理配置医院人力资源、实现精准化人才管理及培养决策提供新思路、新方法。

该院在人才管理中面临的困境有：第一，培养困境。对人才培养缺乏整体规划，只注重眼前工作，缺乏学科发展长远考虑，专科专病和科研能力未做到相辅相成，人才培养意识薄弱。第二，引进困境。虽然大力引进高层次人才，但是没能做到精准引进，不能结合医院学科特点和梯队建设，引进的人才能力没有得到充分发挥。第三，管理困境。管理人员很难从医、教、研整体上把握及监控人才队伍的发展现状，无法对其进行精准的考核评价，也就无从有针对性地制定、实施有效的奖励制度，影响一部分医务人员的工作积极性。

该院将 DRG 与人才管理和培养过程相结合，有针对性地设计了 DRG 人才地图系统，旨在建立一套有效的指标考核模型，对医、教、研数据进行采集和加工，形象、直观、准确地展示医院、科室、病区、医生的医疗服务能力、服务效率和服务质量排布情况，形成可视化的人才地图。

人才地图系统可以分为用户终端操作层、应用服务层、应用支撑层、数据处理层和信息资源层。用户先将 DRG 数据、人事数据、病案首页及其他信息上传至系统，系统结合应用支撑层的背景数据和信息库，综合分析各项指标，以人才地图的形式展示出来。用户最终可以在电脑、平板和智能手机上根据 DRG 自行查找和观看。

DRG 人才地图系统包括核心分组省级地图、疾病分类全局地图、医生 DRG 绩效排布地图三个部分。用户能够根据 DRG 迅速建立全局观并找到自己所需。

以医生 DRG 绩效排布地图为例：用户点击人才地图后，进入医生 DRG 绩效四象限排布地图，每个医生以 1 个圆点表示，圆点可以索引医生人事信息。DRG 绩效展示医生个人总权重和 CMI，其中总权重体现工作效率，CMI 体现技术难度。四象限的中心点为 DRG 组数均值和总权重（或 CMI）均值，左上象限为低组数高权重（或高 CMI），右下则相反；右上象限为高组数高权重（或高 CMI），左下则相反。通过不同条件，如科主任、科副主任、主治、住院，医生性别，医生年龄段等，在 DRG 绩效排布地图上多角度展示人才储备情况，结合岗位特点指导人事挑选。具体情况如图 6-5 和图 6-6 所示。

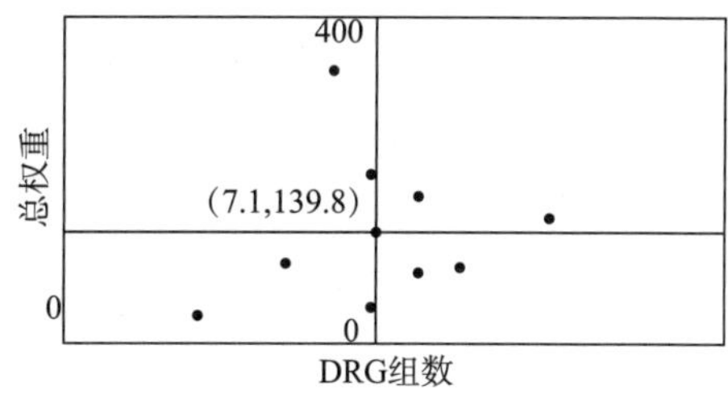

图 6-5　各医生 DRG 和总权重排布地图

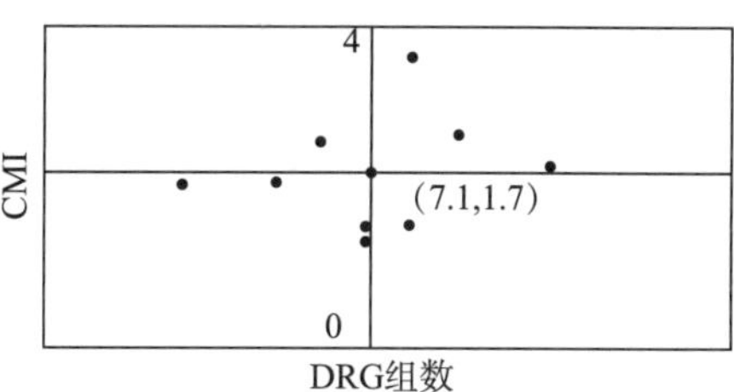

图 6-6　各医生 DRG 和 CMI 排布地图

资料来源：张海娇和姜霞（2021）。

通过上述可视化地图的分类，可以清晰地看到全院的人才现状，并且可以有针对性地指导人才梯队建设。针对培养困境，DRG 人才地图系统能有效提供全局数据，为不同类型、不同层级的人才设置不同的培养方案，因人而异、因岗而异制定激励措施，从而完善人才梯队建设，防止人才断层。

2. 从员工流失率看队伍的稳定性

员工流失率高是员工不满的客观反映，是人才队伍缺乏稳定性的表现。员工流失率过高，不仅会影响组织的正常运营，还会造成军心不稳、士气低落，使组织业务发展步伐受阻。较低的员工流失率意味着组织在生产和服务方面有更好的连续性，目标更统一，团队合作也更好。

调研发现，护理人员短缺已经成为我国医学发展的一个制约性问题。近年来，护理人员流失现象非常严峻，流失人数逐年增多，流失渠道不断扩宽，流失手段呈现多样化特点。受多种因素的影响，护理人员离职率高是各医疗卫生机构普遍存在的问题，也是导致护理人员短缺的重要因素之一。此外，护理人员离职率高还致使在职护理人员对工作不满意、思想不稳定，从而使更多护理人员产生离职意愿；访谈获悉，离职的护理人员大部分具有一定水平的专业技术和临床经验，离职后即使以同等量的新护理人员顶替其在临床上的工作岗位，也不能很快发挥作用，这给临床护理质量及护理管理带来了很大的影响。

3. 从敬业度看员工活力

员工敬业度反映员工是否具有工作热情，是否以工作单位为豪，能否推动工作创新，进而推动组织发展。员工敬业度决定着员工的活力。盖洛普咨询公司将员工分为三种类型：第一种是敬业员工，他们有工作热情，以工作单位为豪，能够推动工作创新，进而推动组织发展；第二种是从业员工，他们大部分时间处于梦游状态，为工作付出的只是时间，没有精力或热情；第三种是怠工员工，他们不仅不乐意工作，还表现出不情愿的情绪，并会阻止其他同事完成工作。敬业员工是稀有宝藏，相比之下，怠工员工会对组织造成损害。

盖洛普咨询公司员工敬业度调研的四个层次由下至上分别为：大本营，即我的获取；第二营地，即我的奉献；第三营地，即我的归属；第四营地，即我的发展。这四个层次分别对应员工的基本需求、管理层支持、团队工作、共同成长四个维度（见图 6-7）。这也反映了组织能量圈对员工从山脚登上峰顶的影响因素。

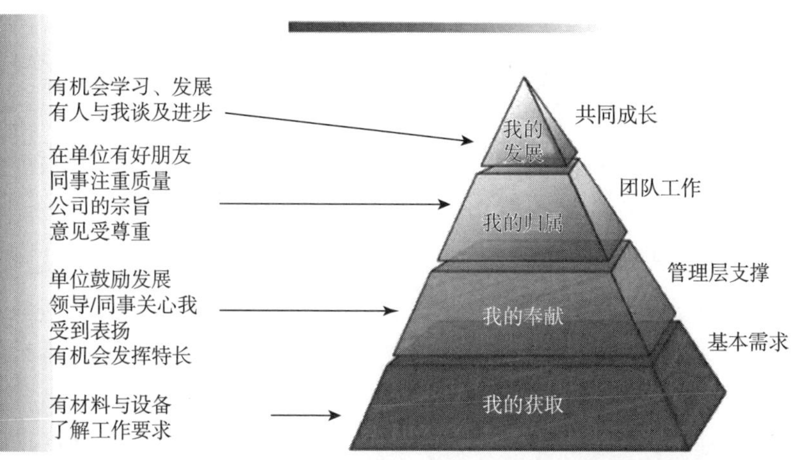

图 6-7　员工敬业阶梯——盖洛普咨询公司员工敬业度调研的四个层次

4. 确定人才标准

人才标准的确定带有鲜明的组织文化特征和价值观取向，即组织珍视员工哪些方面的素质和能力。可以预测未来绩效的胜任力模型是当前人才盘点中最重要的确定人才标准的方法之一。一套完整的胜任力模型，应包含模型结构、指标名称、指标定义、指标维度、行为描述等部分。各个行业的人才标准可能会有很大的差别，同一行业的不同组织、不同企业也会根据自己的目标、愿景和价值观来确定人才标准。

常用的人才盘点中的人才标准构成如表 6-2 所示。

表 6-2　人才盘点中的人才标准构成

标准	定义	特点	重要性
绩效标准	反映员工过去的工作产出与贡献，一般将半年度或年度绩效考核结果作为评定的依据，可往前看三年的绩效考核结果。看绩效不仅要看绝对值，还要看完成率和增长率	代表过去	不可或缺
能力标准	反映员工现在与未来的绩效产出，通常分层级或分序列来构建胜任力模型，一些关键岗位也可能单独构建一套胜任力模型，尽量融入企业文化特色	代表现在与未来	核心标准
潜力标准	反映员工未来的可培养空间，通常全员共用一套潜力模型（不区分层级和岗位），甚至很多企业采用外部咨询机构的通用潜力模型	代表未来	锦上添花

二、职业发展能力图谱

职业发展能力图谱将学科人才视为成长性主体，强调未来发展的潜力空间，类似于人才画像，侧重于关键能力差距。知识技能清单可以看作具体的评价数据库，而职业发展能力图谱是实时更新的，因为岗位会变化，患者需求和学科发展方向重点也会变化。

职业发展能力图谱基于学科治理视阈，将知识型人才职业发展进阶路径与能力进阶路径相匹配，绘制知识型人才职业发展的全域学习地图，强调以人为本、赋能激励，使知识型人才在完成岗位职责的同时实现自我成长。

岗位胜任力落脚点在“岗”，是一种自上而下管控的视角，强调人与岗的适配度，实现人岗匹配、人事相宜、人效相得，目标指向“绩效与管控”。胜任力是从岗位的视角，看人如何匹配岗位的要求。这个视角就导致人的能力进阶基于不同岗位的要求，有失连续性。

与岗位胜任力相比，职业发展能力图谱的落脚点在“人”，最终目标不仅是完成岗位和组织交办的职责与任务，而是知识型人才的能力提升、持续成长。职业发展能力图谱是人岗配置的管理创新。在学科治理模式和知识型人才理念下，要求把外部需求转化为内部岗位配置需求，把岗位配置需求转化为人员能力需求，通过人才盘点，绘制知识技能清单，把责任与权力同时与岗位相匹配，权力下放、岗位赋能，发挥知识型人才的创造性和能动性，实现人岗间的匹配及价值进阶。

案例 6-10

中医护理岗位能力图谱·玫瑰飞轮

2023 年 9 月 29 日中秋节，全国第一部“中医护理岗位能力图谱·玫瑰飞轮”（见图 6-8）在北京发布。这是继 2022 年北京协和医院发布“住院医师核心胜任力框架共识”之后，首次发布的护理岗位能力图谱。该图谱由北京中医药学会中医护理专业委员会主任委员郝丽团队主要建构，为推进中国医院学科治理、人力资源创新能力配置及持续职业教育做出了积极、有益的探索。

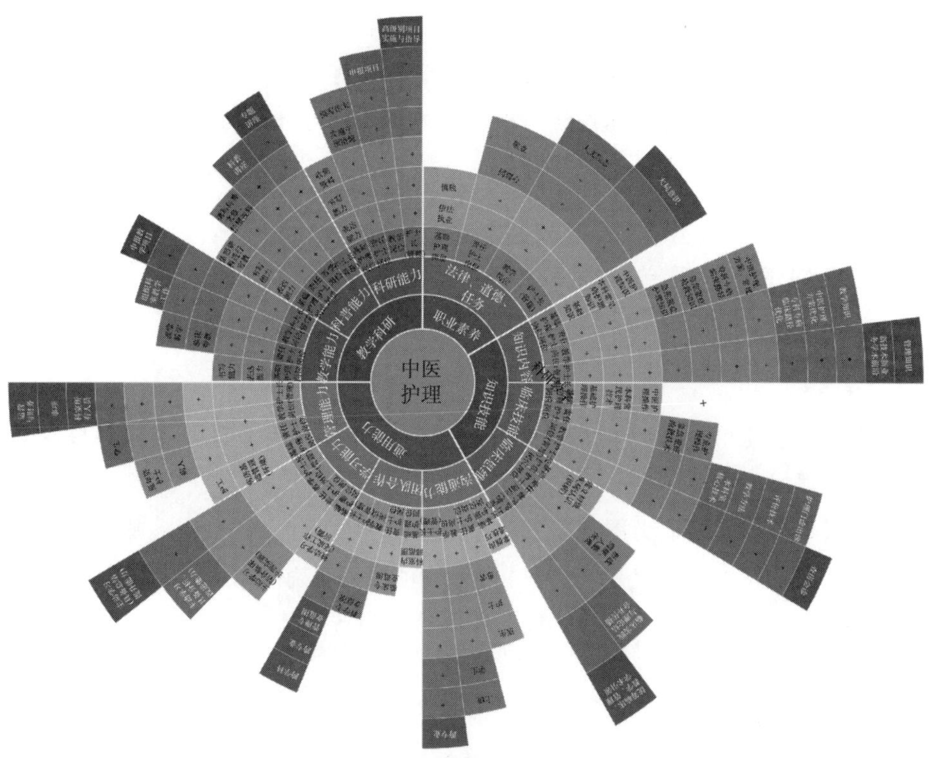

图 6-8　中医护理岗位能力图谱·玫瑰飞轮

"一中一西、一医一护"，一脉相承、相得益彰，两家京城名院、全国龙头三甲，通过能力图谱诠释了中西并重、医护协同护佑健康的学科核心素养。郝丽介绍，中医护理岗位能力图谱是护理学科健康度研究的重要成果，是学科治理理念在护理领域的重要实践成果之一。在实践中，能力图谱与岗位胜任力有着"质"的不同。岗位胜任力是组织对个体岗位任职资格的要求，强调的是"绩效与管控"；而能力图谱是员工价值彰显、能力进阶的学习地图，强调的是临床实际问题解决能力暨学科核心素养的构建，凸显的是以人为本，赋能激励。"玫瑰飞轮"一词源自"赠人玫瑰手有余香"的奉献精神，在融入中医护理的整体观念与辨证施护专业精髓的同时，折射出中医护理人专注、慎独的职业精神，彰显护理岗位"过程域管理、全链条治理"高速运转的全新理念。

"中医护理岗位能力图谱·玫瑰飞轮"分别从基础护理岗、责任护士岗、教学科研岗、护理管理岗四类不同岗位护理人员所需具备的相应能力需求出发，用图谱的形式呈现不同岗位对护理人员职业素养、知识技能、通用能力、教学科研能力等四个方面不同层次的能力要求。通过能力图谱的构建和应用，改变护理岗位能力评价工具短缺的现状，为更有针对性地筛选、培育、使用、展示人才提供依据，为护理人员对标成才、护理管理者对标成长指明方向。

三、知识技能清单与学习路径图

（一）知识技能清单

知识技能清单是以职业发展能力图谱为导引，对人才进行量化考核的实务操作手册。

如果说职业发展能力图谱是知识型人才的“学习地图”，明确能力进阶路线；那么知识技能清单就是“考试模拟试题集”，明确能力养成指南。职业发展能力图谱和知识技能清单是人岗配置的管理创新。

（二）学习路径图

职业发展能力图谱、知识技能清单和学习路径图是一整套工具，是把岗位需要的人才能力与人才培养手段结合起来的有力抓手。如今许多培训要么不考虑个性化的岗位需求，要么培训路径设置不科学，培训内容不具有系统性，影响了培训的效果。不同的能力培养需要不同的方式，有些需要知识学习，有些需要实操演练，甚至有些管理技能需要岗位历练和教练指导。

1. 个人与组织协同发展

在医院场景下，卓越医疗服务的提供依赖于全体医务人员的服务质量和服务水平，以及整体医院组织体系的良好、有序、高效运行。从组织的角度来看，医院一方面需要源源不断的高质量“新鲜血液”的输入，即录用和引进新人员；另一方面对于既有人员，需要搭建高效的培训体系，构建员工成长和发展的通道，即通过绘制学习路径图，让员工的工作经验和技术水平实现快速提升。实际工作中，医学院校的毕业生往往还要经过 3 年住院医师的规范化培训以及持续不断的学习和进修，才能逐渐胜任医师这一工作。医疗服务的特点决定了医生不可能通过较短时间的培训即可上岗，诊疗技术需要经历一个漫长的实践、总结、反思、精进的过程，更需要依靠组织为个人搭建一条长期成长的学习路径。此外，医疗服务的特点还决定了医务人员无法通过单纯的课堂理论知识学习或者实操经验积累达到熟练工的效果。医务人员一方面需要不断更新理论知识，紧跟前沿的研究和技术，另一方面需要将理论和实践相结合、临床和科研相结合，只有这样才能在专业领域不断成长。

2. 全生命周期人才管理

按照美国心理学家杰弗里·格林豪斯（Jeffrey Greenhaus）的职业发展阶段理论，职业生涯可分为职业准备、职业探索、职业生涯初期、职业生涯中期和职业生涯后期五个阶段。由于每个阶段面临的目标、任务不同，不同的发展阶段应采取不同的评价、使用、培养、激励和保留措施。

在医院，人才的全生命周期管理表现为从住培、规培开始的持续不断的培养和考核过程。但是，目前培养体系最大的问题是缺乏针对性，现有的培训方式是大范围的、普适的，没有做到“因材施教”，职业生涯规划往往凭个人职业发展过程中的摸索，容易留下“成长遗憾”。而且，这样的成长轨迹是一条明显的“抛物线”，在职业发展的后期，人才成长枯竭、动力不足的现象较为严重，很难调动人才的积极性，造成人才资源的巨大浪费。

3. 人才进阶学习路径图

人才进阶学习路径图是以人才职业发展规划、能力发展路径为主轴，设计的一系列有针对性的培养、学习活动，而职业发展规划、能力发展路径是基业长青的任职资格体系中的组成部分。将人才的职业发展规划与培养方案结合起来，解决了人才学习的动力问题。人才进阶学习路径图包括成长路径、学习内容、学习发展方案三个核心组成部分（见图 6-9）。

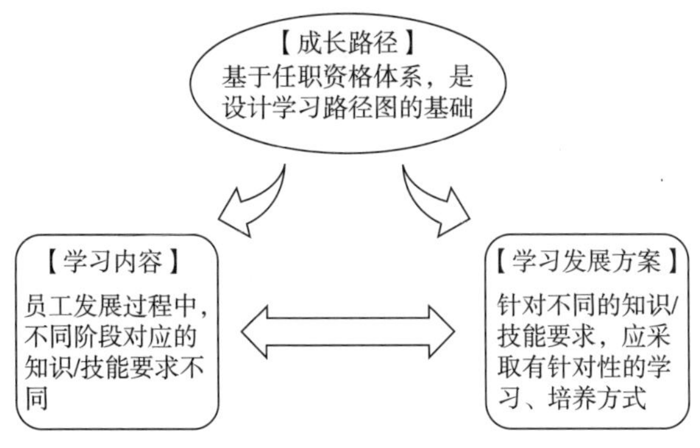

图 6-9　人才进阶学习路径图的核心组成

学习路径图可与组织的战略规划、培训体系、绩效考评结合，作为组织选、用、育、留、继的标尺。学习路径图的绘制流程包括工作任务分析、学习任务分析、课程学习方案制订以及地图绘制四个步骤。

4. 个人进阶学习曲线

学习曲线是以时间为横轴、以能力为纵轴而形成的变化曲线。或者说，学习曲线是指在一定的时间内获得技能或知识的速率。一般人以为学习曲线是一条向上的线，随时间的推移而慢慢上升。但实际上，大部分人的学习曲线如图 6-10 所示。

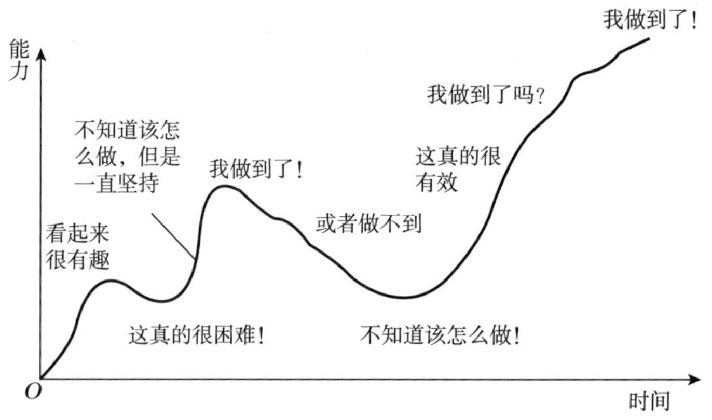

图 6-10　个人进阶学习曲线

资料来源：崎岖不平的学习曲线［EB/OL］.（2018-05-22）［2023-11-04］. https：//sascha-kasper. com/the-bumpy-learning-curve/.

个人在成长的每个阶段都会遇到瓶颈期，如果不能突破瓶颈期，则不但很难进入新的成长阶段，甚至很可能回到原点。成就动机强和学习能力高的人会在瓶颈期持续努力、自我改变、反复尝试、寻求突破；而成就动机弱和学习能力低的人很难忍受瓶颈期带来的痛苦与压力，也找不到突破瓶颈的途径和方法，很快会躲回舒适区。

5. 高潜人才的成长进阶

高潜人才的关键特征是具备较强的成就动机和学习能力。但是，高潜人才必须通过自我反省，或通过导师制、教练技术获得他人指点，或通过两者结合的方式发现自己的不足并加以改进，达到提升学习效果的目的。“反馈+改进”的练习模式，就是高潜人才自我修炼、提升能力的秘诀。持续的练习有助于人才产生新的领悟，大幅提升自身能力，达到一种新的境界。

6. 人才成长的“三波段”

哈佛大学教授约翰·J. 加巴罗（John J. Gabarro）在《新经理人的领导力》一书中指出，新手的新工作过程由一系列的学习行为组成，他总结为“三波段”曲线：第一个波峰出现在第 3 个月，第二个波峰出现在第 18 个月；第一个波谷出现在第 9 个月，第二个波谷出现在第 24 个月，具体如图 6-11 所示。

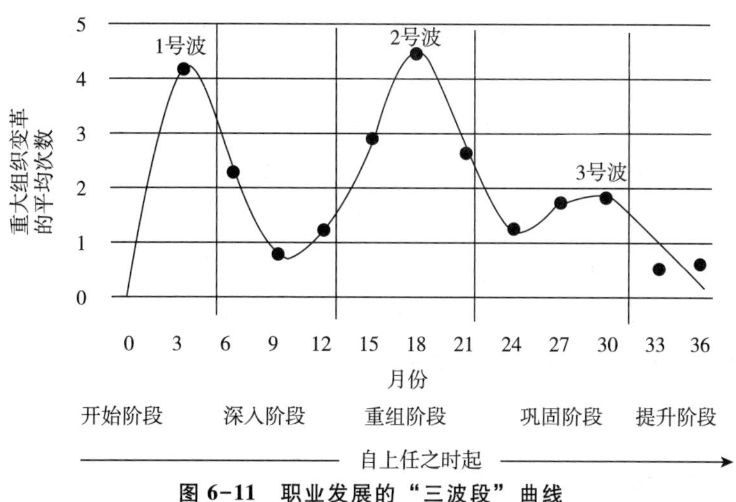

图 6-11 职业发展的“三波段”曲线

资料来源：Gabarro（1987）。

新任管理者一开始都会比较谨慎，在进行一些最初的考察和分析之后，他们会做出一系列改变，这些改变往往是 1 号波中所谓的一些基本修正行动；接下来是沉浸阶段，这个阶段新任管理者对组织有了深入的了解，会加速进行少量的改变；随之进入重组阶段，包括一些复杂的战略性的改变，也就是 2 号波；最终，第三个波动相对较小的改变波段就是巩固阶段，这个阶段新任管理者会基于重组的结果做一些调整。了解这些规律对于医院管理者的能力进阶非常重要。

第三节 激活知识型人才效能

知识型人才具有学术精神和自我实现意识，不论是学术持续成长还是自我价值实现，都需要学科场域。反之，要激发知识型人才发挥更大效能，则需要学科为其提供学术栖身之所、动态柔性的组织生态、成长所需的资源与激励、被尊重并赋权的获得感、在交流中成长的价值感。

一、学科场域与组织氛围

学科可以看作一种“场域”，如同磁场：具有方向性，可以实现纠偏功能；具有能量，可以实现能量传递和汇集；具有规则，可以形成管理工具，实现组织价值。

美国社会心理学家库尔特·勒温（Kurt Lewin）提出“场”的概念，认为个体行为变化是在某一时间与空间内受内外因素交互作用的结果，并称个人在某时间所在的空间为“场”。而“场域”（Field）这一概念由法国学者皮埃尔·布尔迪厄（Pierre Bourdieu）提出：从分析的角度来看，一个场域可以被定义为在各种位置之间存在的客观关系的一个网络。场域既作为一种结构，但又不完全静止。布尔迪厄将场域称作一种“游戏空间”，强调场域需要个体的参与。

（一）学科场域

学科场域包括有形的空间环境和无形的能量场域。

1. 学科空间环境

医院诊疗空间是医疗照护系统的基本物质要素，是医务人员与患者发生直接联系的场所，是营造良好工作氛围和就诊环境的基础。安静、整洁、有序、安全的诊疗空间，不仅使医务人员能以更好的状态为患者提供医疗照护服务，使患者能更加从容、充分地向医务人员陈述病史和病情，从而实现医疗照护的实用价值；更重要的是，在这个环境下，医患双方都感受到“被尊重”。

从学科治理的角度来看，首先需要转变理念认知。医院诊疗空间与在此空间内提供医疗照护服务的医务人员及其在此空间内展现的专业技术，以及获得医疗照护服务的患者都是相互依存的关系。改善诊疗空间，将显著提升医务人员工作体验及患者就诊体验。

2. 学科能量场域

不同的医院、学科、医疗团队之间有明显的差异，而这种差异在于“能量场”各异。这些无形的“能量场”会影响到每天身处其中的患者和知识型人才。

勒温提出著名的场动力理论，他指出“场”不仅指知觉到的环境，而且包括认知意义。“场”既包括物质环境中的某些事件（被知觉到的物质环境），又包括个人的信念、感情和目的等。勒温认为，一个人的行为是由其“心理生活空间”决定的。所谓“心理生活空间”，是指在某一时刻影响个体行为的各种事实的总体，既包括人的信念、感情和目的等，即个人内在“心理场”，又包括被知觉到的外在环境，即外在“环境场”。

由此，他提出了为人熟知的公式：$B=f(P, E)=f(\mathrm{LSP})$，即一个人的行为（$B$）取决于个人（$P$）及其环境（$E$）的相互作用，也就是行为取决于个体的生活空间（LSP）。

在学科共同体中，同样存在这样的“场”，从场动力理论出发，就是要探究“个体场”与“团体场”的交互作用，从而寻找人才效能转化的动力。

（二）组织氛围

1. 组织氛围的作用

组织氛围与员工满意度、创新、公平感、绩效、离职率等相关。组织氛围会对组织成员的行为、心理状态、组织效能产生重要影响。比如，在一个气氛紧张的组织中，每个员工都会不自觉地变得紧张起来，努力让自己跟上组织的节奏或他人的步伐，尽量不拖累或麻烦他人，所以常常会感到工作节奏非常快。这就是组织氛围这种力量带给员工的直接影响。

2. 组织能力模型

组织能力（Organizational Capability）指的不是个人能力，而是团队所发挥的整体战斗力，是团队（或组织）竞争力的 DNA，是团队在某些方面能够明显超越竞争对手、为客户创造价值的能力。

我国知名管理学者穆胜提出的“组织能力三明治模型”，即组织价值观、组织规则和组织知识构成了“组织记忆”的“黑箱”（Black Box）（见图 6-12），从而影响员工的“群体行为模式”。组织价值观是组织的底层逻辑，决定了员工的基础价值判断；员工在基于组织价值观的实践中会形成关于行为的共识，具象化为若干规则；员工基于组织规则的共同行动会沉淀出各类脱离个人存在的组织知识，让最佳实践能够被最大限度共享。

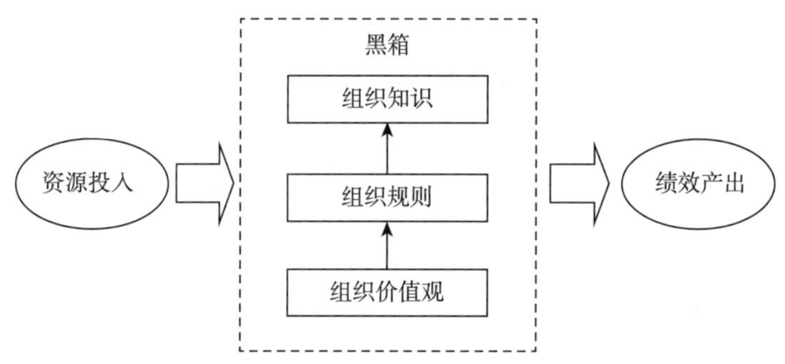

图 6-12 “组织记忆”的“黑箱”

资料来源：穆胜（2020）。

可见，组织能力是无形的，但实实在在对员工的行为和绩效产生影响。当管理者抱怨“员工的行为不像我预期的那样”，或者“产出的绩效不符合预期”时，可能恰恰是组织能力不足的表现。

杨国安在《组织能力的杨三角》一书中提出组织能力的“杨三角”理论，认为打造组织能力需要三根支柱——员工能力、员工思维和员工治理，即组织能力的“杨三角”（见图 6-13）。他还提出持续成功的方程式：成功=战略×组织能力。

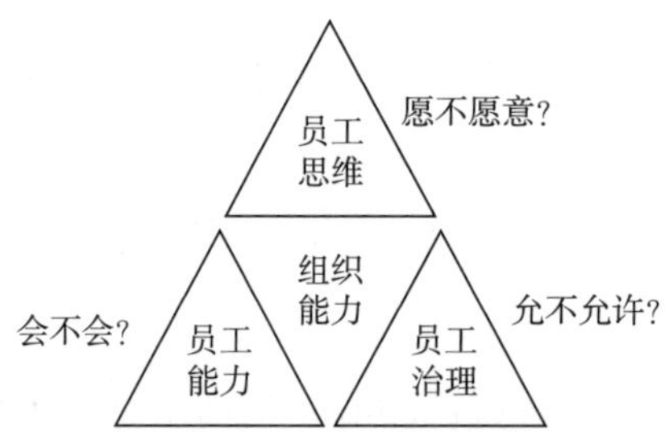

图 6-13 组织能力的“杨三角”

从“杨三角”模型可以看出，组织能力与员工能力、员工思维及员工治理密切相关。首先是员工“会不会”的问题，即全体员工（包括中高层管理者）是否具备实施组织战略、打造组织能力的知识、技能和素质，而支撑组织核心能力的是人才能力。其次是员工“愿不愿意”的问题，即员工是否展现出与组织能力相匹配的价值观、行为和投入度。最后是“允不允许”的问题，即组织是否提供有效的管理支持和资源，使员工充分施展所长。这三点也正是组织赋能的着眼点。打造员工能力需要构建胜任力模型，进行人才盘点和人才选、用、育、留、继的人才管理举措。塑造员工思维要从价值观层面努力，促成组织与人才价值共享。改进员工治理方式包括流程再造、组织重塑和打造学习型组织等。

3. 学习型组织

所谓“学习型组织”，就是充分调动、发挥每个员工的潜能，努力形成一种弥散于组织的学习氛围，通过学习整合个体的知识和追求，形成团队、组织的知识财富和愿景，在实现组织愿景中个体价值得到体现，最终组织绩效得以大幅提高。学习型组织是一种有机的、高度弹性的、扁平化的、符合人性的、能持续发展的、具备持续学习能力的组织。成为学习型组织的途径有五种（五项修炼），即自我超越、改善心智模式、建立共同愿景、团体学习、系统思考。

医院中以知识型人才为主体构建的学科共同体是学习型组织的理想范本。朱重璋（2017）在关于学习型科室理论模型构建的研究中提出，“资源、制度、团队、文化”是构建学习型科室理论模型的四大关键要素，除此之外，“知识管理”也是构建学习型科室理论模型的关键要素。其研究还发现，科主任的变革型领导会分别通过自我效能感和学习型组织文化这两个中介变量作用于医生的个体学习能力。其他研究多认为学习型组织是医院文化建设的重要组成部分。

学习型组织并非全新理念，但是其对医院文化建设、知识型人才能力提升和动力激活的作用尚未充分发挥。学科治理将学习型组织作为营造组织氛围的一个重要工具，就是希望借助学习型组织凝聚共识、激发动能、改善心智模式、自我超越、系统思考等方面的优势，为学科人才营造良好的创新氛围和人才辈出的组织氛围，使学科人才在学习和工作中不断成长，释放出更大的效能。

二、学科生态与人才效能

（一）学科生态

1. 生态型组织

生态型组织是在生态战略（又称黑海战略）指引下构建的一种新型组织。生态战略在促进联合学习方面非常有效，一个成功的生态系统将许多具有不同能力和专业知识的合作伙伴结合在一起，并促使他们互帮互助、共同学习。在追求自身利益的过程中，这种互动创造了大量的新知识。正如《生态型组织》的描述："在未来，成功的战略将取决于如何有效地领导你的商业生态系统。通过联手不同的合作伙伴，它们会实现全新的赋能，推动创新，进而改变你的组织。"（梅耶尔和威廉姆森，2022）此外，生态型组织具有高度的灵活性，能够根据环境变化不断调整其活动。

2. 协作型领导

生态型组织能够实现人和组织的共同进化。虽然新的战略、架构都是建立生态系统优势的必要条件，但是只有那些可以启发、激励和指导人们的领导者才会将战略和架构付诸实践。因此，建设生态型组织首先在于思维模式的转变，领导者从指挥官变为协作型领导。传统的领导力通常依赖强加于人的权力而非作用于人的影响力。在传统的层级制度中，权力通过命令和上下层级来实现。魅力型领导会强化这种权力，可以吸引而不是命令下属按照领导者的意愿行事。管理生态型组织需要协作型领导，生态型组织中的领导者不必仰仗权力、专业知识、魅力或教条，而是要发挥四项领导技能，即倾听、适应、影响和合作。

3. 协同式创新

生态型组织最重要的优势之一是共同学习与创新。生态型组织的领导者应该在学习和创新的实现过程中发挥关键作用。当生态型组织需要交换高度复杂的知识时，合作伙伴之间的知识流动就会变得特别困难且富有挑战性。许多情况下，这些复杂的知识难以落在纸面上，而是存在于个人的头脑之中，还往往分散在组织的不同部门之间。因此，这些知识的集合和传递特别困难。

为了确保复杂的知识在整个生态型组织中顺畅流动，生态型组织的领导者需要部署一系列措施，包括实施系统、工具和组织结构，以促进自身的知识获取以及合作伙伴之间知识的必要流动。

案例 6-11

北京市医院管理中心于2017年成立了儿科学科协同发展中心（以下简称“儿科协同中心”），推动儿科学科机构知识库建设。该中心发布的《关于医学学科协同发展中心建设的指导意见（试行）》明确了重点建设任务。其中，在学科统筹规划和规范管理方面，儿科协同中心应瞄准国际国内研究前沿动态和发展趋势，准确分析本领域各医院学科发展现状；同时，优化学科发展布局，制定发展规划，明确各成员单位学科发展目标，实现学科的差异化发展和医疗的同质化、均质化发展，不断提升儿科学科影响力。因此，在北京市属医院范围内建设集成果统计、成果分析、成果展示、机构分析、数据开放获取于一身的知识型数据库——儿科学科机构知识库，全面收集和梳理儿科学科知识资源。这对综合分析北京市属医院儿科学科现状和发展趋势、实现学科统筹规划和资源共享具有重要意义。

成员单位和组织框架：儿科协同中心牵头单位和联合牵头单位分别是2家市属综合性儿科医院（首都医科大学附属北京儿童医院和首都儿科研究所附属儿童医院），成员单位是其他16家拥有儿科科室的市属综合/专科医院，建设模式为中心—单位—科室—个人四级组织框架。

内容：内容是机构知识库的价值根本，内容的可持续性是机构知识库建设的重点和难点。知识资源的内容类型主要包括论文（期刊、会议论文）、著作、专利、获奖、研究报告、工作文档、口述记录等。对于医学卫生领域，还包括标准、指南、诊疗方案、成果、病例分析/报告、药物/器械临床试验报告、临床思维/技能课程等。

建设框架与主要功能：为支持儿科学科机构知识库的元数据导入，根据数据检索、分析、认领、纠错、自建、管理以及围绕数据的其他个性化服务，系统分为数据来源层、数据仓储层、数据应用层、数据表现层进行建设，详见图6-14。主要功能覆盖学术交流、后台管理、成果采集与处理等，详见图6-15。

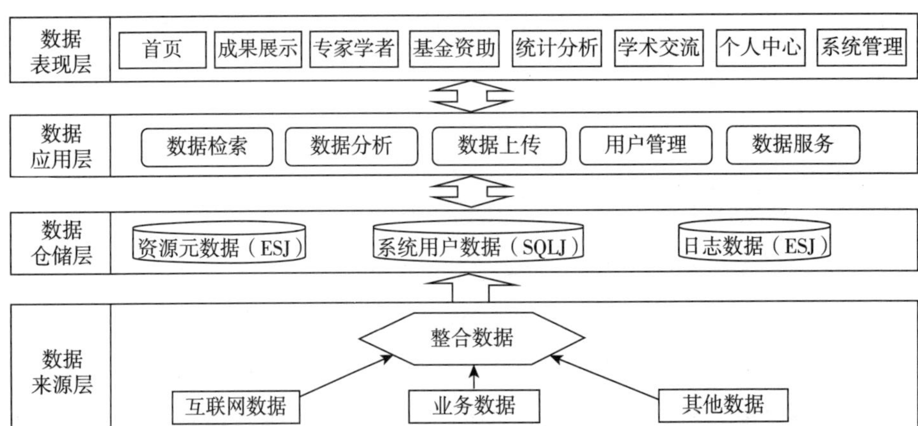

图 6-14 系统架构

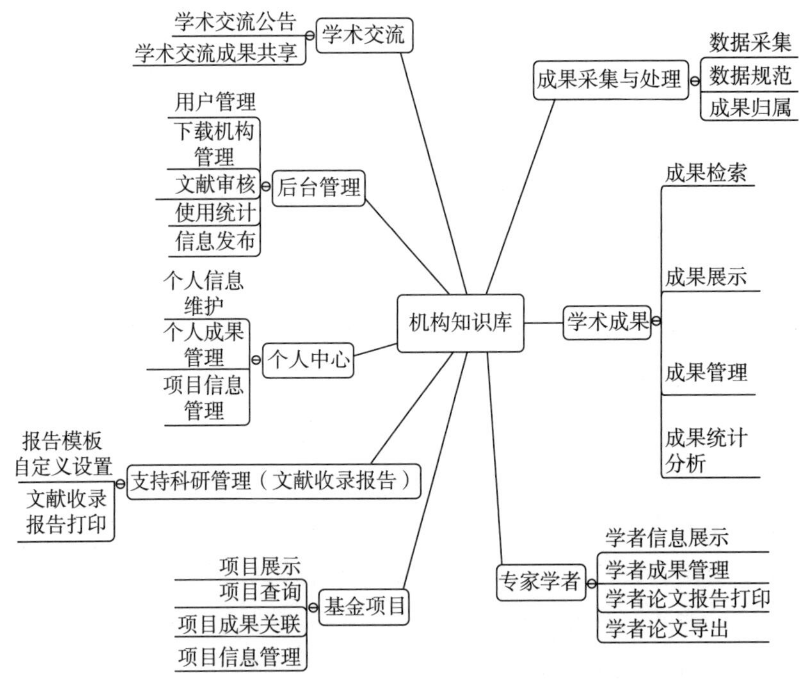

图 6-15 功能框架

儿科学科机构知识库将逐步纳入临床经验手稿、技术报告、实验数据、名医大师教案等特色资源，以及图片、视频等新媒体资源，以促进本机构学科领域特色学术资源传承与交流。

资料来源：刘锦钰等（2023）。

抛开传统的组织边界，打破医院之间的“围墙”，学科机构知识库模式开辟了学科知识创新、积累、分享的新模式。学科作为一种新的生态型组织，取代了传统的以科室为单位的组织模式，学科知识在这里汇聚，学科人才通过这一平台与“学科伙伴”建立链接的“接口”、互利互信共享的机制，打造一种共同学习与创新的学科氛围。

4. 学科生态系统

学科生态是基于自然界的生态系统与社会学的组织生态理论构建出的“知识—组织—社会”系统理论框架，用来阐释学科知识生产、组织运行和社会协同系统运行的机理。

学科生态理念借鉴生态学的种群、群落、生态位、承载力等话语体系来解读学科之间的复杂关系，认为学科成长离不开整个知识体系的滋养；运用生态系统的代谢原理来构建学科生态系统的基本框架，认为系统层面的理论建构能够为学科建设提供新理念。

有别于自然主义的社会系统，学科生态系统有四项核心要义：其一，重视学科生态系统的平衡及其整体竞争力；其二，学科多样性是系统有序演进的先决条件；其三，优势学科群落决定着学科生态系统的学术水平；其四，根据知识生产和协同育人规律打造学科共同体。

学科生态系统的领导者需要回答以下六个问题：

第一，应该创建怎样的机制来鼓励新的知识流入生态系统，进而促进创新？

第二，如何使用来自生态系统合作伙伴的数据和知识来提升自身的创新能力？

第三，需要建立什么结构、流程和激励机制来促进生态系统合作伙伴之间的创新？

第四，如何促进生态系统的知识共享，以激发生态系统中的创新？

第五，如何说服生态系统合作伙伴，通过分享信息创造“生态系统级别的产出”，使整个生态系统受益，同时又不会损害各自的利益？

第六，与生态系统合作伙伴分享知识使生态系统受益，同时保留部分知识以加强各自在生态系统中的地位和创造价值的能力，两者之间能否达成合理的平衡？

案例 6-12

访谈时江主任忆及自己刚工作时参加“大神级”专家教学查房的情景，至今仍历历在目：专家查房时会使用全英文围绕一个看似简单的问题如“尿液里面钠离子增高”，从医学基础知识到操作进行全方位解读；在场的人员随时可能被抽问，答不上来的人会羞愧得面红耳赤，恨不得钻入地缝；为了应对教学查房，年轻医师必须提前做足准备，熟背患者病历，温习医学知识和临床操作技术。正是在这样的训练下，年轻医师打下了扎实的专业基础，受益终生；更重要的是，在“大神级”专家一丝不苟、精益求精、严谨专业的学术精神影响下，科室形成了浓郁的学术氛围，进而塑造了良好的学科文化并得以传承。相比之下，现在的查房流于形式、走过场，查房成为科室人员露面最齐整的时候，平时大家都忙于手术、门诊，查房一结束人员立马四散，少了学术交流的智慧碰撞和教学相长的温暖提携，更多的是浮躁和忙碌。

学科是学科人的学术场域和精神家园，而学科治理归根到底是形塑健康的学科生态。这种生态必须具备几方面要素：一是德艺双馨的学科带头人，既有专业权威，足以引领学科进步；又有人格魅力，能够凝聚学科人的智识和共同意志。二是学术至上的学科文化氛围，能够让学科人摈弃浮躁、涵养学术精神、专注学术进步。三是扎实的学术基础，学科之所以成为学科，是因为每一门学科都具有系统知识、自洽逻辑和独特领地，这是学科得以立足的关键。四是学科规范和秩序，比如案例 6-13 中的“查房”。

学科评估也会对内部生态起到导向作用。案例 6-13 反映的是当前科室管理中一个常见的场景，也是科室生态的一个缩影。在工具理性的影响下，学科发展将排名视作终极目标，而“遴选优秀，择优支持”理念下的学科评估更加剧了这种偏倚，呈现为评估政策效率导向、评估指标定量为主、评估结果量化排名。这就导致医院不得不对科室下达手术、门诊等各类量化指标任务，有的医院还将指标完成情况与科室管理者考核、科室绩效挂钩。不仅院内如此，同行之间也在手术量、门诊量、床位使用率等指标方面激烈竞争。在这种大环境下，科室必须争分夺秒、提高效率，确保指标“不能太难看”。因此，科室被导向至片面关注医疗效率、过度重视短期效益，而忽视了需要长期投入的人才培养、学术研究、文化塑造等重要方面。

（二）人才效能

医院发展、学科发展中遇到的大多数问题最后都能归结到人的身上。医院人才作为知识型人才，既是知识的使用者，又是知识的生产者，通过不断的临床实践创新，不断丰富着学科的知识体系，并在实践过程中不断塑造和发展自身。

人才效能狭义而言是指人才的投入与产出效益，即以人为单位衡量组织效能的高低。它的分子是各类与人直接相关的绩效产出，分母则是人或由人组成的部门、团队。人才效能可笼统地分为个体效能、团队效能等几个层次，而且这几个层次之间是相互关联的。

1. 个体效能与团队效能

效能包含两个要素：一是“产出”，即金蛋；二是“产能”，生产所需的资产或能力，即下金蛋的鹅。真正的效能在于产出与产能的平衡。

当下的人才管理体系主要聚焦于：要成功实现战略，需要人才创造出怎样的优异绩效。这里的优异绩效既包括个人的卓越表现，又包括某个团队、业务单元或整个组织的优秀绩效。

目前大部分层级制的人才管理体系都没有考虑组织中不同种类的绩效表现出的复杂性和重要性差异。为建立聚焦于“绩效”和“发展”的人才管理体系，组织就要对成功实施战略所需的个体层面、团队层面以及整个组织层面的绩效表现进行战略性分析，分析结果会呈现组织有效运作所需的各层级、各细分人群分别应展现的行为，组织通过一个特定流程来激励和促使这些行为发生。这就意味着这些行为也需要成为组织构建奖励机制、人才招聘与发展机制时应考虑的关键因素。

2. 提升人才效能的关键

在团队绩效管理理念中，团队是一种不同角色的平等组合。一方面，强调技能的互补，既要有职能部门专家又要有专业技术人才，既要有决断剖析者又要有沟通协调者，这样的组合能够在和谐的环境下产生优于简单加总的绩效水平。另一方面，强调团队内部共同参与决策，大家以较为平等的身份实现平等的交流，促进决策时的智能最大化，这样可以更加有效地促进人才培养、知识沉淀、团队协作和组织自我优化。

因此，绩效聚焦于个体和团队的产出对整体战略目标的贡献度。而人才效能强调的是产出绩效的能力，这既取决于人才自身的能力及其不断成长，又取决于组织环境对人才效能发挥的促进或制约作用，还取决于组织内部人才之间的互动关系以及人才被激活的程度。按照稻盛和夫的观点，人才效能=思维方式×热情×能力。人才效能与人才的价值认可和赋能激活有很大的关系。

案例 6-13

临沂市妇幼保健院“团队+”赋能模型

临沂市妇幼保健院以学科交叉、医防融合为抓手，以引领性原创成果为发展方向，引导组建技术团队、带教团队、科研团队及管理团队（见图 6-16），创新人才团队和平台，完善以团队带头人为核心集结人才的机制，通过发挥“团队+”动能，赋能人才组织，辐射带动创新人才和跨界人才的培养，实现学科发展与人才培养、队伍建设的良性互动。

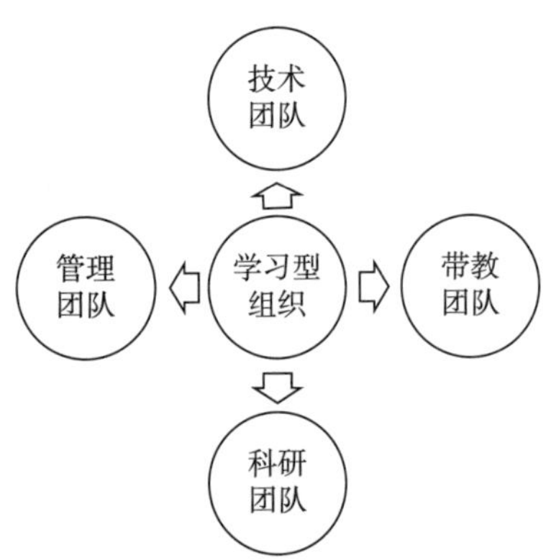

图 6-16　医院“团队+”赋能模型

管理团队建设。为推动医院精益管理，以团队成长推动医院内涵式发展，临沂市妇幼保健院成立院科二级质量管理小组、院科三级护理质控小组及医院青年管理沙龙；赋能管理团队建设，实行“人才树”培育工程（见图 6-17），对管理小组进行跟踪式培养，培养内容主要涉及质量管理、精益管理、患者安全管理、项目管理等方面。

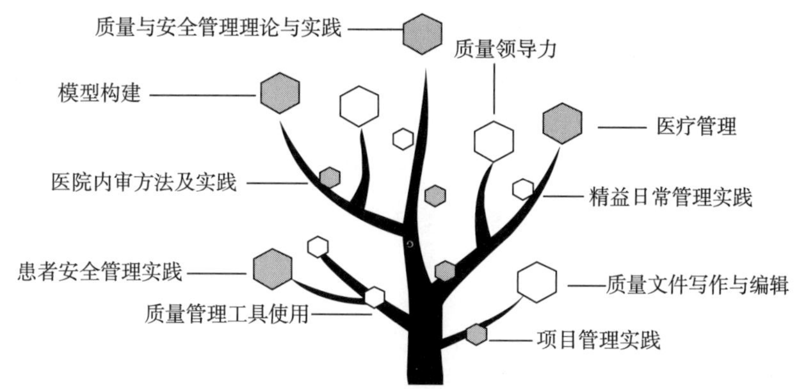

图 6-17　“人才树”培育工程

科研团队建设。临沂市妇幼保健院成立院科二级科研创新小组，医院层面成立“112 攻关小组”，重点攻关国家自然科学基金、山东省自然科学基金项目，科室层面成立 17 个创新小组，开展科研活动，活跃科室科研学术氛围；采用“线上+线下”双线培训方式，加速科研人才快速成长，提高科研工作人员积极性；加大人才资金支持，设立科研奖励性绩效，重点鼓励科研产出，促进科研创新。

技术团队建设。为提高医疗技术，推动学科发展，临沂市妇幼保健院组建内训师团队，成立 MDT 专业小组、护理母乳喂养专业小组、护理信息专业小组、VTE（静脉血栓栓塞症）护理专业小组，发挥“团队+”动能，促进学科建设水平不断提升。

带教团队建设。为提升临床教学内涵，临沂市妇幼保健院成立临床带教小组，制定《临床实习教学老师选拔标准》《临床实习教学老师管理规定》《临床实习教学质量评价标准》《实习教学满意度调查问卷》，编写《临床实习教学老师工作手册》，每月对全院教学质量及实习培训进行评价，实现实习、教学、培训质量同质化管理。

三、人才领先与赋能激活

（一）人才领先战略

进入知识经济时代，整个社会经济发展方式发生了巨大的转变，知识型、创新型员工大量进入职场，对现代人力资源管理提出了新的要求。目前很多医院虽然从硬件设施、技术条件上来讲已经非常现代化，但是在人才管理方面还不能完全适应现代人才管理的理念和方法。

人才领先战略不但包含人才管理理念的创新，而且涉及人才管理体系的迭代升级，人才选拔、任用、激励、培养的全周期管理制度创新，以及打造领先的组织文化和卓越的组织能力，为优秀人才的发掘、成长、效能发挥提供必要的环境和土壤。

1. 医学人才培养

为构建标准化、规范化的医学人才培养体系，全面优化人才培养结构、创新体制机制、完善人才使用激励政策是当务之急。目前，医学领域存在高层次应用型人才规模不合理、结构性短缺和分布不均衡等问题，这是现阶段我国医学教育工作面临的较大挑战（段丽萍等，2017）。

新时代对医学人才提出了新的要求：以立德树人为根本，面向社会需求，培养高层次医学应用型人才；加强基础学科发展，探索前沿领域，大力培养拔尖医学人才；发挥新医科带动力，推动学科交叉融合，加快培养复合型医学人才。

医疗是主体，教学、科研是两翼。医疗确保生存，教学、科研促进发展。培养医务人员的专业素质和综合素质，让每个医务人员都有成长的空间，医务人员能从医院得到的最大红利是个人价值的提升。现代医院教学管理思想的先驱威廉·奥斯勒（William Osler）最早提出了“床旁教学”理念，他要求学生在课堂和课本以外到患者身边，通过和患者交谈、观察患者的体征来学习医学知识（李为民，2019）。奥斯勒曾说：“跟患者说话吧，患者的语言就揭示了诊断。”今天医学教育界倡导的医学生“早期进入临床、早期接触患者”、开展“标准化患者”（Standardized Patient，SP）教学、建立“住院医师规范化培训制度”等，无不受到奥斯勒理念的影响。他还提出了“医院即学院”，理顺了医学院与医院的关系，让医院的资源更好地为医学院的教学服务。此外，他还强调医学人文教育的重要性，倡导医学生在通识教育方面终身学习。他主张把患者当作“人”而非“病例”看待，他曾对学生说：“你们即将面对的是一个生活在沮丧之中的人，你们活得要比他快乐得多，碰到你们，他少不了会无理取闹，不免会扰乱你内心的宁静。这个人的前途未卜，不仅要靠我们的医学和技术，他也跟我们一样，是一个有血有肉、怀有希望和恐惧的人。”“宁静”是医生必备的素质。宁静是指在任何情况下都能保持冷静与专注的能力，在诊疗活动中无论发生什么紧急情况，都能心静如水、不动如山、冷静沉稳地处置，只有这样才能面对瞬息万变的病情或无理取闹的患者。

案例 6-14

浙江大学医学院附属邵逸夫医院十分重视培养面向未来的高素质人才。一是重视引进人才。在我国经济社会高速发展的大背景下，公立医院应抓住人才引进窗口期，大力吸引国外优秀医学人才回国发展；同时，在遵循一定原则的前提下，引进国内强势学科的优秀人才。二是重视人才培养及人才梯队建设，尤其注重培养不同年龄层次的人才，给予年轻人更多的发展机会。医院要为人才的成长和发展搭建平台，营造良好的文化氛围，努力成为培育人才的“沃土”。

对于临床医学来说，能够兼具医疗、科研、教学、管理等方面的全才不多，医院要根据人才的天赋和特长，有针对性地培养医疗型、科研型、教学型、管理型专门人才。

2. 学科队伍建设

大力加强人才队伍建设推动学科发展的战略，既是医院建设发展自身特色学科的重要保障，又是医院提高危急重症患者救治能力的基本要求，因此医院应充分发挥各级各类人才对学科建设的强大推动力。

由于各学科的人员构成复杂多样，年龄结构、学历层次、发展阶段、专业发展方向等不尽相同，发展需求和内在特质也各异，因此针对不同层次人才，医院应采取差异化的培养措施。常见的方式是将年龄和学术水平作为主要评价标准，将人才大致分为学科带头人、后备人才、技术骨干等几个层次。

学科带头人是学科建设的决策者和领导者，应具有较高的学术地位和较强的领导能力，在业内具有一定的影响力，能较为全面地掌握学科的最新发展方向并带领学科实现开创性的发展。后备人才应具有较扎实的理论基础和业务能力，在医教研的某一方面有较为突出的专长，发展潜力大，年纪较小，具有学科带头人接班人的潜质。技术骨干应具有扎实的专业知识，医疗技术在学科内处于较高水平，能熟练地处理本专业急危重症以及疑难、少见、罕见病，能独立开展各类标准、指南中本专业绝大多数技术项目。

对于学科带头人的培养，就是要给他们以充分施展才华的舞台，通过全方位的培养和扶持，使之尽快树立声望和形成影响力，学术上全面领先。对于后备人才和技术骨干的培养，可通过下任务、定目标、有针对性提供保障措施等方式，确保其具有良好的职业道德和较高的业务水平，并具有强烈的责任感和事业追求，始终紧跟学科和医院前进的步伐，不断学习、提高和完善。对于学科团队内其他不同层次人员的培养，可通过学历提升、进修学习、对外合作、参观考察、出国深造等多种方式，分层分级制定培养目标和计划。

在各类人才的培养中，培养效果的追踪管理尤为重要，可根据人才梯队的具体情况分类进行，建立目标责任制度，签署培养合同，在医疗、科研等方面分别制定工作目标并定期进行考核，考核结果与绩效评价、培养力度、职称评定、岗位聘任、合同管理等相结合，实行滚动式管理。

人才培养要先选好“种子”，培养可培养的人和能力：①培养值得培养的人，注重培养对象的选择；②培养能够培养的能力，培养的素质和内容区别对待；③培养而不仅仅是培训，在实战中培养人才，讲究训战结合；④让有培养能力的人成为管理者，让有培养能力的人成为教练、导师。

（二）人才赋能激活

赋能就是赋予他人能力，从领导者的角度出发，就是相信团队成员，不断锻炼成员能力、完善组织架构。激活则是从人才自身的角度唤醒自我认知，激发其主动进取、追求自身价值实现和自我提升。两者的目标都是人才效能的提升，但一个是从外部发力，另一个是从内部发力；一个是被动接受，另一个是主动成长。

管理者的职责不仅仅是带领团队达成目标，更重要的是把更多的团队成员培养成与自己一样优秀的人才。一流的管理者首先是一名教练，伟大的管理者是伟大的教练。管理者要成为员工的教练，赋予其能量，就必须将“训”与“练”相结合，帮助员工成为优秀的“运动员”。正如德鲁克所指出的：把管理者和普通员工区分开的第一功能是什么？那就是管理者首先是教育者。要做教练型领导，不仅要为员工提供充分的指导和支持，而且要重视在沟通与互动中启发员工，通过改善员工的心智模式和启迪员工的智慧来提升他们解决问题的能力。

学科治理中人才价值的激活，关键在于放权赋能、专业组合、人技结合、价值激励。

1. 赋予人才自主权

一个人的价值越高、社会属性越强，其自由空间就应越大。在工作场所中，所谓“自由”指的是工作自主性。有责任感的人会自励、自知、自律、自我提升。组织应给予优秀人才充分的自由，提升人才密度，把约束降至最少；建立自由与责任、富有创新精神和自律精神的组织文化。

在临床工作中，知识型人才在本专科领域内享有较大的自主权。然而在学科事务中，涉及学科战略的制定、学科发展方向的凝练、学科资源的配置等方面，知识型人才的自主权往往被挤压。赋能与授权常常相提并论，因为这个“能”主要体现在权力层面，赋能就是赋权力。华为公司提出“让听到炮声的人呼唤炮火，让一线直接决策”即为此意。临床一线人员最熟悉业务、最了解患者，医院要赋予他们学科治理的知情权、参与权、决策权；否则，再高深的学科战略也无法落地。

案例 6-15

重庆市中医院在护理特色专科门诊的建设过程中，鼓励广大护理人员从各自的能力和兴趣出发，选择自己的亚专科方向，并为此提供各方面的支持和帮助。护士 A 在一次培训中了解到耳诊的技术后，激起了浓厚的兴趣，主动提出要与耳诊的专家老师学习，科室和医院都非常支持，派出 A 到该专家老师所在的医院脱产学习，给予学习时间、学习费用等方面的支持。学成归来后，医院根据 A 学习的技术特长，开设了耳诊特色专科门诊，每天慕名前来就诊的患者络绎不绝，A 也从中得到了实现自身价值的机会，每天忙得不亦乐乎。

2. 赋予人才能力

组织要在实践中培养人才的能力。根据“721 学习法则”，成年人大约 70%的学习是在工作与生活实践中完成的，20%的学习是通过接受指导或在交流中完成的，只有10%的学习是通过课堂培训或阅读完成的。在工作中，赋予挑战性的任务是激发人才潜力的有效方式。此外，轮岗培养也是提高人才综合能力和开阔人才视野的有效方式。

由英国管理大师雷格·瑞文斯（Reg Revans）创立的“行动学习”，就是由一群具有不同经验和能力的人组成团队，以组织面临的重要问题为学习载体，借助行动学习引导师的规划和现场引导，通过团队学习、相互研讨、共同解决实际问题等方式，达到解决问题、开发领导力、打造高绩效团队、塑造学习型组织等目的。

各种学习发展工具比较如图6-18所示。

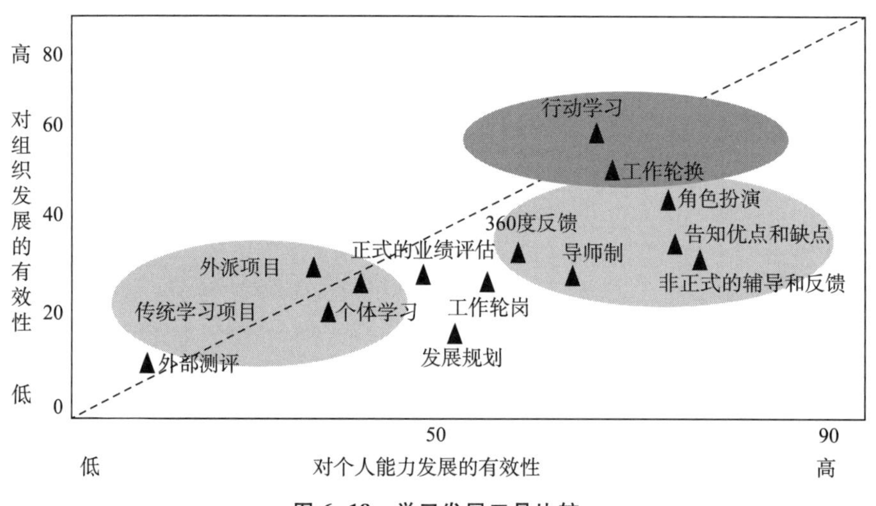

图6-18 学习发展工具比较

3. 赋予人才资源

激活学科人才的务实举措之一就是赋予人才学科发展所需的各类资源。学科的发展需要资金、技术、设备、人员等各方面资源的支持。学科发展往往呈现“马太效应”，这种现象使得新生学科、薄弱学科更加难以获得生存和发展所需的资源。

因此，医院需要综合全局考虑优势学科与弱势学科、新兴学科与传统学科之间的平衡，鼓励和支持新兴学科、薄弱学科发展，为其提供必要的资源支持；对于中青年学科骨干人才，要为其提供公平的资源和机会，帮助其发展壮大。

4. 赋予人才成长环境

为激活知识型人才，还要赋予人才适宜的成长环境。人生存与发展的环境不仅包括自然环境和社会环境，还包括工作环境和交往环境等。各种环境叠加会对人才的行为和选择产生重大影响。例如，为吸引人才，各地方、各医院会提出一些生活和工作环境方面的丰厚条件，如高薪酬、安家费、实验室、科研启动资金、配偶安置、子女入学等。其中，交往环境是一个重要的影响因素，即"物以类聚，人以群分"，特别是知识型人才的成长往往离不开同行交流。未来，组织要创造一种人才能够自由发挥同时又能与具备同样能力水平的人交流的场所（杨伟国和郭钟泽，2022）。

在引进和保留人才方面，组织可以通过营造急需人才所需的交往环境，打造积极向上、乐于分享的组织氛围、团队文化和有磁性的学科场域，"筑巢引凤"，激励人才发挥更大的价值。

（刘海艳、代郑重、施祖东）

第三篇

学科健康度量护理学科实证

护理学科是现代医学进步的重要推动力量，是实施健康中国战略、积极应对人口老龄化的重要支柱之一，在防病治病、救治生命、促进健康、减轻病痛、提高生活质量、共建社会和谐等方面发挥着不可替代的作用。在对人的全生命周期的健康照护中，护理学科兼具“钻石”与“水”的特性，学科价值日益淬炼和凸显。

第七章

“钻石与水新论”

护理学科如同“钻石”一般，在照护患者、协助治疗、指导健康、协调沟通、培育人才、科研创新等方面创造不凡价值，闪耀着独特的护理之光；同样，护理学科又如同“水”一般，渗透人的生命全周期、健康全过程，为患者带去慰藉和温暖。在推进健康中国战略的进程中，护理学科顺时而动、顺应需求，大有可为：既始终秉持人文精神，让患者切实感受医学和医院的温度；又弘扬专业精神，在提升学科内涵与学科交叉融合、赋能医疗照护等方面发挥护理学科的独特作用，在新的时代和健康需求下持续演进护理学科的特有价值与使命。简言之，护理学科兼具“钻石”与“水”的双重价值，是为护理学科“钻石与水新论”。

第一节　护理学科取得的重大发展

护理学科是以自然科学和社会科学理论为基础的研究维护、促进、恢复人类健康的护理理论、知识、技能及其发展规律的综合性应用科学，是医学科学中的一门独立学科。护理学科包括临床护理、护理管理、护理教学、护理科研等各方面的内容，致力于促进和恢复人类健康，包括生理健康及心理健康。

一、护理学科的萌芽与诞生

自人类出现就有护理活动的萌芽。中国早在汉代就出现了类似医院的医疗机构，但是这种机构是临时性的，且以现代意义上的“治疗”为主，对护理缺乏专门的记载和介绍。1860年，弗罗伦斯·南丁格尔（Florence Nightingale）创建了世界上第一所正规的护士学校。此后，在欧美各国，护士学校如雨后春笋般成立，护理教育得到迅速发展。

我国护理学科的发展深受南丁格尔护理理念的影响，可分为以下五个阶段：

第一阶段，1884—1927年。这个时期主要是各国的传教士来到我国，引入了现代护理学理念，并在我国建立了全国性的护理组织协会——中华护理学会（Chinese Nursing Association，CNA）。

第二阶段，1927—1949年。这个时期为南京国民政府统治时期，南京国民政府将护理教育纳入国家正式教育系统，护理事业取得了一定的发展。

第三阶段，1949—1966年。1949年中华人民共和国成立，随着国民经济的逐渐恢复、发展，我国护理事业也进入了整顿、规划、发展阶段。

第四阶段，1966—1976年。在此阶段我国学术界包括护理学科发展遭受“文革”创伤。有的医院规章制度被废除修改，护理工作被认为是没有任何技术和知识含量低的职业，没有经过正规培训者都可以护理患者，而且家属也承担部分照护性工作。

第五阶段，1976年至今。1978年改革开放以来，我国护理事业快速发展，尤其是随着我国医疗卫生事业的快速发展，护理队伍、护理工作、护理教育、护理学科都得到了快速的成长；同时，随着与国际交流互动的增加，具有中国特色的护理学科逐渐走向世界。

纵观20世纪末到21世纪我国护理学科的发展过程，伴随着现代医学模式的不断转变，护理实践模式、服务理念和学科价值也在持续演变，从功能制护理到责任制护理再到系统化整体护理。护理学科在发展中守正创新，是时代所需、未来所盼。

二、护理学科的发展

（一）护理内涵的变革

护理是什么？护理的内涵决定了其实践的性质和范畴。“护理”一词源于拉丁语“nutrire”，意思是“滋养、使健壮”（Donahue，1996）。护理是伴随人类诞生即有的自觉行为，但是护理的内涵具有时代的印记和观念的演变，不同历史时期护理内涵的变化详见表 7-1。

表 7-1 不同历史时期护理内涵的变化

时期	护理内涵
公元前后	从迷信的角度认识疾病，认为疾病是由一种超自然的力量所致，并采用巫术或其他迷信的方法治疗疾病。当时医师一人兼任医生、药剂师及护士的工作
公元初期	主要以基督教会的宗教意识安排及组织护理活动。从事护理工作的主要是修女，她们没有接受过正规的护理训练，但出于宗教的博爱、济世宗旨护理患者，此阶段可以看作以宗教意识为主要思想的护理最初阶段
中世纪（476—1500 年）	中世纪的护理发展主要以宗教及战争为主题。当时护理的重点是改变医疗环境，包括改变采光、通风及空间的安排等。护理逐渐从家庭式的自助与互助模式朝规模化、社会化及组织化的方向发展
文艺复兴时期（1400—1600 年）	受到重男轻女思想、宗教改革和工业革命的影响，护理事业落入长达 200 年的黑暗时期。护理工作主要是一些贫困人家的妇女为生活所迫而担任，护理人员基本没有接受过正规的护理训练，护理工作几乎陷入瘫痪状态
南丁格尔时期（19 世纪中叶）	19 世纪中叶，南丁格尔首创了科学的护理专业，护理学理论逐步形成和发展。国际上称这一时期为“南丁格尔时期”。这是护理事业的转折点，也是护理真正走向专业化的开始。南丁格尔在克里米亚战争中的突出贡献，不仅解救了数万伤员的生命，还将统计学方法应用到医院管理中，并培养了一大批有经验的临床护士，建立了世界上第一所正式的护士学校，为护理事业的发展打下了坚实的基础

（续表）

时期	护理内涵
现代护理发展初期（19世纪60年代—20世纪40年代）	以疾病为中心的阶段，护理工作的性质是从属于医疗，护士协助医生完成患者的诊断和治疗工作。护理工作的主要内容是执行医嘱、观察病情和操作护理技术，形成了各科规范的疾病护理常规和护理技术操作规范
20世纪50—80年代	以患者为中心的阶段，护士运用科学的方法——护理程序，对患者进行身体、心理、社会等全方位、连续、系统的整体护理，解决患者的健康问题，满足患者的健康需求。护理被认为是一个独立的专业，护理工作者是科学的工作者，医护双方是合作的伙伴。护理开始建立自己的学科理论体系
20世纪80年代至今	以人的健康为中心的阶段，护理工作走出医院，走向家庭、社区、社会，面对所有有保健需求的个体。护理工作的范围扩展到从健康到疾病的全过程。护士成为医疗卫生健康保健的重要力量之一。护理学成为一级学科

资料来源：张金华（2018）。

20世纪80年代末期，我国护理本科教育恢复招生，在此后三十多年的时间内，护理学科朝专业化方向发展。2005年，我国学者王斌全和赵晓云（2008）将护理定义为“综合应用人文、社会和自然科学知识，以个人、家庭和社会群体为服务对象，旨在减轻痛苦、提高生存质量、恢复和促进健康”。这一定义涵盖了护理学科的范围、服务的对象以及存在和发展的意义，整体护理和专科护理得到进一步发展，符合中国国情乃至世界护理发展趋势。

（二）护理范畴的拓宽

护理范畴的拓宽主要体现为护理实践场所和实践范畴的延展。前者指能够提供健康促进、保持和维持医疗护理服务的场所，如医院、社区、学校和家庭；后者指护士针对人们不同的健康需求提供的专业服务及彼此之间的互动。随着社会的进步和健康需求的不断发展，并在历史、文化、经济以及专业角色、功能、性质等诸多因素的影响下，二者在不同国家与不同时期体现出不同的特点和变化，护理范畴不断发展和变化。

第二次世界大战后，美国军人健康问题频发，故国会在1946年通过了《国家心理健康条例》，将精神科护理设定为核心学科，开创了精神科护理的新局面。随后，这种模式被扩展到医院的重症监护室、急救、糖尿病、造口、癌症、老年、临终、感染控制、助产、麻醉等多专业领域，分化了部分医生的工作。

早期的护理对象仅限于住院患者，出院后即终止护理服务。虽然患者的大部分诊治在住院期间已经解决，但是很多患者回家后仍有不同程度的健康问题。在此背景下，1974 年美国护士协会率先成立初级保健开业护士委员会，通过立法保障开业护士的合法地位，进一步将护士的实践范围扩大到社区，其工作范畴更拓宽至基础预防与医疗保健。在其他发达国家，社区护理服务内容囊括了心理和社会的全面康复、婴幼儿的健康评估和咨询、预防接种、围产期护理、计划生育、传染病管理、慢性病患者的治疗康复、口腔管理以及健康促进等。

改革开放以后，我国护理范畴的拓宽才被逐步重视，高等护理教育推动了整体护理水平的跃升，护理人员受教育水平明显提高。自此，我国护理范畴不断拓宽。早在 2005 年，卫生部印发的《中国护理事业发展规划纲要(2005—2010 年)》中就明确要求：2005—2010 年内，分步骤在重症监护、急诊急救、器官移植、手术室护理、肿瘤护理等专科护理领域开展专业培训。目前，我国护士在临床中的角色逐步朝专业化、现实性、适用性、独立性、职业化和标准化的方向发展。虽然我国无开业护士认证，但早在 20 世纪 90 年代我国便开始了护理门诊的探索。截至 2020 年，我国有 22 个省市的三级医院开设各类专科护理门诊共计 900 多个，职责涵盖健康咨询、慢性病长期照护、认知障碍功能训练与指导等多个方面（马玉芬等，2020）。与医疗门诊不同，专科护理门诊更侧重于专科护理现存的护理问题、潜在的并发症预防、用药的依从性以及健康宣教、功能康复等。

为了减少患者出院不久因同一疾病再住院，为了患者治疗和康复的连续性以及慢性病管理等，延续性护理应运而生。这种护理模式旨在确保患者在不同健康照护场所及同一场所得到协作性和连续性的照护，包括出院计划、转诊、患者回归家庭或社区后的持续随访与指导。这种实践场所逐步从医疗机构向社区和家庭拓展，服务范畴向手术后康复、慢性病管理、长期照护、认知功能训练、安宁疗护等方面延伸。例如，北京大学第三医院普通外科针对携带“T”形引流管的胆道患者，住院期间开展临床护理路径管理形式，分阶段进行健康教育，使患者和家属在院期间掌握引流管自我护理知识和技能，出院后通过基于信息平台的互动，使患者能及时反馈引流液颜色、性状及量的变化情况，便于医护人员准确掌握管路抬高、夹闭及拔除的指征，降低了此类患者术后并发症的发生。医院通过实施延续性护理，提升了患者的自我护理能力，加速了患者的康复，建立了患者对医护人员的信任，增强了医院对患者的管理黏性。再如，首都医科大学宣武医院神经内科针对认知障碍设置的“病房—门诊—家庭”一体化管理模式，使患者及照顾者明确认知训练的方法，解决了家属的实际困难，保证了患者训练的连续性。在这种管理模式下，患者增加了参与训练的依从性，能够坚持长期训练，有助于提高认知功能，减轻家庭负担和社会负担。

2019年，国家卫生健康委启动“互联网+护理服务”试点工作，旨在为高龄老人、失能老人、出院后患者、康复期患者和临终期患者等提供“互联网+护理服务”的医疗照护服务。医院护士们积极响应要求并开始了这项工作，在医疗机构注册的护士利用信息平台，为患者上门入户提供服务。患者对“互联网+护理服务”需求较高，以首都医科大学附属北京世纪坛医院为例，平均每个月可接200多个订单，大多是护士们利用业余的时间完成。这项工作体现了护士的职业性付出，同时也彰显了护士的职业品牌。此外，许多医院还借助手机App实现对患者的病情追踪及管理。

健康中国战略将健康融入所有政策，旨在全方位、全周期维护和保障人民健康。现代医疗照护的对象不再局限于医院的患者，而是关注人类全生命周期的健康。医疗照护的领域扩展到健康促进、生活方式管理、疾病预防、症状管理和功能康复等内容，照护实践贯穿急救护理、慢性病管理、长期照护、安宁疗护、临终关怀等环节。护理人员需要从生理、心理和社会等方面全方位了解照护对象的特点变化，提供和发展护理干预理论、方法和技术。随着大健康理念的推广，我国护理范畴还将不断拓宽，呈现专业内涵和外延发展并进的趋势。

三、护理学科的成就

（一）建制与法制日益健全

学科建制化是指处于零散状态且缺乏独立性的一个研究领域转变为一个

独立的、有组织的学科的过程（袁江洋和刘纯，2000）。护理学科的建制化是巩固护理学科的地位并确保其各项活动顺利进行的必要条件。从全球的视角回溯，护理学科的建制化可以追溯到1860年南丁格尔建立世界上第一所正规的护士学校，这一举措推动了护理教育的快速发展。

我国护理学科建制化发展体现为以下五个方面：

第一，教育的专门化和职业化。自20世纪80年代起，我国开始建立独立的护理教育体系，将护理专业从其他医疗学科中分离出来，实现了教育的专门化和职业化。护理教育体系涵盖本科、硕士和博士等多个层次，各层次教育形成了自己的特色和优势，如本科教育注重基础知识和技能的培养，硕士教育强调科研能力和高级护理实践的培养，博士教育则注重高级科研能力和高级护理管理能力的培养。

第二，专业学术团体和机构的创建。中华护理学会作为中国首个护理学术性群众团体，近年来发展迅速。为了加强对护理工作的领导，1982年卫生部医政司设立了护理处，负责统筹全国护理工作，制定有关政策法规。1991年医院管理研究所成立，2018年国家护理管理专业医疗质量控制中心专家委员会设立等。

第三，专业学术期刊的创办。《中华护理杂志》等期刊的创办，为我国护理科技工作者提供了发表学术论文、交流研究成果和经验的平台，推动了我国护理学科的学术发展。同时，护理期刊还积极引进和推广国际先进的护理理念和技术，提高了我国护理学科在国际上的影响力。

第四，专业技术创新与成果。我国护理科技工作者在临床护理、社区护理、康复护理等领域取得了许多创新成果，如开展个性化护理、实施疼痛管理、推广健康宣教、护理新技术研发等。这些成果不仅提高了临床护理质量，还推动了我国护理学科的发展。

第五，行业标准化的建立。随着护理学科的发展，我国政府和相关部门出台了一系列护理行业标准，包括护理工作规范、护理教育标准、护理人员职业资格认证等。护理行业标准的建立健全为我国护理学科的规范化、标准化发展提供了保障。

不论是政府部门还是社会团体，各层级的护理管理、学术、研究机构的设立，既是护理学科自身蓬勃发展的结果，又将助推护理学科的进一步发展，对护理行政管理、政策研讨和理论推广起到关键作用。

护理学科法制化是护理学科社会合法性、行政合法性的基础。护理学科法制化发展详见表 7-2。

表 7-2 护理学科法制化发展

时间	文件	意义
1993 年	《中华人民共和国护士管理办法》	该管理办法的颁布是 20 世纪 90 年代我国护理事业发展的重要标志，这些措施对于加强护士管理，提高护理质量，保障医疗和护理工作安全，保护护士的合法权益，促进我国护理与国际护理接轨，都起到了极其重要的作用
2000 年	《21 世纪中国护士伦理准则草案》	该草案明确了护士工作服务于人生命的全过程；护士的基本职责为促进健康、预防疾病、维护健康和减轻痛苦；护士提供健康服务、健康教育、优质护理；护士应尊重并积极维护护理对象的权利、尊严；等等。该草案开创了以德育护与依法治护相结合的新局面，标志着面向 21 世纪的中国护士职业道德建设的新阶段。
2008 年	《护士条例》	2008 年 5 月 12 日起实施的《护士条例》是我国第一次为护士权利和义务立法，这标志着我国护士执业有法可依，护理管理也进一步纳入法制化轨道。《护士条例》规定了护士的准入条件，进而保证了护理从业人员素质，同时《护士条例》还明确了护士的权利，最大限度地保护了护士的合法权益，稳定了护理队伍并保障了护理队伍的健康发展。《护士条例》的相关规定成为三级医院等级评审的标准之一

（二）教育体系日益完备

1888 年我国第一所护士学校在福州创立，这是我国护理教育的开端。

在 1950 年卫生部召开的第一届全国卫生工作会议中，为了缓解护士短缺问题，护理教育被定位成两年制中专教育，取消了大学教育。中专教育强调实践，重视数量和功能，但缺乏系统的护理理论教育，全国出现护理教师和护理学术人才不足的局面。通常由医生担任护理学校和护理系的教师，临床课程的教授主要由临床医生来完成，护理教育基本处于“医疗+护理”的课程格局。这种教学方式在一定程度上使护理学科知识体系的构建和发展受到限

制，并且缺乏人文社会课程。

20 世纪 80 年代，高等护理教育恢复。护理专业硕士、博士学位授权点逐步通过审批。在一代代护理人的共同努力下，护理本科—硕士—博士—博士后的高等护理教育体系得以建立，护理人才的培养和选拔得到了极大的改善，为拓宽护理范畴和提升护理水平及推动护理学科的科研创新提供了强大的支持。

20 世纪 90 年代，护理教育中逐渐增加人文社会课程，如护理心理学、护理教育学、护理管理学、沟通与交流技巧等；相应的护理研究逐渐增多，推动了护理学科独有的知识体系的发展建设。此外，专科护士和护理专业人才的培养，对护理硕士研究生进行临床专业化的培养，使临床护理专业化走向正规化，在院校教育及毕业后教育方面有了一系列举措，极大地促进和推动了护理学科专业知识与临床科研的发展。

在建设“教育强国”和“健康中国”国家战略的双重引领下，未来我国护理教育将迎来重大发展机遇，有助于进一步提升护理人才队伍素养、扩大护理人才供给（李静，2010）。《全国护理事业发展规划（2021—2025 年）》提出完善护理服务体系、加强护士队伍建设、推动护理高质量发展等新的发展策略，必将进一步推动护理学科的建设和发展，推进医疗机构与教育机构在人才需求和培育上联合决策机制的深化改革，进一步澄清护理专业教育的架构和定位，提升毕业后教育和继续教育的深度，加大护士的培训力度，扩大护士的培训规模，改善护士的人力构成，满足卫生事业在新时代持续发展对护理人才的需求。

尽管如此，护理学科的理论体系仍有待深化完善，需要借助创新思维更广泛地拓展学科内涵，构建和完善学科结构；护理人才科技创新基础薄弱，有待进一步发现和培养创新人才，并继续推进科技成果的实际运用。国家卫生健康标准委员会护理标准专业委员会和中华护理学会规范与标准委员会制定颁布的一系列基于循证的护理技术标准、管理标准和工作标准，是护理科学研究转化为实践的有力例证。

（三）专业性日益凸显

随着全球健康目标的不断推进，人们对健康的需求不断增加，护理学科的专业价值逐渐受到人们的认可和重视。世界卫生组织在《2020年世界护理状况报告》中指出：护士在实现全民健康覆盖、精神卫生和慢性非传染性疾病管理、突发事件防范和应对、患者安全及提供以人为本的综合护理等一系列健康卫生领域全球可持续发展目标中发挥了核心作用（World Health Organization，2020）。

护士作为健康促进者、照顾者、教育者和管理者，工作场所涵盖医院、社区、学校、养老机构、护理院和卫生保健院等，陪伴人们全生命周期，帮助人们获得保持健康的能力，为亚健康人群提供健康生活方式指导，为疾病状态患者提供专业护理服务；通过科研、创新和智能信息化应用提升照护水平，提供以人为中心的整体护理服务，优化医院工作流程和护理流程，为患者提供在院和延伸护理服务，同时在人们的衰老过程中提供老年照护和临终护理服务。

护理学科专业价值的提升，归根到底在于护理人才专业水平的提升。护理人才的积极性亟待激发，应使其感受到专业提升带来的幸福感、价值感。在护理学科专业化过程中，质量与安全是基石。保证护理质量首先需要搭建护理质控框架体系，做好质控指标设立；在此基础上开展质量培训、督察、分析、优化；在质量管理过程中体现科学性、技术性，达到控制质量与安全的效果。

（四）护理人员队伍日益壮大

护理人员队伍的壮大，不仅是护理学科发展的主要成果之一，更是为后续学科发展提供了强大的动力。2019年年底全国注册护士总量达到445万人，比2018年增长35万人，每千人口拥有注册护士达到3.0人，也是近几年护士队伍数量增长最快的阶段。截至2022年，全国注册护士总量超过520万人，每千人口拥有注册护士约3.7人，全国医护比为1∶1.18。预期到2025年，全国注册护士总量力争达到550万人，每千人口拥有注册护士达到3.8人，基层护士数量达到120万人。在护士数量不断增长的同时，对相关人员的培训也得到了加强，护理人员的能力水平和专业素质也在不断提升，护理成为快速发展的一支重要的力量，手术室、危重症、伤口造口、糖尿病、血液透析、助产等专科护士在整体诊疗护理工作中发挥着不可或缺的作用，他们有

着职业的价值感与成就感。例如重症专科护士在重症救治工作中，密切观察患者病情变化、为患者实施各种操作等，与医生密切配合，在提高治愈率、降低病亡率方面发挥了巨大作用。

（五）学科文化日益凝练

1820 年，南丁格尔出生于意大利佛罗伦萨市，家境优裕。在德国学习护理后，曾前往伦敦的医院工作。1853 年，克里米亚战争爆发，军队在前线没有护士，战地医院环境非常差，10 个死亡的士兵有 9 个是因为感染，医生们实在忙不过来，护士开始帮助换药、处理伤口，有 5 个昏迷伤兵被医生放弃了，南丁格尔为他们清疮、喂热汤，照顾一整晚，第二天早上医生发现这几个伤兵竟然挺了过来。每天晚上，南丁格尔带领护士提着一盏马灯查看伤兵，她的名字很快传遍了伦敦和整个英国。在当时恶劣的情况下，提灯女神的灯光，驱散了无数受伤士兵心头的阴云；南丁格尔脸上的灿烂微笑，温暖了患者通往健康的道路。同时，南丁格尔使用玫瑰图进行情况报告，建议改善病室的卫生条件，并加强对患者的护理和营养，提案得到了支持，伤员死亡率下降了 2.2%。1860 年，南丁格尔在英国伦敦创办了世界上第一所正规的护士学校。她的护士工作专著也成为医院管理、护士教育的基础教材。鉴于南丁格尔推动了世界各地护理工作和护士教育的发展，她被誉为“近代护理创始人”。南丁格尔不仅是现代护理学科还是护理学科文化的奠基人。

护理学科经过几代人的文化传承和发展，如今我国护理事业取得了有目共睹的发展和进步，专业队伍持续壮大，队伍素质不断提升，服务能力持续提高，服务领域不断拓展。可以说，无论是各专科领域的护理技术还是身心并重的全周期照护，无论是无畏生死逆行的使命担当还是在践行使命中的奋跃而上，护理学科及护理队伍都在我国医学发展史上留下了浓墨重彩的一笔，如同璀璨光芒，给予人们温暖和力量。护理人员以“爱心、温心、耐心、责任心”给予患者温暖的慰藉和专业的照护，凝练护理学科独有的学科文化。

随着医疗技术的快速发展和人们对健康需求的不断增加，护理文化的重要性更加凸显。我们应当不断传承和发展这种护理文化，使其在现代医院建设和医疗事业发展中发挥更大的作用。

第二节 护理学科面临的机遇与挑战

随着医疗技术的不断发展和医疗服务内涵的不断丰富，护理学科面临更高的要求和更大的挑战。未来，护理行业将更加注重专业化和人才培养，提供多元化护理服务。同时，护理专业与护理学科所需的职业认同感、学科共同体的共识和价值更加迫切和重要，护理行业应在学科发展的视阈下实现更好的学科价值，从而更好地服务于人民健康。

一、护理学科面临的外在机遇

（一）时代赋予的机遇

1. 健康观演变

追求健康是人类永恒的话题和共同的愿望。伴随着经济、社会、文化的持续发展，健康观念也在不断变化，从一元到多元、从躯体到精神、从个体到社会，人们对健康的认知观念与解释体系无不反映了科学技术的演进及人们对幸福生活追求的变化。不同时期健康理念的演化详见表 7-3。

表 7-3 不同时期健康理念的演化

时期	健康理念
远古时期	把健康与虚无的神灵联系在一起，认为疾病的本质是天神和神灵的力量或惩罚
18 世纪	普遍将健康视为没有病痛，而将疾病看作健康的受损
19 世纪末期	认为健康是维持病原、人体和环境之间的生态平衡
1948 年	世界卫生组织提出，健康不只是缺乏疾病或者虚弱，而是一个全方位的理想状态（World Health Organization，1948）
1984 年	世界卫生组织对健康的定义进一步升级为：健康是个人或集体能够达到自我期待，满足生活所需，应对并改变环境的能力。健康是生活每日都不可或缺的要素，不只是生活的终极目标（World Health Organization，1984）
1986 年	世界卫生组织进一步提出四维健康新概念，即健康不仅是没有疾病，而且包括躯体健康、心理健康、社会适应良好和道德健康（World Health Organization，1986）

在大健康理念下，医疗模式从以治病为中心转向以健康为中心。医疗模式的转变，在对护理学科提出更高要求的同时，也为护理学科提供了更广阔的发展空间。护理学科参与患者诊疗康复的全过程，可以全面而细致地了解患者个体情况及疾病、诊疗情况，从而有针对性地衔接患者及人民群众在预防疾病、健康促进、康复治疗、专业治疗以及生活照护等方面的需求。与此同时，护理服务的内涵和外延也需要紧密联系人民群众日益增长的健康需求，护理服务的范围要自觉地从临床治疗护理拓展到慢性病护理、康复护理、长期照料、安宁疗护等领域，适应分级诊疗和整体医疗的发展，为人民群众提供更全面和持续的专业照护服务。

2. 老龄化社会

我国自2000年起社会老龄化进程明显加快。国家统计局公布的数据显示，2022年年末全国60岁以上老年人口数已达2.8亿，占总人口的19.8%；其中65岁及以上老年人口数达到2.1亿，占总人口的14.8%，我国已进入深度老龄化时代；预计到2035年左右，60岁以上老年人口数将超过4亿，占总人口的比例将超过30%，我国将进入重度老龄化时代。

随着人口老龄化进程提速，养老护理需求规模递增，家庭护理资源减少，养老护理人员需求不断增加。我国面临养老护理人员绝对数量不足及结构不均衡的问题。第七次全国人口普查数据表明，我国约有4 000万老年人无法或无力照顾自己，对养老护理人员的需求量高达600万人以上；在一些人口流动较大，尤其是年轻人员大量流出的地区，各年龄段人口比例失衡，导致老年健康管理成为重要课题：退休自理的老年人如何延长自理期，社区护理如何与医院护理形成联动，医疗机构如何与企业联合研发智能化专业照护产品，使得老年人的健康甚至生活照料成为现实。现实需求呼唤医疗机构提供家庭病床或居家护理服务，拓宽老年护理、康复护理、居家护理等服务的供应链；建立专业护理人才队伍，创新护理服务模式，将服务范围延伸到社区和家庭；按照“政府引导、各方参与，多元投入、协调发展”的原则，健全以居家为基础、社区为依托、机构为支撑的老年护理和长期照护服务体系，增进老年人群健康福祉。

3. 疾病谱演进

随着社会经济快速增长，疾病的主要威胁已由传染性疾病转向慢性非传染性疾病（慢性病）。降低或遏制慢性病对健康的影响，成为人们普遍关注的问题。2013年世界卫生组织颁布《2013—2020年预防和控制慢性非传染性疾病行动计划》，目标是引导各国强化对慢性病的防治和管理。《中华人民共和国国民经济和社会发展第十四个五年规划和2035年远景目标纲要》提出了强化慢性病预防、早期筛查和综合干预。《“健康中国2030”规划纲要》明确了慢性疾病管理相关的战略目标。

随着老龄化社会的形成和疾病类型的变迁，护理学科的服务内涵从疾病护理拓展到健康管理，覆盖范围已经从医疗机构拓展到社区和家庭，使慢性病患者得到更深入和专业的照护服务。护理学科肩负着向大众提供专业照护、健康管理、心理照顾、康复促进以及临终关怀等全方位护理服务的职责。

4. 信息革命

信息技术的发展带来了智慧护理，带来了可视化、网络化的知识宣教，提升了患者对疾病的认知度，使患者主动参与健康管理。“互联网+护理服务”等新型服务方式的涌现，在提高服务效率、拓展服务范围、满足个性化服务需求的同时，极大地提升了服务的能力和质量，更好地满足了人民群众对健康服务的综合性、多层次需求。信息技术已经逐步成为推动医院智慧化转型与创新的动力，医院通过信息化建设来优化护理流程、创新护理模式，为患者提供便捷、高效的护理服务，提高临床护理工作效率，降低护士不必要的工作负荷。

信息技术一方面助力护理学科发展，另一方面也对护理学科提出了新的要求。护理学科亟待研发便利的人工智能护理器具，加强护理信息化建设，逐步实现护理管理的现代化、科学化、精细化，提供更加专业、个性化的护理服务，更好地满足人民群众多样化的护理需求。

（二）政策赋予的机遇

健康中国建设是当前国家战略的重要组成部分，旨在提高人民健康水平，促进社会和谐与可持续发展。公立医院高质量发展旨在提高公立医院的医疗服务质量和服务效率。作为医疗卫生服务体系的重要力量，护理学科的服务质量、效率和专业化水平受到了前所未有的关注，护理学科面临新的机遇和挑战，这在为学科发展带来压力的同时也带来了动力。

1. 健康中国战略的要求

人民健康是社会文明进步的基础，是民族昌盛和国家富强的重要标志，也是广大人民群众的共同追求。基于此，我国相继出台了《“健康中国2030”规划纲要》和《健康中国行动（2019—2030年）》，把“健康优先”贯穿高质量发展全过程。换言之，全面保障健康，既要求不断全面推动制度结构改革，又要求全面提高诊疗水平，还要求覆盖的主体广泛。提高卫生健康服务供给质量，不仅要提高诊疗水平，更要确保医疗服务惠及所有群众，实现全体人民身体健康。

在健康中国战略背景下，护理学科在健康领域的作用日益凸显。护理工作是卫生健康事业的重要组成部分，对全面推进健康中国建设、积极应对人口老龄化具有重要意义。当前护理工作也在主动适应人口老龄化进程和疾病谱变化，不断丰富护理专业内涵，护理服务逐渐延伸至社区和家庭，为群众提供老年护理、慢性病管理、康复促进、长期照护、临终关怀等服务。《全国护理事业发展规划（2021—2025年）》明确了护理管理工作为全国卫生健康工作的重点任务，提出以人民健康为中心，以群众需要为导向，以高质量发展为主题，以改革创新为动力，进一步加强护士队伍建设，丰富护理服务内涵与外延，提升护理管理水平，推动护理高质量发展，努力让人民群众享有全方位全周期的护理服务。护士数量和学历构成影响患者照护质量，护理人员配备与患者状况密切相关，新医科建设要求培养具备跨学科思维和信息科技能力的优秀护理人才。未来应推动护理学与多学科结合，培养“护理+X”复合型人才，保障护士权益，强化激励和培训，完善医院护士岗位管理，加强护士队伍建设。

2. 公立医院高质量发展的要求

护理是医疗卫生事业的重要组成部分，应与医疗协同高质量发展。首先，为了推动公立医院从传统的粗放式、规模式的发展转向内涵式发展，实现发展模式的转变，护理工作需要加强培训、提高服务质量、优化流程。其次，通过信息化手段建立完善的电子护理病历系统，实现患者信息的共享和整合，可以提高医疗服务的协同性和效率。最后，合理配置护理人员，提高护理人员的待遇，可以激发护理人员的工作热情和创造力，为医院吸引更多优秀的人才加入护理队伍，提高医院的医疗服务水平，为患者提供更加优质、高效的医疗服务。为了推动公立医院高质量发展，护理工作还需要久久为功，只有持续不断地推进改革和创新，不断地完善和提升护理服务的质量与效率，才能满足人民群众的健康需求；同时，公立医院还应加强与政府、社会各方面的合作，形成协同发展的良好局面。

历年国际护士节的主题映射了人们对护理学科发展的新期待和新要求。如 2023 年国际护士节主题为“我们的护士，我们的未来”，我国护士节主题为“发展护士队伍，改善护理服务”，反映了护士在未来健康护理中的关键角色。

总之，护理在推动公立医院高质量发展中具有不可或缺的重要作用。只有加强护理工作，才能更好地实现公立医院高质量发展的目标，为广大人民群众提供更加优质、高效的医疗服务。

二、护理学科的分化与融合

伴随医学学科的演进，护理学科同样呈现分化与融合的趋势。理论层面，护理学科理论体系在不断完善的同时，不断分化出内科护理学、外科护理学、妇产科护理学、儿科护理学、老年护理学、急危重症护理学、精神科护理学、社区护理学及护理伦理学、护理心理学、护理管理学、护理教育学等分支；在分化的基础上，护理学科与临床医学、工学、计算机科学、心理学、统计学等学科的融合日益活跃。实践层面，随着医疗照护逐渐从“医疗服务”向“健康服务”拓展，并朝纵深化、个体精益化方向延伸，护理学科同样面临护理模式的变革，护理内涵不断延展。在护理学科的分化与融合中，护理学科的价值日益凝练凸显。

（一）护理学科的分化

全球医疗卫生系统面临有限资源与人们不断增长的医疗需求之间的矛盾。为确保优中求精的护理效益，专科护理应运而生，临床护理专家和专科护士成为护理专业人才发展的趋势。专科护理在改善患者结局、控制医疗成本、缓解卫生人力不足等方面发挥重要作用，是衡量护理专业化水平的重要标志，是临床护理实践及提升医疗照护质量的必然趋势和方向。专科护士以优化流程、整合专科理论、创新专科多项技术技能为发展方向，在学科发展的道路上，充分发挥护理优势，与医生密切配合，为患者的康复倾尽全力。

1. 专科护士的发展与培养现状

20 世纪初，美国最早提出培养高级专科护理人才，随后护理专业细化，护理学科专科化兴起。20 世纪五六十年代，由于高科技仪器设备的应用和监护室的出现，医院对临床护士的能力要求越来越高。一些注册护士在完成临床专科护理硕士学位的学习后，通过高级专科护士的资格认证考试，成为临床专科护士，对临床护理人员进行指导，护理学科专科化加速。其他国家（如加拿大、澳大利亚、英国等）相继发展了专科护理和专科护理人才培养。

我国香港于 1995 年开始发展专科护理，我国内地于 2000 年引入专科护理，并提出了在保证临床基础护理质量的基础上，以提高临床若干专科领域的护理技术水平为着力点，培养临床专业化护理骨干，促进护理工作的专业化发展的设想。2005 年 7 月卫生部颁布《中国护理事业发展规划纲要（2005—2010 年）》，提出“根据临床专科护理领域的工作需要，有计划地培养临床专业化护理骨干，建立和发展临床专业护士”，积极推动护理专科护士制度的发展，并取得长足的进步。2011 年卫生部颁布的《医药卫生中长期人才发展规划（2011—2020 年）》指出，大力培养与培训护理专门人才，落实护士配备相关标准。我国每五年出台国家护理事业发展规划，推动了专科护士的系统培训和培养，推广和提升了专科护理技术；专科护理的内涵持续深化，护理服务和技术标准指南强化了康复护理、老年护理、中医护理等方向的人才培养；专科护理的管理能力逐渐提升，专科护士职责得到了科学定位，运用高科技信息化工具提升了管理效率。我国已建立规范的培训课程，对专科护士核心能力形成共识。

国外专科护士培养制度已经较为成熟和完善，形成了包括学校基本教育、毕业后教育和继续教育在内的护理教育连续统一体。我国的专科护士培养起步相对较晚，但近年来发展迅速，采取以中华护理学会、省级卫生行政部门和省级护理学会为主导，有资质的教学医院为培训基地的模式。虽然培训结束通过考核可以获得主办方颁发的证书，但每个地区或医院均按照自行制定的标准施行，暂无统一机构对专科护士资格进行认证，专科护士培养及认证体系有待系统建立和完善。

随着医疗技术不断提升，我国护理队伍不断趋于专业化，专科护士引领专科技术发展，在照护患者中日益发挥重要作用，体现专业护理的价值。同时，政府加强政策引导，着力于多层次、全方位的培养，打通护士职业发展上升通道，激发全社会对专科护理价值的认同，发展一支富有活力的专业化护理队伍，助力健康中国建设。专业性可以更好地彰显护士自身价值和职业意义，进而使护士更富有职业责任、理想信念和职业精神。

2. 专科护士在临床实践中的效能发挥

专科护士在临床实践中发挥着重要作用。他们具备丰富的专科知识和临床经验，能够为患者提供高质量的照护服务，并指导其他护理人员制订护理计划、完成各项护理操作和解决疑难问题。专科护士的效能对专科技术和学科发展的方向性作用已经显现，大幅提升了专科护理水平。

例如，ICU（重症加强护理病房）专科护士对于危重患者的护理具有关键作用。他们熟练掌握呼吸机相关性肺炎集束治疗、危重患者肺部护理、多脏器功能动态监测等技术，同时能够早期识别病情变化并采取干预措施，改善患者预后。在重症护理领域，出现了多个亚专科护理组，重症护理的专科呈现多点式发展。

又如，神经系统专科护士可以为神经系统疾病患者提供专业的护理服务。他们具备丰富的专业知识和技能，可以为患者提供早期干预、紧急救治、疾病照护、诊疗方案实施及康复护理等方面的专业临床护理服务。

再如，糖尿病专科护士在糖尿病的预防与并发症控制方面发挥着重要作用。自 2002 年专科护士在我国确立后，糖尿病专科护士队伍逐渐发展壮大。我国在糖尿病专科护理、护士培训方面迅速发展，培养了一批具备专业知识和技能的糖尿病专科护士，在提升糖尿病健康服务质量、促进糖尿病护理专业化与同质化方面与国际专科水平比肩。

总而言之，专科护士在医疗领域发挥着越来越重要的作用。不同领域的专科护士具备各自的专业知识和技能，能够为患者提供更优质的护理服务，推动护理事业的发展。专科护理实践领域已扩展到老年人、婴幼儿等弱势群体和慢性病、营养护理等领域。未来专科护理应进一步向社区、家庭延伸，实现医院与社区专科护理服务的互联互通。

（二）护理学科的融合

学科分化能高质量地解决专科疾病问题，随之也出现整体临床思维多因并存、一果多因的护理思路，学科间融合的需求相应增加。护理学科与其他学科的交叉融合往往能催生出新的学科生长点，引领科学前沿的重大突破，推动护理学科的革命性变革。护理学科以人的健康照护为中心，以多学科协同治理、全方位均衡发展为目标，致力于推动“健康促进、营养、预防、诊断、治疗、康复”六位一体深度融合。构建优质高效的整合型医疗服务体系，提供健康促进、营养、预防、诊断、治疗、康复一体化的连续性服务，能够满足人民群众全生命周期的健康需求。

1. 医护协同发展

医护协作并非单纯的医护一起工作，而是医护双方合理分工、密切联系、交换信息、相互协作、相互补充和促进，以实现共同的健康目标。随着护理范畴的拓宽，护理工作越来越细化，医护协作日渐紧密。护理人员在专项疾病诊疗流程优化、医疗质量与患者安全提升、以患者为核心的综合服务质量改进等诸多方面，为医生诊疗方案提供实施的基础和管理的保障(Devers et al., 1994)。

医护协同发展是现代医疗护理的发展趋势，护士不仅专注于护理实践，还逐渐承担起部分治疗和治疗后的工作，如辅助医生开展毛发移植手术的植发护士、参与转诊和评估的器官移植护士以及具备全产程护理等资质的助产士等。这些多样化的角色使护士在医疗照护中的重要作用日益凸显。麻醉护士是另外一个例子，他们具备护士执业资格，接受过麻醉教育和额外培训，能够协助麻醉医生进行麻醉前准备、麻醉中监测和照护麻醉患者等工作。

在中医临床诊疗中，中西医结合护理也越来越受到关注。在辨证施护、阴阳平衡、未病先防、不通则痛等临床思维指导下，护士可以开展穴位按摩、耳穴贴压、湿敷操作、涂药操作、拔罐操作、熏洗操作、敷药操作、贴药操作等中医护理项目。经过正规腕踝针操作培训后，护理人员可以在经脉受损的穴位解除瘀滞和气行不畅，在自己权限范围内为患者缓解疼痛，减少患者对止痛药物的依赖和需求，避免患者因药物依赖性和耐药性而隐瞒疼痛的情况。

在口腔科，口腔四手操作技术是口腔医疗服务中的重要组成部分。在诊疗过程中，医护人员双手同时在口腔治疗中完成各种操作，包括传递与交换技术、吸引技术。平稳而迅速地传递与交换所用的器械材料、减少器械污染等，可以缩短诊疗时间，保证患者安全，提高口腔诊疗效率及医疗质量。精准的吸引技术，可以避免冷却水对咽部的刺激，减少了操作中频繁起身漱口等问题，提高了患者的舒适度及满意度，同时也保证了诊疗视野的清晰，提高了工作效率。

2. “护理+信息”

护理信息化变革使护理工作模式从传统的人工治疗体系、手写记录方式逐渐实现电子化、智能化。智能电子病历系统、护理信息系统的建立有利于促进病历信息记录的自动化和医疗护理过程的规范化，同时提高护士查找和维护信息的效率。移动护理信息系统的应用使护士的医嘱执行过程更加高效，降低了医疗风险。此外，信息化降低了护理工作强度，如门诊自动叫号系统、自动摆药机、健康教育智能辅助系统等，全面提升了护理工作的准确度与护理服务质量。

信息技术赋予护理学科新的发展机遇，大规模渗入智能化医疗照护、远程诊疗、移动健康等领域，护理不再单纯依托传统经验，而是依靠行业智能化手段，从护理专业知识、专业技术、职业服务角度，建立疾病高危人群的专业评价机制、教育指导机制、院前诊疗机制以及全民健康管理预警机制等，构建护理实践的全方位信息化系统。另外，信息技术通过与物联网技术相结合，利用便携式可穿戴设备，建立智慧护理系统，可实现各项健康指标的实时监测、动态追踪，进而促进疾病防控，改善疾病管理等；利用大数据挖掘技术，可更加准确地分析患者健康数据，从而建立疾病发生或复发风险的预测模型；护理辅助决策支持系统的研制与实施也影响着护理实践中评估、诊断、计划、实施与评价等各个阶段，一定程度地提高了护理措施的科学性，并对患者安全与健康水平产生有利的影响。此外，随着基因学和基因组学研究的深入，以生物大数据为支撑的精准医疗与精准护理将在医疗卫生系统及人类健康促进中发挥更重要的作用，专家学者呼吁将基因组学应用于护理研究，通过对复杂症状或症状群进行基因研究，确定生物标志物与疾病症状或症状群的关系，开展精准评估，制定精准决策，实施精准干预，提供精准护理，改善护理实践，优化健康结局。

未来，护理服务将更专注于专业化、多元化、个体化、智能化的发展，以适应未来护理学科发展的需求和变化，适应健康照护的需求和变化，为患者提供更加优质、全面的护理服务。

3. “护理+工学”

信息和工程学科的前沿技术，如人工智能、互联网和大数据等，为解决临床护理问题提供了新的机遇，护理学科与工程学科之间的交叉融合使护理学科发展和变革迈入新纪元。

医工结合作为一种新的模式，将医学、工程学和护理学等学科交叉融合与协同创新，通过先进的工程技术弥补传统医疗与护理在资源、技术等方面的不足。美国约翰斯·霍普金斯大学要求护理学与工程学联合培养的博士具备护理学与工程学的学科交叉视角，同时还需具备解决临床实践问题的能力，而不是简单的技术应用能力。2018 年我国提出“新医科”的理念，并以《“健康中国 2030”规划纲要》为指导，致力于探索医工、医信、医理交叉专业，促进学科交叉融合，培养高素质的复合型医学人才。此外，《中华人民共和国国民经济和社会发展第十四个五年规划和 2035 年远景目标纲要》《“十四五”优质高效医疗卫生服务体系建设实施方案》《全国护理事业发展规划(2021—2025 年)》等文件和规划纲要也都支持学科交叉，并强调推动护理高质量发展的任务。如今国内多所高校、医院或学术组织开展了护理学与工程学交叉的课程，有利于护理交叉学科人才培养的进一步落实。

通过引入先进的医疗设备和技术，促进护理学与工程学的融合发展，可以提高医疗护理的质量。可穿戴智能监护设备、远程医疗系统的设计、开发与应用打破了时空限制，实现了患者的实时监测和远程诊断，提高了患者的满意度。护士与工程科学专家联合设计开发的转运机器人、重症监护信息系统等在临床得到推广，缓解了护理人力资源短缺问题，提高了医疗护理效率。基于机器学习、文本挖掘、人机交互等技术开发的智能给药系统、智能监测系统等可降低医疗事故风险，保证医疗安全。护理人员在此过程中担任需求分析、设计、测试与评估等角色。

在护理学与工程学融合的过程中，文化融合是挑战之一。由于护理学与工程学的专业背景和工作方式不同，相关人员需要克服沟通和合作障碍，形成一支高效的团队。在利用技术创新提供医疗护理服务的同时，需注重患者隐私和机器决策等敏感问题。为了克服这些挑战，有必要通过培训和教育加强医生、护士和工程师等不同领域专业人员间的相互理解，并形成紧密的合作关系，共同致力于护理学与工程学的创新和应用研究，推动相关技术的发展和实践应用。此外，有待建立健全相关的法律法规和伦理指导原则，保护患者的隐私和权益，确保技术应用的安全性与可靠性。

纵观护理学科的发展，跨学科合作与协同创新已成为推动护理学科建设的重要动力（吴琼等，2018）。调研发现，目前国内部分大型医院通过跨学科发展与研究，助力护理学在学科发展、科学研究以及社会服务等方面迈向一个新的高度。康复工程、人工智能、基础医学、人口学、人类学、社会学、信息学、公共卫生学、法学等与护理学研究的融合日益增多。为深入贯彻“面向人民生命健康”的国家战略导向，护理学科需要在重大健康领域开展前瞻性、开拓性的科学技术研究，通过多学科交叉研究，加强护理人才队伍建设，深化和延伸护理服务范围，促进护理学科向“高、精、深、专”发展。

三、护理学科面对的挑战

社会在发展、时代在进步，尤其是随着医药卫生体制改革的深入、医疗服务模式的变革，新的健康需求的不断释放和护理学科发展的不断演进，传统护理模式亟待改变，护理事业发展在迎来新的历史机遇的同时，也面临严峻的挑战。

（一）学科基础有待夯实

调研发现（周兰姝，2023），尽管护理学科发展迅速，但仍面临创新发展不足等问题，存在一些薄弱环节。包括：①知识体系不够完善。护理专业一级学科、二级学科之间的知识体系还不够完善，制约着中国护理专业的发展。②人员队伍能力参差不齐。护理学科人员队伍在不同层级医疗机构及不同专业领域之间能力水平不均衡，特别是基层医疗机构和老年、儿童、传染病、精神障碍等护理人才培养培训不够系统和规范。③优秀人才缺乏。尽管国务院办公厅2020年印发的《关于加快医学教育创新发展的指导意见》要求“大力发展高职护理专业教育，加大护理专业人才供给”，但相比于护士群体总数，护理学科优秀人才数量不足，未形成优秀人才集聚之势。④人才考核激励亟须完善。护士考核主要侧重学位、资格、论文等方面，对专业能力的关注度不够，尤其对高职称护理人员临床投入、教学实践等考核手段和方式单一。⑤原创性研究成果相对较少。作为一门应用性较强的学科，护理科研活动必须着眼于解答日常工作中出现的问题，落脚于提升护理服务质量、确保患者安全，发表的学术文章也应致力于用研究成果改进实际护理工作、服务社会大众。与其他医学学科相比，护理学科原创性研究成果仍然严重缺乏，我国尚未从“跟跑”转向“领跑”，在很多重要领域缺乏护理专业的一席之地。⑥高层次研究平台缺乏。我国高层次的科学研究平台和实验室建设工作还处在起步阶段，国家级重点研究实验室数量仍然不足。⑦社会认可度不高。作为国家一级学科，护理学科的社会认可度还不够高，在百姓看病就医过程中的“存在感”不强。⑧护理学科分化与融合程度不够。急救医学、预防医学、老年医学、康复医学、营养医学、心理学等学科与护理学科的融合需求未得到充分满足，相应领域的人才培养不足。

面对机遇和挑战，护理学科如何应对变革，归根到底取决于自身，要靠发展自身来抓住机遇、面对挑战。当前，护理学科面临广阔的发展前景，例如：中医辨证施护、药食同源的中国特色护理新理念；安宁疗护领域的挖掘；妇儿护理、传染病护理等领域的需求。护理理念的持续迭代、护理技术的持续创新、护理服务品质的持续提升，需要专业能力建设。构建完整的专科护士培训和管理制度，以岗位能力为基础，培育急需专业人才；依赖医学优秀院校及权威学术组织等资源，创新专科护士的培训方式和管理策略；参考国际评价标准，优化与完善专科护士的关键能力评价体系；以开阔的心态和眼界，参与多学科交叉融合，促进护理专业体系的完善。

（二）护士作为学科主体的意识和能力有待增强

医、护同源而生，护理学科由广义的医学学科分化而生；同向发力，在医学实践中，护理学科和临床医学基于患者健康这一共同目标而密切协同。笔者曾借用诗人舒婷《致橡树》中的诗句比拟医护关系：“我必须是你近旁的一株木棉，作为树的形象和你站在一起。根，紧握在地下；叶，相触在云里。你有你的铜枝铁干，像刀，像剑，也像戟；我有我的红硕花朵，像沉重的叹息，又像英勇的火炬。”随着临床医学和护理学科的发展，医护关系日益呈现为“并列—互补”型。在这样的医护关系模式下，橡树与木棉的比喻恰当地反映了这一更加良性、健康的新型医护关系。

新型医护关系的建立，不仅要求医护之间相互尊重、信任，更要求医护之间知识与技能的对等。换言之，护士应自觉作为学科主体主动参与照护患者的实践，基于专业的评判，以帮助患者解决问题为出发点，有足够的勇气与临床医生沟通。尽管护理学科经历了较快的发展，但目前在学科理论体系、实践能力、学科文化、人才队伍等方面，与其他学科还有一定的差距。

打铁必须自身硬，护理工作要想得到社会认可，护理学科要与高速发展的医学同步发展，还需全体护理人员奋发努力，立足专业向下扎根、向上生长，亦即“顶天立地”。做强学科，一方面需要兼具整体护理和通科技术的人才，并且充分意识到自身努力对推动护理学科发展的重要意义；另一方面需要紧密跟进医学技术发展，充分运用先进理念和现代技术设备，让护理学科融入变革的浪潮。

第三节　护理学科的双重价值

护理学科既有高度的专业性、技术性，又有人文性和照护性。这两点是护理学科立身之本，是护士立身之本。作为成立十余载的一级学科，护理学科要在医学之林拥有“非你莫属”的价值，必须秉持人文性、凝练专业性。在新型医护关系中，护理学科既有对临床医学的依从性，又有区别于临床医学的特异性。护理学科展示出独特的双重价值，谓之“钻石与水价值新论”。

一、护理学科的特性

百姓对医疗照护的感受主要来自两个方面：一是专业性，现代医学科技的快速发展缩小了患者与医务人员对疾病认知的信息差距。患者就医是为了获得专业的治疗，而患者的就医感受主要在于医疗质量和临床疗效。因此，我们探究护理学科的专业价值及护士的专业程度，必然要看护理学科在患者医疗照护中能发挥多大作用，要看护士在患者康复中能贡献多少专业知识与技术。二是人文性，不论科技如何发展，医学始终不能背离其给予患者抚慰之初心，护理离不开对患者生理功能的评估。基于此，为患者减轻痛苦，护理应提升患者的参与度和自我管理效能，从而实现人性化护理。医疗照护的目的是帮助患者身心都重新达到平衡状态，重建对自己、对人生的信心。“提灯女神”南丁格尔的专业能力及坚守担当、软语慰藉与默默守护，是护士这个群体深刻烙印在人们心目中的形象，也是护理学科自发轫以来的学科特性。

护理学科的专业性与人文性相互作用、有机统一。专业之照护，归根到底是人文精神之体现，对健康的尊重、对人的关照、对生命的敬畏，是医学知识与技术专业化的动力和目标。每一项新技术的问世，每一种新药的研发，无不源于破解患者疾病之困、解答人类健康之谜。反之，人文之关怀，均以专业为根本。

（一）护理学科的专业性

护理学科是一门实践医学，其发展史在一定程度上也是护理专业技术的发展历程，从基础护理到专科护理，技术的发展给护理学科带来革命性的变化（刘慧玲和段志光，2013）。护理专业的划分越来越细，护士从医生助手转化为合作伙伴；学科也越来越独立，护理从病情观察、护理评估到心理干预、健康教育都具有不可替代性。以肿瘤专科护理为例，护士不仅要具备肿瘤护理的知识和专业技能，还要对患者开展综合评估（包括肿瘤专科评估、化疗患者血管评估、疼痛评估、营养评估、心理健康状态评估、认知水平评估以及社会家庭支持系统评估），全面掌握患者的情况，与医疗团队共同协商患者的治疗护理方案，在疾病全过程进行全程干预。

在诊疗活动中，通过人文护理，护士与患者之间建立了相互信任、相互协作的关系；更重要的是，在救治患者的过程中，护士的专业价值和护理学科的重要性得以充分体现。

护理学科的专业性体现在日常护理的各个方面，包括基础护理和专科护理。护士在进行基础护理和专科护理的同时，观察、评估和判断患者的病情，为医生的诊疗提供重要支撑。护士与患者的长时间接触和心理护理，能够减轻患者的心理压力，为医生提供全面的评估和治疗依据。例如，急诊护士的预检分诊能够正确判断患者的轻重缓急程度，及时发现病情变化，为医生提供诊疗信息。专业性的护理需要多专科的技能型护士。

案例 7-1

某医院皮肤科收治了一名大疱性表皮松解坏死型药疹患者，患者体表30%左右表皮剥脱，看到患者的第一眼就让人深切地体会到什么叫“体无完肤”，患者翻个身、稍微动一下，一大片皮肤就会脱落下来。大疱性表皮松解坏死型药疹的死亡率高达40%。皮肤科对该患者进行了全院会诊，护理专家也被邀请参与其中。防治感染、保证生命通道的开通是护理的重中之重，在控制感染、保障用药和营养支持的关键环节中护士起到决定性的作用。对于这样一个“体无完肤”的患者，失去表皮最大的免疫屏障随时可能导致患者出现感染，护理把保护性隔离做到了极致，确保患者不出现感染。患者经过20天的治疗痊愈出院。在救治疑难危重患者的过程中，护理起到了至关重要的作用。

（二）护理学科的人文性

护理学科如水一般润物细无声，护理工作决定着医院的温度。护士虽没有惊天动地的壮举，但作为健康的照顾者和引领者，其作用不容小觑：护士与患者朝夕相处，护士的言行直接影响着患者的情绪状态和转归。科技再进步也改变不了人最终的生命结局，但是医学人文可以帮助患者减轻痛苦，沟通、帮助和陪伴能够让患者感受到温暖。

首先，护理学科的人文性体现在对患者细致入微的陪伴和照护。护士最能感受到病患的喜怒哀乐，并通过沟通和心理安慰帮助患者克服心里的阴霾，帮助他们建立对生命、社会、家人、自身和疾病的正确认知，从而保持良好的心态，促进患者的康复。在紧急救护中，护士发挥着不可替代的作用。他们具备专业的急救知识和技能，能够迅速应对各种紧急情况，进行急救操作，确保患者得到及时、正确的治疗。同时，他们还为患者和家属提供心理上的支持与安慰，帮助他们渡过难关。在康复期或慢性病管理中，护士为患者提供全面的康复护理服务，如功能锻炼、康复指导、心理支持等，促进患者的身体和心理康复。此外，护士在慢性病管理中扮演着重要角色，通过与医生、药师、营养师等其他医疗团队成员紧密合作，为患者提供全面的慢性病管理服务。

其次，护理学科的人文性体现在通过健康宣教实现未病先防。护士通过健康教育、科普活动和社区护理服务，传授疾病知识，指导患者和家属管理健康，预防并发症。在社区层面，护士提供全方位的护理服务，包括定期健康检查、疫苗接种、健康教育等，为需要家庭护理和康复指导的患者提供支持，确保社区居民得到及时、全面的医疗服务。

再次，临终关怀是护理学科人文性的鲜明体现。近年来，临终关怀领域逐渐发展出安宁疗护的概念，这一概念遵循凯瑟琳·库克巴（Katharine Kolcaba）的舒适理论，以提供全面、周到的护理服务为基础。安宁疗护的舒适护理实现了患者善终、家属善别和善生。在安宁疗护中，护士用体位疗法、穴位按压、艾灸、芳香精油、室内温湿度调整等方法，帮助患者减轻腹胀、水肿、疼痛、呼吸困难及其他痛苦症状，增加舒适感。此外，护士尊重并保护患者的隐私和尊严，让患者在生命的最后阶段能够在身心上得到更大程度的舒适和满足，让患者在离开人世时能够少有遗憾，心愿得以达成，以一种平和、安详的方式离开。住院期间，护士不仅关注患者的身体护理，还协助他们与家庭成员进行情感交流，如道谢、道歉、道爱和道别等，帮助他们缓解心理压抑，让家庭成员也能在患者离世后得到情感上的释放和安慰。护士将安宁疗护的舒适护理理念深入应用到临床实践中，并不断总结出适合本土情况的安宁疗护舒适护理内容、标准和护理常规。

最后，护理学科的人文性体现在护理科研创新中。科研创新有两个重要前提：一是满足患者需求。只有在捕捉患者需求的过程中才能激发创新点，也只有充分满足患者需求的创新才有真正的价值。二是紧密结合临床。护理科研创新的起点在于丰富的临床实践，正如有着三十多年工作经验的中日友好医院手术麻醉科护士长张颖所说：“特色护理要伴随着特色医疗，护理跟上医疗才能做到齐头并进。”以上两个重要前提，归根到底都在于面向人民生命健康，以人民生命健康为中心。

护理学科在重大突发事件中更加彰显独特魅力，甚至发挥了决定性作用。2003 年非典、2008 年抗震救灾、刚过去不久的新冠疫情，在人类迎接自然的每一次挑战中，护士的作用愈发凸显。每当人们面临自然灾害或重大疾病威胁时，护士队伍闻令而动，通过现场急救、伤员转运、心理支持和健康教育等多方面的关爱与支持，致力于保障灾区居民的健康和安全。

护理学科始终将“面向人民生命健康”融入学科的方方面面。急患者之所急，想患者之所想，既追求患者疾病得到诊治，又注重这个过程中患者的生理和心理体验。相比于医学关注的中心是治愈（Cure），护理关注的中心则是照护（Care），护理学科的人文性使之具有医学无法企及的功能。无论是在医院、社区还是在家庭，护士更多地与患者接触，了解患者的身心需求。很多疾病在治疗上可能束手无策，但照护的方法与手段很丰富；很多疾病的治疗结束了，但照护之路还很长远；无论何种治疗结局，照护都将继续陪伴患者，使残缺的生命获得意义上的圆满。更重要的是，护理学科的文化强调共情，护士在协助医生治疗患者躯体疾病的同时，陪伴、帮助患者正视疾病遭遇，重建生活信心，直面疾病甚至死亡。

随着护士的人文关怀理念逐渐深化，人文关怀举措日益丰富完善；同时，护士不断探索人文关怀模式，在提高患者就医体验与改善患者治疗结局等方面都获得了较好成效（张丰健等，2020）。尤其是在癌症、慢性病、老年、手术、儿童、安宁疗护等领域，护理的人文关怀彰显了巨大力量。

案例 7-2

丽丽在等待一个全麻妇科手术的过程中焦虑不已，她是一个对饥饿耐受程度很差的人，一挨饿就心慌、手抖，长时间既不能吃东西又不能喝水对她来说比疾病本身更可怕。为预防麻醉期间和手术过程中胃内容物的反流、呕吐和误吸，全麻手术患者需术前 8—12 小时禁食、4 小时禁饮。加上手术时间、术后禁食时间，患者少则 10 个小时、多则 24 个小时以上不能吃东西。对饥饿耐受程度差的患者常常因禁食时间长而在术前焦虑、担心。此外，长时间禁食禁饮使患者出现口渴、饥饿、焦虑等主观反应，增加胰岛素抵抗，降低机体代谢，进而延长住院时间。丽丽遇到的难题被护士解决了。经过大量研究，南京大学医学院附属鼓楼医院麻醉手术科庄珊珊等人汇总众多研究成果，基于胃排空机制、风险评估、禁食禁饮方案、教育培训 4 个类别的 17 条证据，指导医护人员在了解胃排空机制的前提下，对患者进行全面的术前评估，多学科合作制订术前禁食禁饮方案。护士的这项科学创新，有效缩短了患者禁食禁饮时间，提高了患者舒适度，有效减轻了患者的应激反应，比如像丽丽那样的焦虑感、饥饿感，还有其他像低血糖、低血压和术后恶心、呕吐等。

资料来源：庄珊珊等（2022）。

二、护理学科的“钻石与水价值新论”

经济学有“钻石与水价值悖论”，它揭示了一个重要的经济学现象，即交换价值反映的是商品的边际效用而不是总效用。而“钻石与水价值新论”不同于经济学理论，更强调医疗服务的普适性、专业性与可及性。以手术为例，当疾病不到非手术不可时，人们一般不会选择手术，往往以保守治疗为主。

反之，即使“一号难求”，人们也会想尽各种办法主动寻求手术这种救治手段。这个时候，不论是技术还是医者，仿佛具有了钻石般稀有且不菲的价值。常言道：“三分治疗，七分护理。”较之手术，对术后患者的护理看似没有与疾病正面对抗，也仿佛无法“立竿见影”“一蹴而就”。然而，正是护士运用其专业知识、护理技术、心理抚慰、语言沟通、计划调适等技能，帮助患者强化自身免疫系统，重建体质恢复机制，从而实现患者康复。这就是水的价值，看似平凡、细微，但不可替代，发挥钻石一般的效用。“钻石与水价值新论”反映了基础护理与专科护理两者间的关系和价值定位，更揭示了护理学科人文照护和专业技术的有机统一。在实践中，我们既需要水——基础护理，又需要钻石——专科护理；护理学科既需要秉持人文情怀，又需要凝练和提升专业内涵。换言之，以专业化迎接未来健康需求、提升护理职业价值，是推动护理学科高质量发展的重中之重。

（一）人文、专业、技术融为一体

事实上，护理学科之所以能从医学中分化为一门独立的学科，源于在整体的医疗环境中，护理具有不可替代的独立价值，这些价值体现在护理的专业性和人文性上。护理不仅要关注患者的疾病，还要关注患者的心理和情感需求。

对护理学科和广大护士而言，满足患者健康需求是其价值目标。患者需求被满足的程度，就是衡量护理学科价值的标尺。患者对护理照护的感受和体验，就是广大护士努力的方向。恰如“口渴了就要喝水”这个再简单不过的道理一样，护理学科“钻石”与“水”的效用，归根到底体现于服务和技术的水准。

例如，因结肠癌而行根治术的患者，造口能否保证排便、排气、由肠内到体外的功能性通道，有三个重要的环节是专科护士必备的技术和技能：一是测量站不拽、坐不挤且适宜造口的位置；二是术后检查伤口及深部是否有造口坏死趋势，可疑时与医生共同进行肠管黏膜血运探查；三是检查皮肤黏膜有无分离，关系到造口的功能与伤口易污染而感染的状况。正是得益于造口专科护理技术，患者不但伤口痊愈了，而且获得了生活需求被满足的主观心理感受。

护理学科的专业性不仅体现在专科护理上，还体现在护理照护的日常点滴中。天气炎热，给口渴者送去一杯水，这时人们的身体感受和主观感受均得到满足，微不足道的一杯水发挥了最大的效用。但护理学科并非总是如此。不同于临床医学，护理学科的实践并非总是刚好对应患者的身心需求。护理学科的很多工作内容看起来仿佛不是患者要求的，或者在患者看来不一定是必要的或有意义的，例如护理操作前的三查七对，患者不一定理解这个流程的重要性，要么认为与己无关而采取视而未见、敷衍配合的态度，要么认为流程烦琐。护士既担任患者的守门人职责，又如打更小吏一般从事琐碎的日常服务工作。例如，对于重症监护患者，正是监护室护士的日夜守护、密切观察，才保障了患者的安全，医生才会得到及时可靠的病情信息，医嘱才得以正确执行。又如，患者上午 9 点要做血滤，但 8 点已经服用降压药，这时的医嘱用药就不能像通常那样简单地写“Bid（8-4）给药”了。这就需要护士根据患者早上血压测量结果，提醒患者提前服药，同时将血滤时间后移。在这个过程中，护士的作用不仅确保医嘱的准确下达，更关乎患者的生命安全。再如，护患沟通是一项看起来十分平常的护理工作，却是护理学科十分有价值的内容，是护士走近患者、护理学科走进百姓内心的重要桥梁。只有在沟通中，护士才能更加细致入微地体察患者的心理需求，从而有针对性地满足患者的需求。良好的护患沟通不仅让医疗照护更加顺畅，而且能缓解患者病痛，给予患者恢复健康的信心，使患者真正参与到诊疗行为中。看似毫无专业技术可言的护患沟通，却带动了整个患者疾病诊疗链条的和谐流动，实现了从无形的精神心理护理到有形的患者主动康复行为的质的转变和跃升。

在临床工作中，经验丰富且具备责任心的护士能在最平凡的护理工作中体现护理的专业性。比如，对于抑郁症患者，如何通过观察或沟通交流发现患者的自杀先兆；对于癌症患者，如何以恰当的方式表达关怀与共情；对于失能患者，如何让患者得到最舒适的照护、重塑生活护理能力；等等。“身心并护”绝非只停留在书面上，对患者提供技术性的护理服务以及情感支持是护理学科发展的一部分。在此层面上，护士不仅能得到患者的高度认可，避免患者出现安全意外事故，还能给医生带来很大的安全感。护士在基础护理、病情观察、生活照护、心理疏导、健康宣教以及专科护理、科研创新、临终关怀等方面具有不同角度的闪烁光芒，护理也是医疗体系中的“钻石”。

（二）医护患共同体的效能优势

正如前面的章节所述，患者是学科共同体的重要组成。在医学实践中，

往往是不同专业领域的医生、专科护士、营养师、药剂师、物理治疗师等共同参与，从不同的专业视角判断患者情况，最终促成大家认可的最佳治疗方案。而其中，专科护士的角色十分重要。

要让患者主动参与医疗照护实践，并在医疗决策中发挥更大作用，首先必须突破知识专业壁垒。医学知识具有高度的专业性，医学活动对从业者的资质有着严格要求，没有经过专业的学习、训练和实践锻炼，人们很难建立对疾病的科学认知和正确判断。因此，要提高患者的参与度，使其真正作为学科共同体成员，在学科治理中发挥作用，需要建立医护患之间的沟通机制。护理学科具备健康宣传、教育、指导的功能，沟通能力、健康宣教能力是护理人才教育的内容之一，而护理工作的广覆盖性也为加强医护患沟通提供了条件。护理学科成为患者走近医学的桥梁，也成为医学温暖患者的双手。

同样，医护患共同体需要投入，医院要为护理进行物力投资、技术投资、信息化投资，以保障患者高质量和个性化的服务体验。

护理学科的重要内容之一——基础护理——是临床护理的基础，称之为“基础”，不是因为容易，而是因为重要。患者疾病诊治的过程，不仅需要高超的技术、高端的设备，还需要连续而动态的临床观察、评估，需要有温度的陪伴和慰藉。只要患者有一线生存希望，我们的护士就会和医生站到一起，千方百计为患者缓解病痛、减少并发症、舒缓心理压力，让患者获得更好的体验，这是护理学科无与伦比的朴素价值理念。

突破价值悖论，借用“钻石”与“水”的意象，“钻石与水价值新论”反映了护理学科的双重价值。一方面，护理学科在看似平凡的工作中，闪现着如钻石一般的耀眼光芒；另一方面，护理学科如水一般深入患者疾病治疗的全过程及人民群众健康的全周期，给人们带来似水的温暖和润泽。这就是护理学科的专业照护和人文关怀，从来没有哪个学科能够像护理学科这样将二者完美交融，也没有哪个群体能够像护士这样细致而全面地掌握患者的个体和疾病情况。

调研发现，重医轻护的观念一方面源自错误认知，另一方面源自能力不足而使价值受限。美国梅奥诊所急救科医生安妮·萨德斯汀谈到团队医疗特征时说：“如果监护人员没有做好本职工作，我就无法及时有效地诊治患者，对他们我心存感激。”（贝瑞，2009）护理工作看似平凡，甚至有些工作因看似基础性、事务性而不被人们重视，有些工作即使多次重复性操作也不能立即产生效果，然而，正是这些日常操作像阳光、空气之于雨林那样，确保复杂、精细的医疗照护系统正常运转，保护着患者的健康甚至生命。护理学科不像服用止痛药立即能止痛，护理学科应遵循“连续性”和“动态评估”的原则。尽管有的护理操作技术难度低、方法程序简单，但其战胜疾病的关键在于持续而规律的实施，帮助患者身体慢慢向好变化。这个过程不仅能有效预防感染的发生，而且能提高患者的舒适度，使患者在舒适改善的基础上，进一步改善睡眠质量、饮食饮水状况和营养状况。而这样一个看似缓慢的过程，恰是生理修复的过程，是组织细胞的生长周期，是最顺应生命自然规律的照护。

“钻石”与“水”是护理学科独特价值的一体两面，相互作用、相互构建。未来护理学科发展应当致力于传承南丁格尔精神，继续秉持水的价值特性，同时从日常护理中提升专业价值，淬炼而成独一无二的钻石。当前，中国急需“具有批判性思维、有效交流和解决问题能力”的护理工作者。培育具有“核心素养”的护理人才成为推动护理工作高质量发展的关键。不论是护理学科实践，还是护理人才成长，“钻石与水价值新论”皆为我们指引了前进的方向。

护理学科“钻石与水价值新论”为人们重新认识护理学科打开了新的视野，更唤醒了护理人员的自我认知和职业认知。面对时代赋予的发展机遇，护理学科要拥抱变革、顺势而为，必须基于护理人才的理念觉醒和能力进阶。

（张洪君、邵静、常红、郝丽）

第八章

护理学科健康度量

学科治理的目的是“善治”。善治的核心是“善政”。善是外在和内在的统一，内在良性运转并能对外赋能，内外共同达致健康、平衡的良好状态。将学科视为生命体，用学科健康度理论为全生命周期的学科治理树立良政基准与善治度量，是学科评估的应有之义与创新之举。

作为新兴医学学科之一，护理学科因其对人类健康全生命周期的关照，是学科健康度理论的最佳实践场域。

第一节　护理学科健康度评估

在学科治理新思维引领下，基于学科健康度理论，以护理学科为切入点，从学科建制、学科实践、学科动能、学科影响四维度建立护理学科健康度评估体系，构建科学、完善的护理学科治理体系，培育护理学科现代化治理能力，从而实现护理学科高质量发展，为人民群众提供全面全程、优质高效的护理照护，满足人民群众日益增长的健康需求。

一、问卷设计：大胆创新，小心求证

根据《关于推动公立医院高质量发展的意见》《全国护理事业发展规划（2021—2025 年）》《“十四五”卫生健康人才发展规划》，以及《中国医院人

才管理》一书中关于“学科健康度”创新理论的概念及其理论框架，结合文献分析，创建护理学科健康度评估指标体系初步框架。

（一）评估指标体系设计

通过德尔菲专家咨询法来充分论证评估指标设置的合理性、指标定义的准确性等，从重要性和可操作性两方面评定评估指标体系，并就评定效果提出优化建议。

通过田野调查与现象学研究来完成试点医院预实验，采用实证分析法完成样本医院的数据分析。

通过半结构开放式深度访谈（访谈提纲见附表 1）来收集资料，采用专题分析法对访谈结果进行归纳及总结。具体而言，访谈关键岗位人才，围绕以下问题收集反馈意见：护理学科发展战略与关键指标；护理人才队伍需求及盘点方向；护理学科关键岗位及胜任标准；护理管理者对人才盘点的需求期待；医疗、人事、信息等部门对护理人才管理的期待；护理学科的现状、护理人才临床护理技能和批判性思考能力、双轨制职业发展；等等。

在此基础上进一步采用德尔菲专家咨询法，修正护理学科健康度评估指标体系，进而编制《护理学科健康度调查问卷 2.0 版》（见附表 2）。

护理学科健康度评估指标体系包含三个递进层次，具体如图 8-1 所示。

（二）验证性因子分析

《护理学科健康度调查问卷 2.0 版》验证性因子分析结果显示，四个分量表的模型拟合度均较好，总量表的二阶因子模型拟合度较好。

通过探索性因子分析、信度分析、效度分析、德尔菲专家咨询及验证性因子分析，最终形成护理学科健康度调查问卷正式版。借助 Amos 7.0，利用数据库对评估指标体系模型进行验证，采用最大似然法估计参数，通过模型修正，得到模型拟合系数为 RMSEA = 0.071，CFI = 0.938，TLI = 0.934，IFI = 0.938，说明模型拟合较好。通过对 16 个二阶因子的内容及其测量的潜变量做进一步分析，尝试构建二阶因子模型（即“学科规划、学科体系、学科管理、学科支持”构成学科建制总评；“临床实践、教学实践、科研实践、创新实践”构成学科实践总评；“组织生态、岗位胜任、人才梯队、评价激励”构成学科动能总评；“社会影响、学术影响、价值认可、自我实现”构成学科影

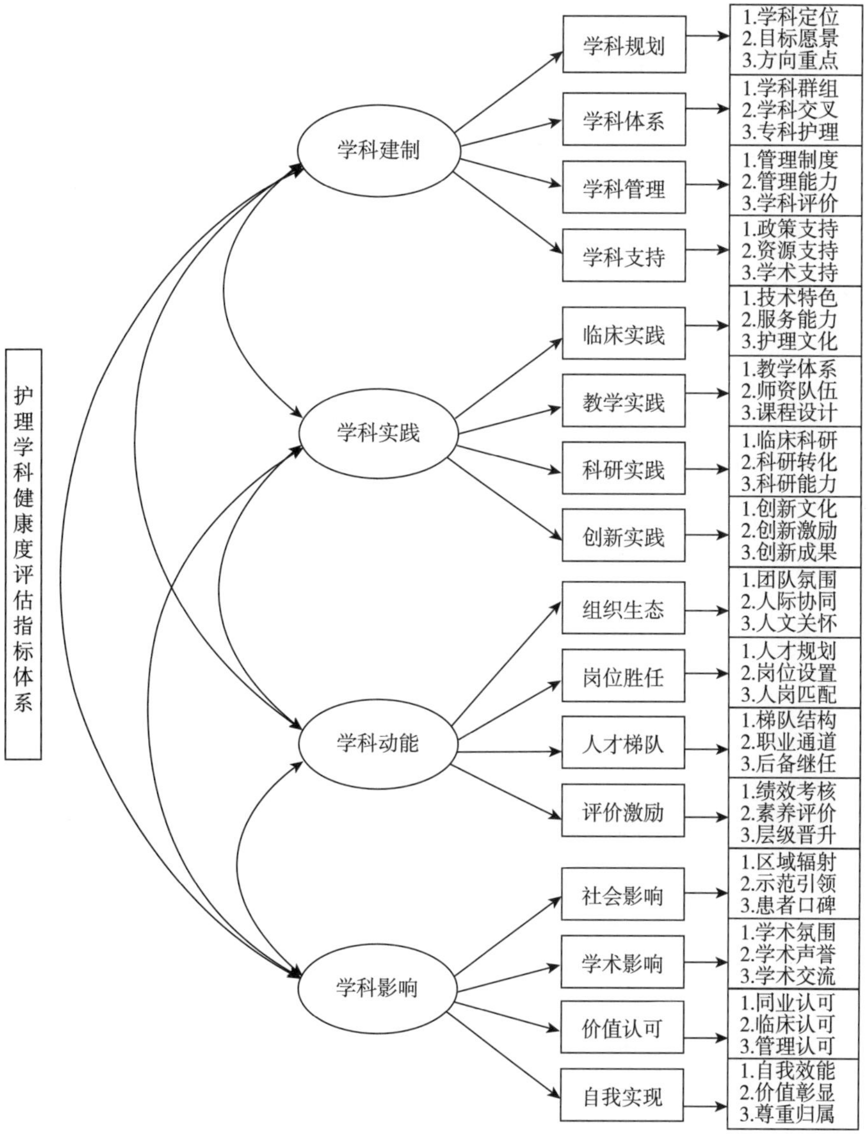

护理学科健康度评估指标体系

- 学科建制
  - 学科规划：1.学科定位　2.目标愿景　3.方向重点
  - 学科体系：1.学科群组　2.学科交叉　3.专科护理
  - 学科管理：1.管理制度　2.管理能力　3.学科评价
  - 学科支持：1.政策支持　2.资源支持　3.学术支持
- 学科实践
  - 临床实践：1.技术特色　2.服务能力　3.护理文化
  - 教学实践：1.教学体系　2.师资队伍　3.课程设计
  - 科研实践：1.临床科研　2.科研转化　3.科研能力
  - 创新实践：1.创新文化　2.创新激励　3.创新成果
- 学科动能
  - 组织生态：1.团队氛围　2.人际协同　3.人文关怀
  - 岗位胜任：1.人才规划　2.岗位设置　3.人岗匹配
  - 人才梯队：1.梯队结构　2.职业通道　3.后备继任
  - 评价激励：1.绩效考核　2.素养评价　3.层级晋升
- 学科影响
  - 社会影响：1.区域辐射　2.示范引领　3.患者口碑
  - 学术影响：1.学术氛围　2.学术声誉　3.学术交流
  - 价值认可：1.同业认可　2.临床认可　3.管理认可
  - 自我实现：1.自我效能　2.价值彰显　3.尊重归属

图 8-1　护理学科健康度评估指标体系

响总评）。二阶因子模型分析结果显示，$\chi^2/df = 4.865$，$P<0.001$，RMSEA = 0.071，CFI = 0.938，TLI = 0.934，IFI = 0.938，说明模型拟合较好。该调查问卷的标准化因子载荷范围为 0.85—0.97，均高于 0.40。

通过检验护理学科健康度四维度内指标的一致性水平来判断护理学科健康度评估指标体系的信度是否可以接受。通过克隆巴赫系数测量护理学科健康度评估指标体系的信度，调查问卷总体克隆巴赫系数为 0.992，护理学科健康度四个维度的克隆巴赫系数分别为 0.975、0.979、0.977、0.975，说明该调查问卷各个维度的内部一致性程度较高，问卷信度较高。

KMO 和 Bartlett 检验统计量是用于比较变量间简单相关系数与偏相关系数的指标，主要用于多元统计的因子分析。KMO 检验统计量取值在 0 到 1 之间。当所有变量间的简单相关系数平方和远远大于偏相关系数平方和时，KMO 值越接近于 1，意味着变量间的相关性越强，原有变量越适合做因子分析；当所有变量间的简单相关系数平方和接近于 0 时，KMO 值越接近于 0，意味着变量间的相关性越弱，原有变量越不适合做因子分析。通过 KMO 和 Bartlett 检验，调查问卷 KMO 值为 0.991，表明问卷效度很高，显著性水平为 0.000，小于 0.05，适合做因子分析。

二、评估范围：田野调查，实证研究

护理学科健康度评估通过田野调查，从真实世界探寻护理学科健康度现状。调查问卷采用手机微信扫描二维码的方式填写，于 142 家公立医院共收集有效问卷 14 603 份。

调查对象中，女性 13 889 人，占比为 95.1%；男性 714 人，占比为 4.9%。调查对象平均年龄为 33.6 岁，其中 20—29 岁占比为 41.1%，30—39 岁占比为 41.0%，其他年龄段占比为 17.9%。临床一线护理人员 11 674 人，占比为 79.9%；担任一定管理职务的护理人员 1 359 人，占比为 9.3%；其他人员 1 570 人，占比为 10.7%。调查对象学历以本科为主，占比为 78.7%；本科以下学历占比为 20.2%；硕士及以上学历占比为 1.1%，其中博士 4 人。调查对象职称以中级职称为主，其中护师占比为 43.3%，主管护师占比为 32.2%，副主任护师占比为 6.0%，主任护师占比为 0.8%，其他职称人员占比为 17.7%。聘用形式以劳动合同制为主，占比为 67.6%，编制内聘用占比为 23.1%，劳务派遣及其他人员占比为 9.3%。

调查对象以三级医院为主，占比为 78.1%，二级医院占比为 21.6%，一级医院占比为 0.3%。所在医院类型涵盖综合医院、专科医院、中医医院、妇幼保健院、社区卫生服务中心以及非公医疗机构，其中综合医院占比为 86.1%，专科医院占比为 4.6%，中医医院占比为 6.6%，妇幼保健院占比为 1.6%，其余为社区卫生服务中心和非公医疗机构。

三、评估核心：以人为本，赋能创造

护理学科健康度评估关注学科成长内外因素的共同作用，每个维度均紧密围绕“人”这一核心，适用于学科生命体全生命周期。通过学科健康度以评促建，推动护理学科人才培养、技术迭代、服务升级、体系完善；通过学科健康度以评促改，强学科、建体系、重特色、育品牌、树典范、促推广，全面推进护理学科治理现代化。

从研究方法的角度审视，护理学科健康度评估是评估方法的探索性研究。护理学科健康度的概念是将学科视为生命体，更加聚焦学科持续发展过程中的发展状态、趋势以及影响学科健康发展的内外因素。

同时，护理学科健康度评估也是实证性研究，即通过对护理学科当前现状问题的调研和分析，发现医院护理学科健康、全面、可持续发展中存在的问题及成因，并提出促进学科健康发展的意见和建议。

四、评估视角：主观设问，现场评估

《护理学科健康度评估调查问卷2.0版》一共55个条目，其中48个条目为单选题，设置了“非常同意”“同意”“一般”“不同意”“非常不同意”5个选项；6个条目为多选题；1个条目为开放式问题。所有条目均从受访者的主观感受出发设问，反映的是受访者对条目所设问题的主观认知、心理状态和评价。

调查对象是护理学科的主体——护理人才，本调查问卷关注学科主体自身的主观认知和感受，而非关注外在评价，强调的是护理人才的主体性。内因是事物自身运动的源泉和动力，是事物发展的根本原因，外因通过内因起作用。对于护理学科而言，护理人才及其所处的学科内在生态是内因；对护理人才而言，其心理意识、状态和认知是内因。以学科健康度理论为基石，本调查问卷关注护理人才的主观认知和感受，探寻护理学科内外生态，为推进护理学科治理现代化奠定基础。另外，护理学科健康度评估通过第三方专家现场评估，由被评估医院学科带头人围绕学科建制、学科实践、学科动能、学科影响四个方面进行学科答辩。在了解被评估医院护理人员基本情况（见附

表3）的基础上，现场评估主要围绕护理人才的工作动力、护理人才的培育与激励、护理过程涵盖的维度、护理结局评价、医护协作典型案例、智能化护理管理、高级职称护士参与临床护理工作的要求、专科护士门诊服务情况、如何凸显护理学科价值等进行（见附表4）。

“我们的未来取决于每一位护士、每一个声音。我们不仅要站在护理的第一线，还要站在变革的第一线。”护理学科健康度评估工作专班不仅收集了来自北京、深圳、重庆、山东、河南、云南等地142家公立医院的护理人员、护理管理者及相关医院管理者共14 603人次的有效问卷，为护理学科健康度评估基线调查提供了翔实的数据支撑；而且遴选了中日友好医院、山东大学齐鲁医院、北京大学深圳医院、复旦大学附属中山医院、中南大学湘雅三医院、云南医科大学第二附属医院、首都医科大学宣武医院、首都医科大学附属北京中医医院、重庆市中医院、北京回龙观医院10家医院先行先试、示范引领，在全国率先开展护理学科健康度评估。

工作专班在国家卫生健康委医院管理研究所护理管理与康复研究部主任么莉、北京护理学会会长张洪君的大力支持和指导下，在充分认知、全面评估的基础上，做出护理学科健康度诊断，梳理出“护理学科问题清单”，绘制出一幅幅“岗位知识技能清单、职业发展能力图谱”，为提高护理价值提供路径，为提升护理学科独立性提出优化建议。

五、评估案例

重庆市中医院是在全国范围内首家针对护理学科健康度进行现场评估诊断的三甲公立医院。2023年4月26—27日，重庆市中医院聚焦学科健康度，揭榜解题敢于担当，圆满完成护理学科健康度现场评估工作。

中医药是中华民族的伟大创造，传承、创新、发展中医药是新时代中国特色社会主义事业的重要内容。《“十四五”中医药发展规划》提出：“推动中医药高质量发展和走向世界，为全面推进健康中国建设、更好保障人民健康提供有力支撑。”但在实践中，如何将惠民新政落地生根，不断增强人民群众的就医安全感、健康幸福感？做强特色兴中医，让民族医药助力健康中国建设，是我国中医院发展的新阶段、新机遇、新使命。因此，推动中医药高质量发展，我们要补短板、强弱项，扬优势、激活力，守正创新。护理学科健康度评估就是最好的切入点。

护理学科健康度评估工作专班分为学科建制组、学科实践组、学科动能组、学科影响组，采用客观数据远程评估与现场抽核相结合的方式，通过现场查阅资料、实地查看、田野调查、考核测试以及半结构式访谈等方法对重庆市中医院护理学科健康度进行了全面、系统的评估诊断。同时，工作专班就医院护理研究生群体的职业发展规划、成长激励需求、科研工作支持等问题进行了聚焦访谈和追踪调研；参与了医院肾内科与卒中科的晨间交班并进行了现场评价，观摩评估了医院中医特色护理技术。基于全面深入的调研，专家对重庆市中医院护理学科健康度评估进行现场反馈。

专家表示，护理作为一门相对独立的学科，具有独特的属性、构成、功能和运行规则。护士也由曾经的被动、辅助角色到现在的独立、主动、不可或缺，他们与医者形成同等重要的专业协作关系，为患者提供全方位、全周期健康服务。如何在多学科交叉中保持护理特有的价值和个性是护理学科生存与发展的关键，培育具有“学科核心素养”的护理人才是推动护理学科高质量发展的关键，打造具有独立价值的“学科辨识度”是提升护理职业价值的有效路径。

第二节　护理学科健康度诊断

在学科治理新思维引导下，通过护理学科健康度评估，摸底当前国内护理学科健康度现状，为护理学科内外生态画像，理清护理学科治理面临的任务，进而为建构护理学科治理行动方案指明方向。

一、管理诊断

（一）治理坐标未激活

护理人才是护理学科的主体。主体作用的发挥程度取决于三个层次：一是意识，强烈的主体意识是驱动主体发挥能动性、创造性的根本动力。只有明确主体地位、建立主体意识，护理人才才能真正主动承担主体责任，才能彻底摈弃“等、靠、要”的思想。二是能力，“想干事”是前提，“能干事”是基础。现实中往往存在主体能力不足、无法与主体意识相匹配的情况，面对目标只能“望洋兴叹”，甚至产生消极情绪，反过来削弱主体意识。三是激励，学科人才具有社会性、实践性，学科人才效能的发挥必须处于一定的场域。场域不只是为人才发挥效能提供场所，更给予人才激励，助其在持续成长中不断增强主体意识、不断提升主体能力。换言之，三者有机联系、相互作用。

1. 护理人才内部驱动不足

(1) 护理人才主体意识有待增强

通过不同调查对象对护理学科建制、学科实践、学科动能、学科影响的反馈意见，不同职务（见图8-2）、职称（见图8-3）的调查对象对护理学科

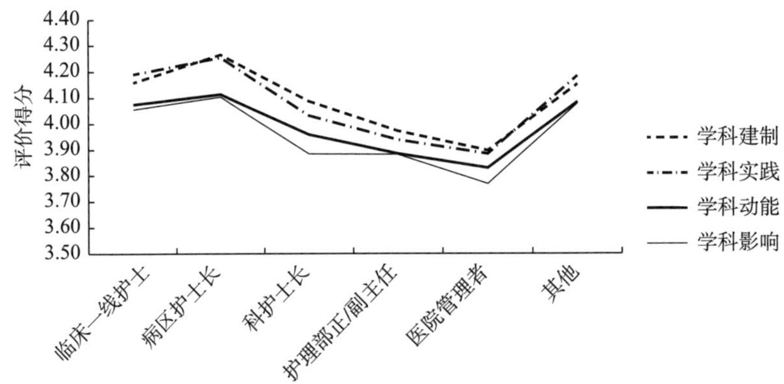

图8-2 不同职务对护理学科健康度各维度评价比较情况

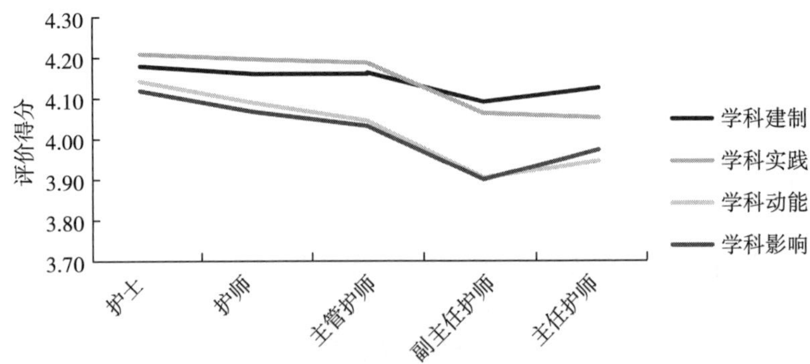

图8-3 不同职称对护理学科健康度各维度评价比较情况

的认知存在差异。相对而言，医院管理者及护理部主任、科护士长等护理管理者的评价打分均低于临床一线护士，高年资护士的评价均低于低年资护士。分析认为，管理者及高年资护士对护理学科的发展较为关注，对护理学科事务的参与度更深，进而对护理学科的发展现状也表达出更多的“担忧”及更高的期望。相比之下，临床一线护士的关注点更侧重于绩效考核、薪酬福利等要素，对护理学科发展的关注度相对较低。

（2）护理人才获得感有待提升

从调查对象围绕学科动能的反馈意见可见，“没有充分感受到医护并重理念”及“绩效考核未充分体现自身工作付出”是护理人才较普遍也是较突出的两种感受，反映了护理人才职业价值感不强的现状，更进一步反映了护理人才技术劳务价值亟待凸显的现实需求。

在医院各类人才中，护理人才是体量最大、与患者接触最广泛深入的群体。护理工作是让患者最直接感受公立医院改革成果、感受医院专业和温度的载体。护理收入是公立医院医疗服务收入的重要组成部分。护理服务价格的调整，归根到底是护理人员价值的提升和体现，反过来也是激励护理人才发挥更大价值的有效途径。国务院办公厅《关于全面推开县级公立医院综合改革的实施意见》明确提出：“合理调整提升体现医务人员技术劳务价值的医疗服务价格，特别是诊疗、手术、护理、床位、中医等服务项目价格。”公立医院医疗服务收入结构优化，护理服务价格调整是重要方面；提升护理服务价值，让百姓有获得感，让护理人才有价值感，是护理服务价格调整的根本支撑、内在要求和现实选择。

然而，护理人才价值体现只是问题的一个方面，更深层的问题在于：如何提升护理人才价值？试问，护理人才自身的价值感是否只能通过护理服务价格和绩效来激发？物质激励固然重要，作为护理学科的主体，护理人才应自觉成长为知识型人才，同时还应始终保持对知识增长和技术提升的进取意识，始终秉持涵养学术精神的自觉性及推动学科进步的使命感，后者是护理人才更应持续追逐的价值和目标。再者，护理学科是实践性学科，护理学科治理的最终目标在于解决患者疾病问题、推进人民群众健康。作为与患者、与人民群众接触最全面、最深入的学科，人民群众的健康在多大程度上受益于护理学科？换言之，护理学科的专业照护和人文关怀是否让人民群众切实有所感?

护理人才的获得感归根到底来自两个方面:一是护理人才在学科实践中获得的持续成长,其中物质要素是成长所需的激励之一;二是通过护理照护使人民群众恢复或增益健康。

2. 护理人才能力有待提升

《护理学科健康度评估调查问卷 2.0 版》设置的多选题之一“我认为目前护理人才队伍方面存在的主要问题是”,从调查对象的反馈意见来看,61.1%的调查对象认为“关键专科人才缺失、储备不足”是护理人才队伍存在的首要问题(见图 8-4)。

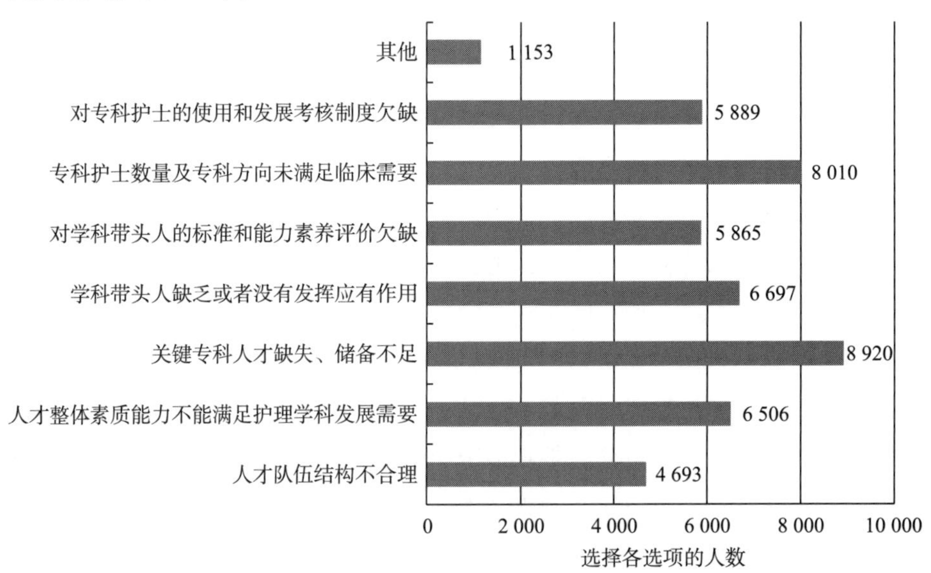

图 8-4 护理学科健康度评估“动能之辨——护理人才队伍方面存在的主要问题”多选题情况

一是专科护士。专科护士是护理人才队伍的骨干力量。近年来,医院普遍认识到培养专科护士的重要性,下大力气培养,专科护士的人数也得到一定程度的增加,但距离满足临床需要还有一定的差距。不仅如此,专科护士培养后的合理使用也需关注。调研发现,有的专科护士学成回院后面临“无用武之地”的情况。这就倒逼护理学科在岗位设置、人员配置、人才发展上下功夫,让护理人才“人尽其才、才尽其用”。

二是学科带头人。学科带头人对护理学科的发展尤为关键。不是依靠行政管辖，而是通过学术引领，学科带头人需要具备长远的战略眼光为护理学科谋篇布局，通过对前沿和新兴领域的敏锐把握为护理学科指引方向，同时自身具备扎实雄厚的临床积累、科研创新和教学能力。学科带头人的岗位胜任需要科学完善的考评机制，通过人才盘点、岗位人才画像等深入挖掘学科带头人的能力和潜力。

三是复合型人才。护理学科的交叉融合势必对复合型护理人才有越来越强烈的需求。南丁格尔就是护理交叉学科的鼻祖，她曾将护理学与公共卫生学和统计学融合，绘制“东部军队战士死亡原因示意图”，即为后人熟知的“玫瑰图”。随着医学突飞猛进的发展，护理人才只有积极参与学科的交叉融合，才能把握时代和医学变革的脉搏。

总之，针对护理人才能力提升，医院需要大力培养具有创新思维和学科交叉融合潜力的专科人才，具有现代医院管理理念和能力的管理人才，具有国际视野、站位高远的学科领军人才，以及一批在国际护理领域具有重要影响力的护理学科学家，建立人才分类管理机制，打造结构合理、可持续发展的高水平人才梯队，为中国护理走向世界前沿贡献中国智慧。

3. 护理人才外部激励不够

现场评估发现，护士普遍反映非物质激励不足，自我效能感、价值彰显和尊重归属有待提升。同时工作专班通过访谈获悉，访谈对象表示医院对护理人才的人文关怀有待提升。

《护理学科健康度评估调查问卷 2.0 版》围绕“非物质激励方面还可以改进的地方”设置多选题，从调查对象的反馈意见来看，“合理的休假”是首要诉求，65.4%的调查对象选择此项作为首要的非物质激励选项。此外，调查对象还关注职业发展和学习培养机会，分别有 60.7%和 59.5%的调查对象选择了“提供发展空间，帮助青年员工提升职业能力”以及“丰富人才培养方式，给予进修学习、项目锻炼、挂职等机会”（见图 8-5）。

知识型人才是具有较强激励需求和自我实现需求的群体。在知识经济时代，如何有效激励知识型人才是管理者最关注的问题之一。从理论上而言，最有效的激励方式要从激励对象自身的需求出发。换言之，需要找到有力杠杆，促使激励发挥最大效能。对于护士群体而言，绩效分配可能是发挥激励效应的杠杆之一。此外，有效的激励方式还包括：更多的职业发展空间

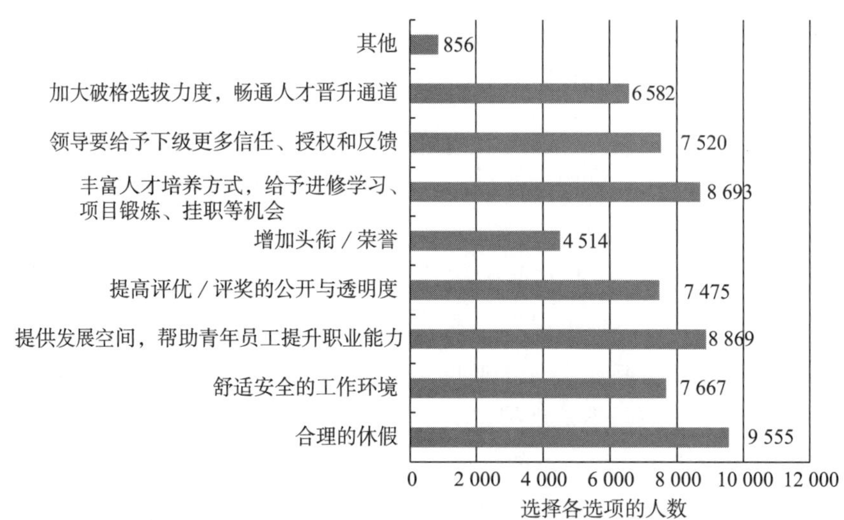

图 8-5　护理学科健康度评估“动能之辨——非物质激励方面还可以改进的地方”多选题情况

以及进修学习、项目锻炼、挂职机会，工作环境的改善，上级的信任、授权和反馈，公开透明的评优奖励等。多元激励方式的综合运用，是提升护理人才满意度和职业获得感的重要途径。调查对象反馈的激励需求，为护理学科治理提供了十分有益的借鉴。未来有希望，心中有蓝图，行动才会有力量。

（二）治理节点有失衡

学科治理体系是基于学科规划、学科群组、制度体系、机制措施、资源支持等各方面构建的学科治理的方向指引和行为框架，是决定学科治理能否有效推进的基础。很长时间以来，学科建设受到各级管理者的高度重视，大多数医疗机构在学科规划上下足了功夫，并取得了显著效果。但学科规划的落地，还需要一系列支持举措。从学科建设到学科治理，更要突出体现学科共同体的共同意志、各方面资源的汇聚，以及能够推动共同意志实现的有效方案。

1. 学科规划落地不佳

岗位是将学科与人才联结起来的重要纽带。科学设置岗位，做到“人岗匹配”，能够最大化激发人才的个体效能和学科的组织效能。因此，学科规划的落地，岗位是必由之路，人岗配置是关键。

现场评估发现，大多数医院对护理人才的培养缺乏规划性及系统性，并未将人才培养贯穿于人才成长的全过程和人才工作的全方面，护理学科骨干在学科中带动作用发挥不足，“引而不用”“人岗不匹配”造成人才效能发挥不充分，专科护士的培养使用未形成闭环。这一现象看起来是人才培养和人才使用的问题，实质上是护理学科建制不完备、人岗匹配不精细而引发。

科学、完备、动态的护理学科建制，通过建立准确的学科定位、愿景目标和层次清晰的工作重点，为学科及人才规划指明前进方向；通过建立完备健全的学科群组、柔性灵活的学科交叉融合机制、紧贴学科发展需求的岗位设置，将护理学科发展目标进行细化；通过制定严密的制度体系、人性化的管理措施，将护理人才有机组织起来；通过获取政策支持并汇聚空间、经费、设备等资源，为护理学科发展提供保障和支撑。

2. 理论体系尚不健全

与欧美等发达经济体相比，我国护理学科起步较晚，自 2011 年成为一级学科以来，尚未进一步建立二级学科体系。护理学科缺乏由概念、原理、命题、规律等构成的，具有严密逻辑和系统思维的理论体系，尤其是缺乏一系列研究方向明确、专业知识体系独立、具备学科基础和人才培养条件的二级学科的规范设置。

学科交叉融合已经成为学科发展和社会进步的必然趋势，护理学科需要寻找与其他学科的契合点，开展跨学科、多学科的研究，不断增强护理学科的价值与特色。但自身理论体系不健全，使护理学科往纵深专业发展与横向交叉融合均面临掣肘。从《护理学科健康度评估调查问卷 2.0 版》的结果来看，“学科建制”维度的二级指标“学科体系”下，“学科交叉”在所有三级指标中均值得分最低，仅 4.13，低于其余两项三级指标“学科群组”“专科护理”。

3. 学科支持亟待加强

调研发现，调查对象对进一步获得学科支持的需求相对最强烈（见图 8-6、图 8-7、图 8-8）。同时在现场评估中也发现，医院护理学科发展规划和目标相对清晰，但政策、资源、学术等方面的支持相对较弱。

学科发展需要全方位的支持。除了上级及医院给予的政策支持，还需要学术、经费、场地、设备等诸多方面的支持。如护理学科紧缺人才的培养和引进，科研基金申请，国内外学术交流，参与确立规范/指南/共识/教研项目等。

与护理学科发展需求相比，现有的护理科研平台资源配置相对匮乏，护理科研课题、科研成果、人才项目的申报渠道较少、数量有限，资助经费额度偏低，从国家自然科学基金尚未单独设置护理类项目可见一斑。

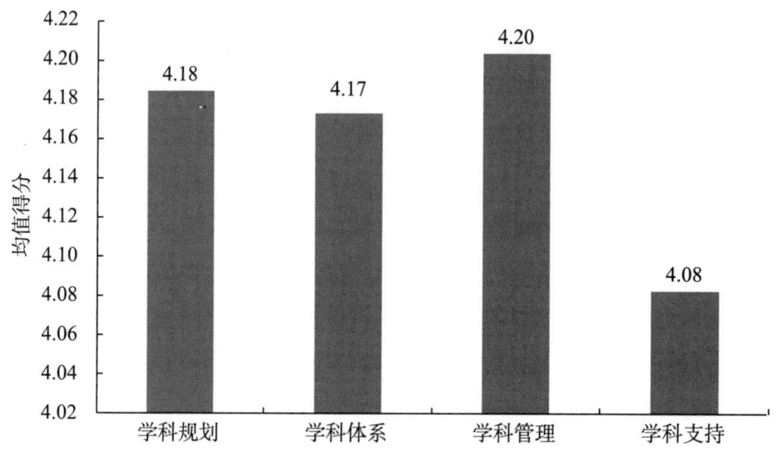

图 8-6　学科建制维度二级指标均值得分情况

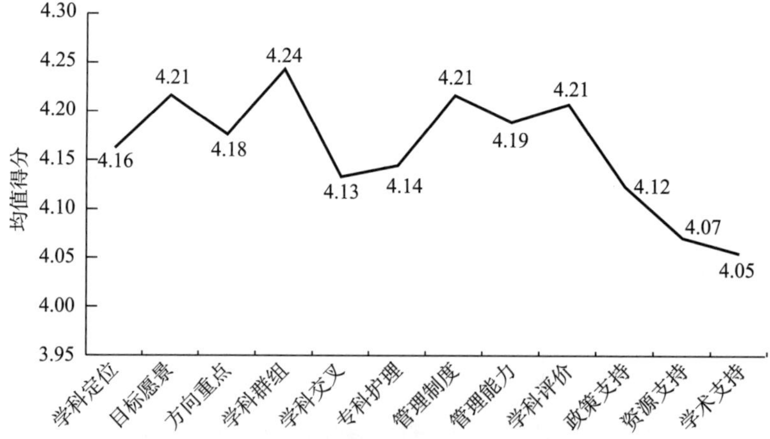

图 8-7　学科建制维度三级指标均值得分情况

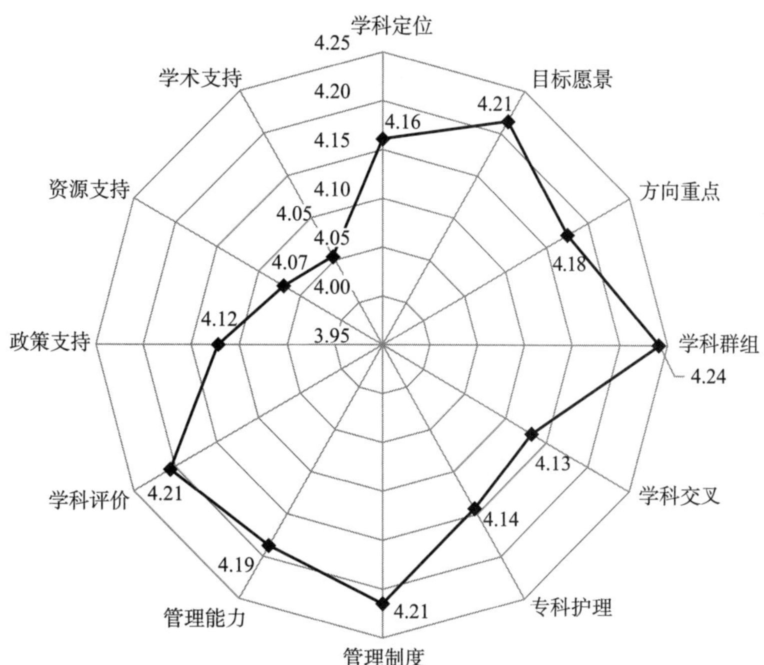

图 8-8 学科建制维度三级指标均值得分情况

（三）治理能力须提升

护理人才是护理学科治理的主体，因此护理学科治理能力归根到底取决于护理人才的能力。从护理学科实践来看，根据岗位划分，护理人才大多分为管理、临床、教学、科研几类。对管理人才而言，首先需要转变思维，实现学科管理向学科治理的进阶，并熟练运用人才管理工具，激发人才效能；对临床人才而言，凝练护理学科技术特色，汇聚护理学科技术优势，是护理学科实践的重要方面；对教学人才而言，“育人先育己”，在确保自身持续成长的同时，为护理学科培养造就更多学科发展所需的知识型人才；对科研人才而言，积极响应患者需求，紧密衔接临床实践，补齐护理学科短板，是其当下面临的重要课题。

1. 职业化管理不到位

公立医院面临的最大挑战是管理的科学化、专业化、职业化问题；护理学科亦然。

通过《护理学科健康度评估调查问卷 2.0 版》可知，围绕“护理管理人才方面存在的主要问题”设置多选题，56.6%的调查对象选择了“管理人员改革创新的意识和勇气不足”，53.3%的调查对象选择了“管理人员战略思维与战略管理能力不足”，50.6%的调查对象选择了“缺乏临床岗位实践的历练和指导”（见图 8-9）。

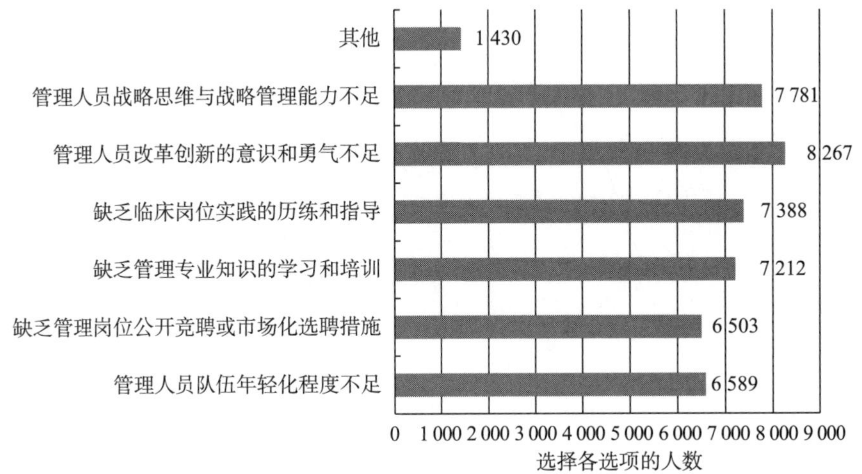

图 8-9　护理学科健康度评估“学科之思——护理管理人才方面存在的主要问题”多选题情况

护理学科管理者大多来自临床护理岗位，缺乏管理方面的专业学习和系统训练，往往凭借自己的经验和摸索从事管理工作。越是处于引领和核心地位的护理管理者，越需要培养改革创新、战略布局的意识和能力，站在全局性、系统性、长期性的高度去思考护理学科发展，否则就会形成限制护理学科发展的“认知天花板”。

现场评估发现，如何提拔有管理能力和有管理意愿的人到护士长岗位工作，并制定系统的管理培训内容、考核机制和考核时限，引入竞争机制优胜劣汰，实现能上能下等，是管理者必须面对与思考的现实问题；护理人才队伍数量庞大，如何有效调度、激发其积极性，目前缺乏系统化的人才管理思维和科学化的人才管理工具。

访谈获悉，大多数医院人才能力储备不足，人才效能发挥不充分，人才队伍的整体实力和动能对学科发展战略目标的支撑力不足。

2. 技术特色不凸显

作为实践性较强的学科，护理学科的技术特色是护理学科临床实践的根基，在很大程度上决定着护理学科照护患者的水平，更有助于护理学科提升专业价值。

现场评估发现，大多数医院护理学科临床特色技术需进一步积累提炼、传承创新，构建护理学科知识和技能体系。从《护理学科健康度评估调查问卷2.0版》的结果来看，“学科实践”维度的二级指标“临床实践”下，“技术特色”在所有三级指标中均值得分最低，仅为4.15，其余两项三级指标“护理文化”“服务能力”均值得分分别为4.30、4.22。

3. 师资力量薄弱

师资队伍是决定护理学科教学质量与成效的关键。但现场评估发现，大多数医院护理学科师资力量相对薄弱。护理师资队伍在学历、知识结构、培训经历、临床经验、教学水平等方面参差不齐，其中不乏未接受系统的教学培训。临床教学必须进一步结合不同岗位、不同职业发展方向护理人才的具体需求，制定有针对性的培训目标及方案，确保教学质量；而从《护理学科健康度评估调查问卷2.0版》的结果来看，“学科实践”维度的二级指标“教学实践”下，“师资队伍”在所有三级指标中均值得分最低，仅为4.18，其余两项三级指标“教学体系”“课程设计”均值得分分别为4.27、4.22。

4. 科研创新是短板

从《护理学科健康度评估调查问卷2.0版》关于“学科实践”二级、三级指标的反馈意见来看，大多数调查对象认为护理学科的科研创新相对不足（见图8-10、图8-11、图8-12）。

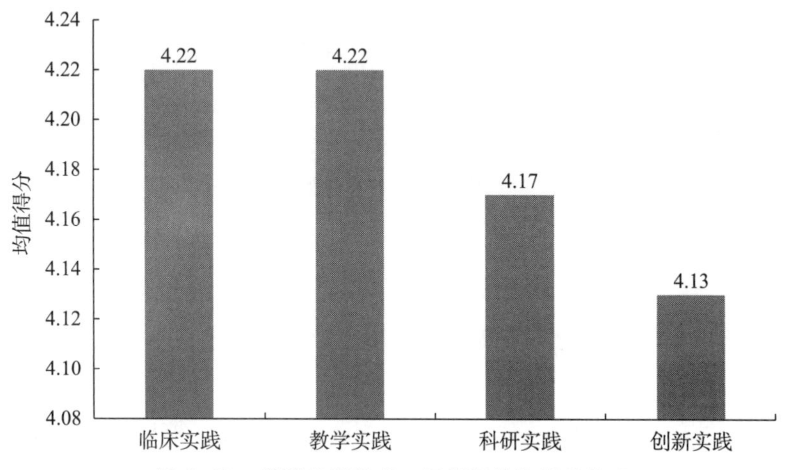

图8-10 学科实践维度二级指标均值得分情况

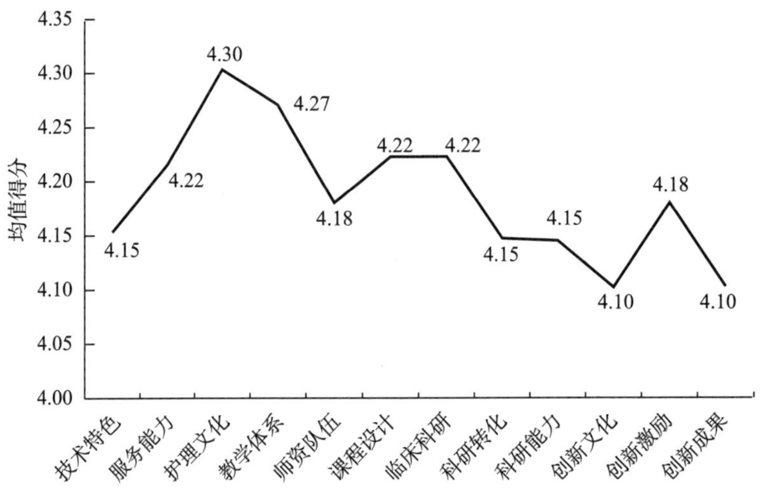

图 8-11　学科实践维度三级指标均值得分情况

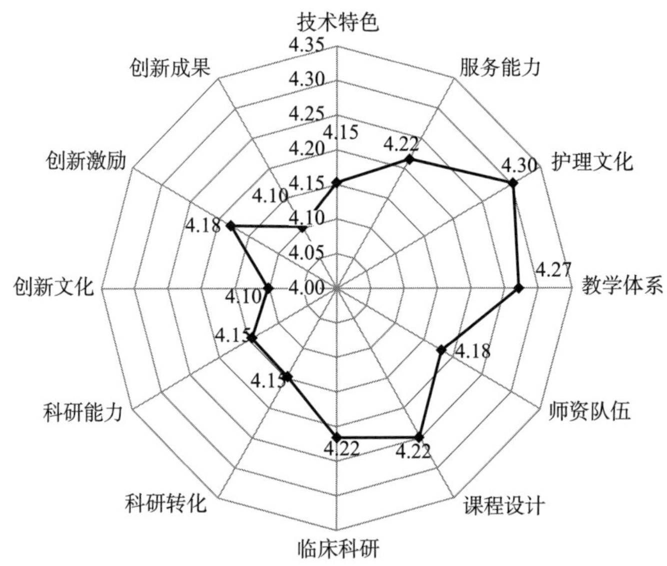

图 8-12　学科实践维度三级指标均值得分情况

现场评估发现，护理科研成果产出及其向临床实践的转化不足，循证护理在临床护理中的应用有待提升。访谈获悉，多数临床一线护理人员学科意识不强，对护理学科建设和发展的理解不深、参与不多，学科思维尚未建立，学科素养和能力亟待加强。

试问，护理学科开展科研实践的真正目的是什么？护理学科从临床实践中产生、发展、壮大，实践是护理学科的天然属性。护理学科的一切活动目标都应指向服务于临床实践，归根到底就是服务于患者照护。护理学科的科研实践必须以临床实践为起点，也只有在临床实践中才能孕育创新点。这就要求护理学科一方面必须树立自身的技术特色、完善自身的理论体系，只有这样才能具备参与多学科合作的基础和能力；另一方面则应积极参与多学科交叉融合，特别是和临床医学学科的交叉融合，在其中挖掘科研创新点、培育学科生长点。

（四）韧性治理有缺陷

1. 内部组织氛围

护理学科照护对象涉及面广、周期长，因此护理工作从来不是一个人单打独斗可以胜任的。营造良好的合作氛围、增强团队的合作精神、建立人际协作的学科文化，是护理学科发展的关键因素。营造良好的合作氛围，需要明确、完备的学科建制，科学配置人才资源，还需要加大对护理人才的人文关怀。

从《护理学科健康度评估调查问卷 2.0 版》的结果来看，“学科动能”维度下，“组织生态”在所有二级指标中均值得分最低，仅为 4.02（见图 8-13）。

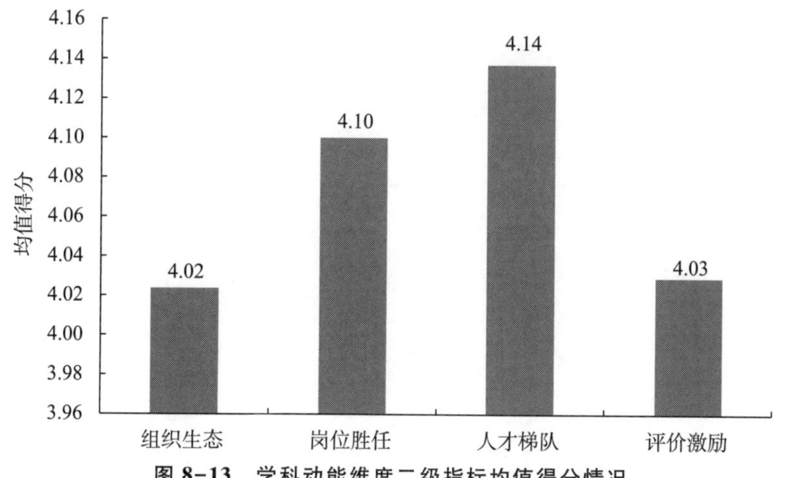

图 8-13　学科动能维度二级指标均值得分情况

问卷围绕“护理学科健康发展的关键”设置多选题，从调查对象的反馈意见来看，“良好的团队精神”排在首位，72.5%的调查对象选择了此项。

2. 学科外部认可

问卷调查对象普遍对“团队氛围”感受不佳，反映了护理学科与其他学科之间生态失衡，护理人才仍未切身感受到与医生同等重要的位置（见图 8-14、图 8-15）。而这点与图 8-2 所示医院管理者对护理学科打分低于护理人才存在关联。

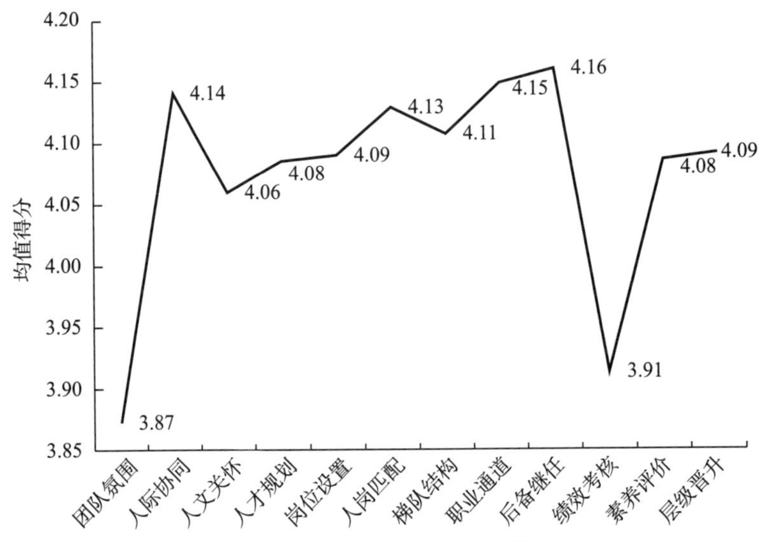

图 8-14　学科动能维度三级指标均值得分情况

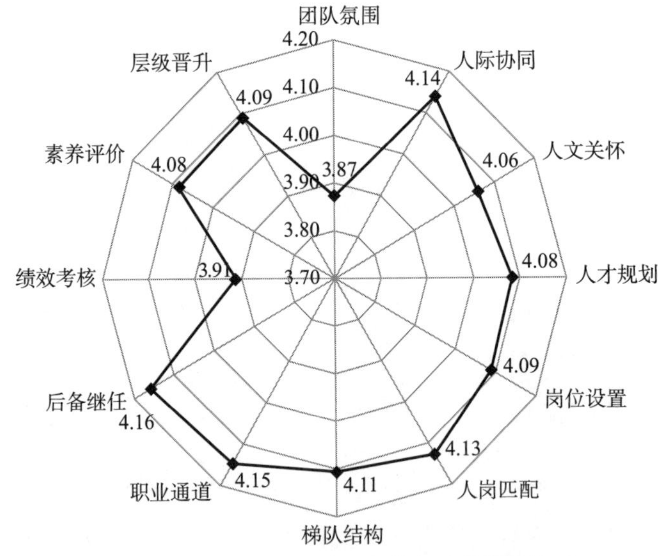

图 8-15　学科动能维度三级指标均值得分情况

3. 学科对外辐射

现场评估发现，护理学科临床成果的归纳、总结、推广不足，组织举办的国际及国内护理大型学术会议较少；医护协同发展中护理发力不足；服务模式亟待创新，学科交叉融合有待加强，人文关怀举措有待拓展；护理学科在医院学科发展中的地位和作用有待增强，护理学科发展成效应列入管理者述职内容。

《护理学科健康度评估调查问卷2.0版》的结果显示，护理学科对外辐射能力有待加强（见图8-16），而其中学术影响相对偏低（见图8-17）。

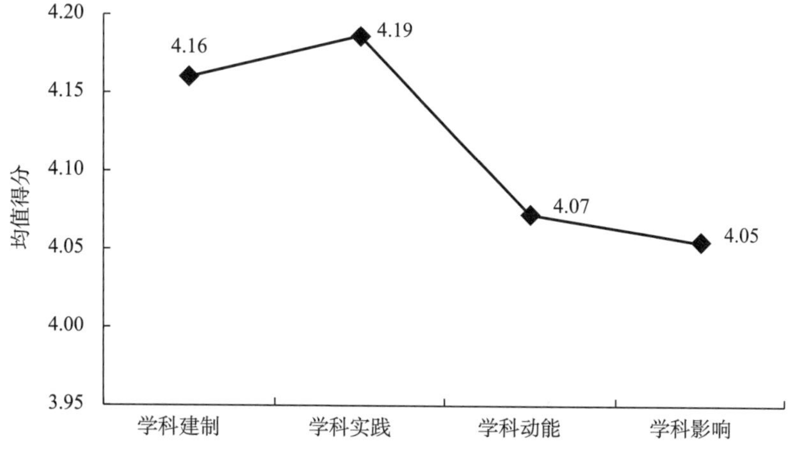

图8-16　护理学科健康度评估一级指标均值得分情况

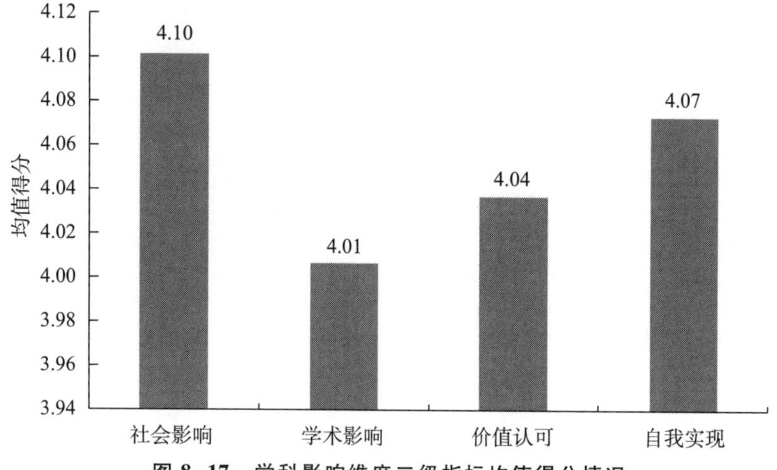

图8-17　学科影响维度二级指标均值得分情况

学术存在感较低（见图8-18、图8-19）。一门学科在与其他学科的交流中，可相互取长补短，发现研究创新点、拓宽研究视野、丰富研究方法。但调研发现，护理学科的参与度和影响力相对较弱。

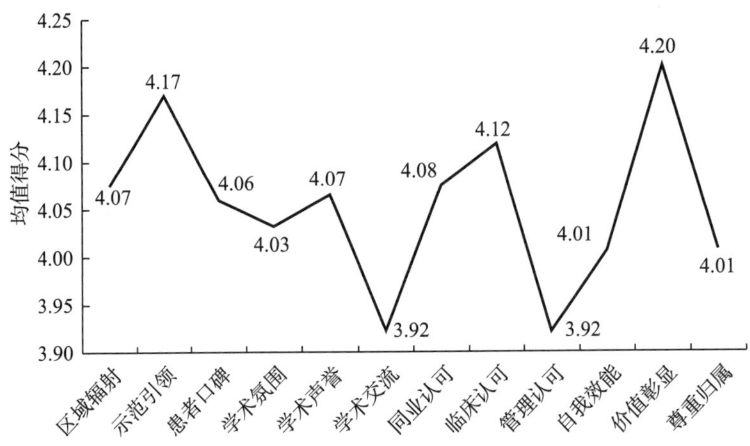

图 8-18 学科影响维度三级指标均值得分情况

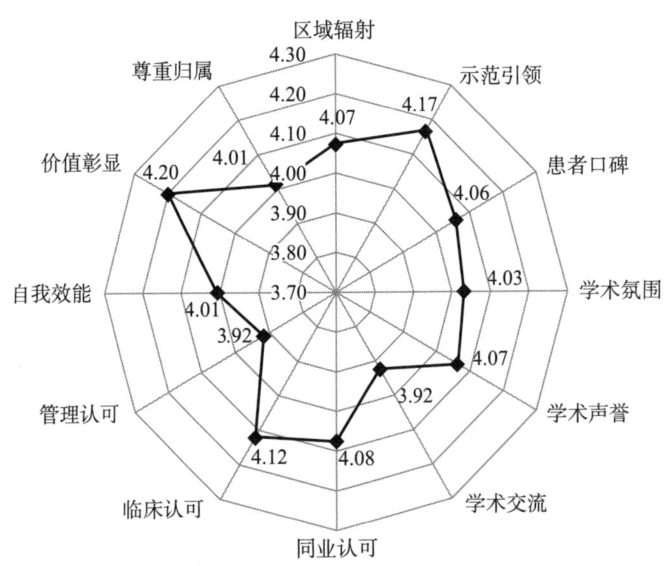

图 8-19 学科影响维度三级指标均值得分情况

社会影响仍有上升空间。护理学科在患者群体及区域医疗辐射中作用不凸显，归根到底还需提升专业水平，更好满足人民群众多层次、多元化的护理需求，提高自身社会认同。

价值认可亟待提高。尽管近年来护理学科获得了良好的社会声誉，但护理学科的专业价值尚未得到广泛认可。护理学科只有在自己的专业领域内不断深耕，提供高质量的专业化服务，才能在百姓心中、在学术界有更大的影响力和话语权。

职业自信亟待重振。护理人才整体缺乏职业认同感和自信度。在这样的思维和认知下，其对护理学科发展的整体参与度和积极性不高。护理作为一级学科，应在提升学科“硬实力”和护理人才的核心竞争力上下功夫，培养护理人才对职业的认同感，激发其内在动力。如何把护理人才队伍的数量优势转变为质量优势，激发护理人才效能，是护理学科治理的核心。

护理学科健康度所有指标均值得分情况如图 8-20 所示。

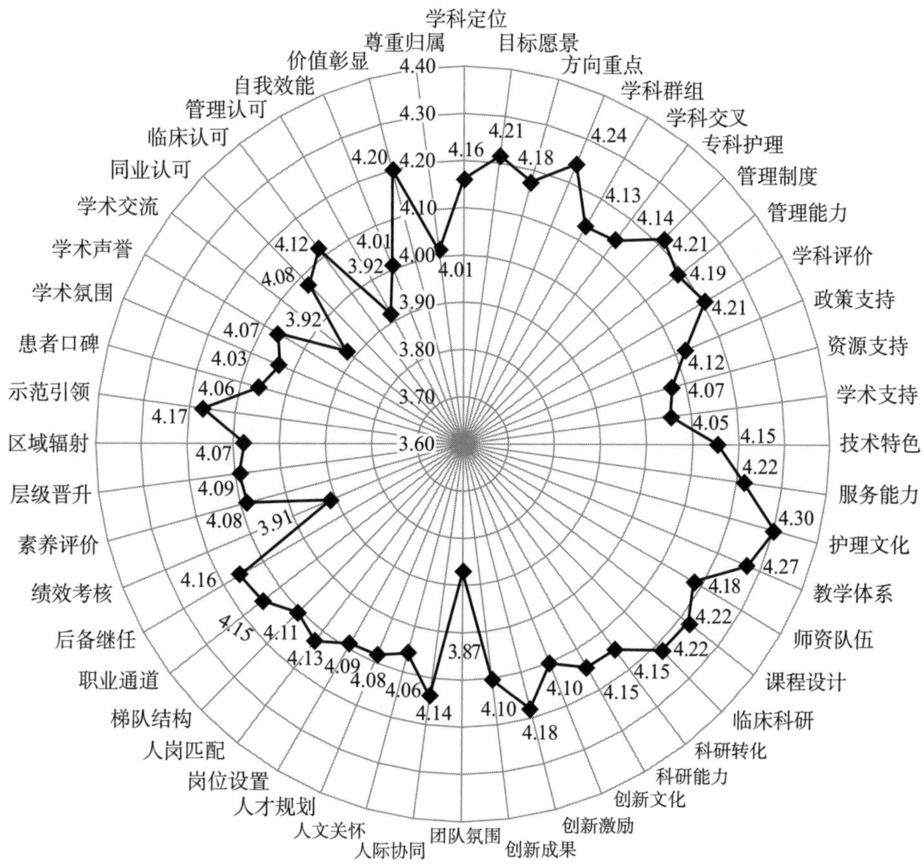

图 8-20　护理学科健康度所有指标均值得分情况

主观题从人才管理视角收集对护理学科发展的建议，调查对象的反馈意见集中在六个方面，具体如表 8-1 所示。

表 8-1 《护理学科健康度评估调查问卷 2.0 版》主观题意见汇总

序号	建议	具体内容
1	人才管理体制机制	全方位支持策略，完善科研制度，提高管理者能力，完善人才培养体系及发展规划，加强人员考核及合理调配；从不同的层次体现护理的专业价值及专业地位，善于发掘有能力、有技术的科研人员，有合理的决策规划、合理的管理制度及规范的考核体系
2	人才绩效激励	提高人才待遇水平，完善薪酬分配体系，合理分配工作和休息时间，增加假期天数，提升人才职业地位，建立人才培养选拔制度，体现个人劳动价值；推动人才能力提升，改革考核制度，科学配置人力资源，增加培训机会；注重个人素养与管理能力，人尽其才，物尽其用，人才的储备宜少而精，这样更利于最大限度地发挥管理人员的潜能，实现公平公正
3	人才培养与梯队	遴选学科带头人，增强后备力量，合理规划人才梯队；培养技术骨干；充实护理人才尤其是高学历人才队伍，提升护理科研能力。注重专科人才培养，尽量做到学有所用；发掘潜力人才，更好地实施护士分层培训和使用制度；重视护理团队建设及人才储备，规划队伍建设，实现专业相符，发挥特长，重视人才培养的多样性，促进公平发展，改革培训方式，加强国内外学术交流，畅通职称晋升通道
4	学科团队及氛围	人性化管理和人文关怀，鼓励创新；医护并重；创造良好的工作环境及学术氛围，鼓励和肯定人才，有系统的管理培训内容、考核机制，有优胜劣汰、能上能下的管理制度和考核办法
5	学科建设及能力	合理制定学科规划，加大科研培训力度；多与领先学科交流合作，深入专科建设，凸显护理特色，提升评判性思维能力，加强应用循证护理，提升低资护士的执业能力；加大力度培训科室专科知识；抓基础，重质量；凸显护理专业特色；加强护理人员专科技术操作培训，健全管理人员选拔制度，引进或培养学科带头人，鼓励护理人员积极参与学习新知识、新技术，提高科研能力；通过科研手段，提升和带动学科发展
6	学科关键人才	培养护理学科带头人；增加骨干外出进修机会；专科护士人岗匹配；有学科带头人，提高整体护理科研水平；发挥资深护士的价值，增加经验交流；深入了解专科特点，合理配置人力资源

通过对调查对象在主观题中的反馈意见进行词云分析可以发现（见图 8-21），基于人才管理的角度，调查对象认为护理人才的培养及管理是最为重要及核心的问题，在建议中被提及次数较多，反映出调查对象对护理人才重要性的

广泛认同，以及对护理人才培养模式及管理体系有更高的期待；折射出当前护理学科仍存在人才培养缺乏体系化、人才职业发展幅度不够宽、人才能力提升需求未得到及时回应等困境。对人才管理的建议多集中在发掘人才、完善人才培养体系及发展规划、提升护理的专业价值、加强人员考核及合理调配并提供全方位支持策略等方面。

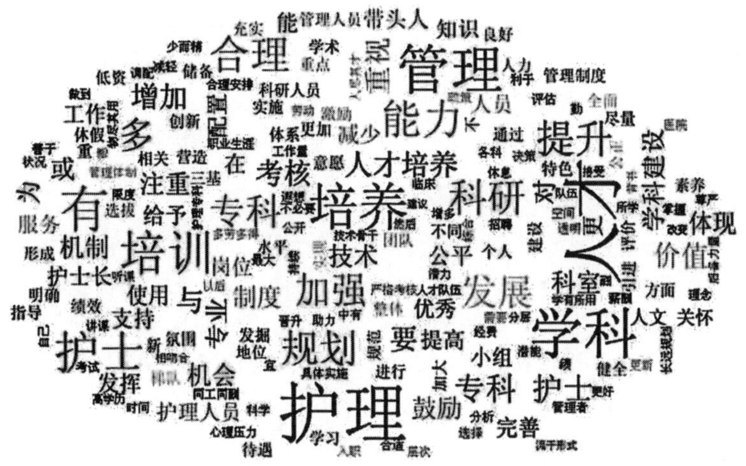

图 8-21　《护理学科健康度评估调查问卷 2.0 版》主观题反馈意见词云分析

人才的培养离不开激励制度，从词云分析中可以看出，调查对象认为通过提高人才待遇水平及公平性、完善薪酬分配体系、合理分配工作和休息时间并适当增加假期天数等方式可以提高人才的积极性；同时，管理者的素质和能力提升十分重要，一个能力出众、善于倾听下属意见并给予及时反馈和指导的管理者，往往能够对团队成员产生强大的正向牵引力。

在人才培养方面，可以发现“专科”一词出现频数较多。在专科人才培养中，尤其要注重培养对象的知识和技能的延续进阶，确保其接受的专科护理训练与所学专业相吻合；此外，应注重不同层级护理人才培养方向和渠道的多样性。在专科建设中，需进一步完善学科管理机制及架构，加强学科交流，在学科间形成良好的竞争与互助关系，凸显护理专业特色。

此外，词云分析显示，调查对象对“学科带头人”的重视程度高，认为护理学科带头人的榜样示范效应十分重要，能够有效提升护理人才队伍整体水平。

二、护理学科问题清单

基于护理学科健康度评估，梳理护理学科问题清单（见表 8-2），进一步助力护理学科找准“症结”。

表 8-2　护理学科问题清单

序号	问题类型	优化建议	问题描述
1	专科发展	建议： 加强护理门诊、互联网+护理规范管理，建立健全相关管理制度和办法，有限开放护理处方权，促进上述惠民利民举措有序健康发展	护理学科是一级学科，为满足门诊患者护理需求，多数医院开设了专科护理门诊，为患者提供护理服务（如伤口造口换药、尿管更换、中医护理、慢性疾病健康管理等），但目前护理门诊无法收取挂号费或诊查费，需先由医生开具治疗单才能到护理门诊，护理人员的劳动价值无法得到体现，增加了就诊流程和挤兑了医生资源，更影响了专科护士的工作积极性、职业价值感和护理学科发展
2	学科内涵	建议： 细化临床护理内涵和评价标准	护士为患者提供全程、全面的责任制整体护理服务，包括病情观察、风险评估、护理风险防范、生命体征测量、健康教育、巡视、出院随访等内容。目前对护理学科内涵界定不清，对护理专业发展方向、核心技术、核心价值凝练不足；护理服务类的收费项目少或欠缺，不能充分体现护理人员的服务价值
3	信息化支撑	建议： 1. 梳理护理工作内涵，运用信息化记录工作量 2. 借助信息化手段，开发手机App、护理服务随访系统等 3. 建立护理管理信息化系统，具备护士人力调配、岗位培训、绩效考核、质量改进、学科建设等功能	目前护士很多工作量无法从信息系统提取，很多工作无记录痕迹，护理管理工作信息化相对滞后，数据的统筹和应用欠缺

（续表）

序号	问题类型	优化建议	问题描述
4	护士人才成长路径	建议： 1. 建立选拔、考评、培训、培养机制 2. 建立岗位知识能力图谱，建立护士能力进阶的学习地图，以人为本，赋能激励，解决护士工学矛盾问题 3. 加大护士进阶培训及规范化培训的资金、时间支持力度	护理的学科内涵及价值体现影响了护士职业发展，目前很多护士存在发展路径不清、价值感不强、职业认同感不足的情况，高职称、高年资护士脱离临床、脱离患者情况较多；高职称护士在临床的时间少，高学历护士到医院后在临床时间短，甚至脱离临床，以专职写文章为主。护理专业人才培养和上升通道还不健全；护理专业获取和占有资源绝对不足，如培训培养机会、职称评审、课题项目、学术地位等。相较于医生的规范化培训，临床护士有规范化培训的需求，但监管、培训力度及经费支持均需提高
5	创新、转化	建议： 1. 鼓励贴近临床、服务患者的护理研究项目申报、管理及成果转化，促进多学科交叉 2. 进一步促进学科融合发展，结合临床需要，医工结合研发更贴合患者需求的设施设备，提升患者舒适度、方便度和获得感，同时降低护理人员劳动强度	护理相关理论、研究停留在纸上，推广应用不足；循证指导临床的作用体现不强，最终服务患者效果不足。护理与信息、工学等学科融合发展还有广阔的空间
6	管理效能	建议： 1. 医疗机构健全护理质量安全管理体系，完善护理质量安全管理制度 2. 加大护理管理者管理能力的培养力度	护理学科管理者大多来自临床护理岗位，缺乏管理方面的专业学习和系统训练，往往凭借自己的经验和摸索从事管理工作。越是处于引领和核心地位的护理管理者，越需要培养改革创新、战略布局的意识和能力，站在全局性、系统性、长期性的高度去思考护理学科的发展问题，否则就会形成限制护理学科发展的“认知天花板”
7	社区护理	建议： 完善社区卫生服务体系，提升社区卫生服务供给能力，优化社区卫生资源配置，不断增强居民就医获得感，让基层真正担负起“健康守门人”职责	社区护士岗位职责不明确；“既要便捷，又要安全”是社区卫生服务的宗旨。目前在社区新建血液透析的机构悄然兴起，但血透患者安全管理令人担忧，软实力缺乏，患者透析存在很多安全隐患，亟须规范治疗手段，加强风险防控，加大基层监管力度

第三节　护理学科健康度进阶

基于护理学科健康度评估，提出护理学科健康度进阶建议，为护理学科治理提供具体路径和实施方案。

一、策略建议

（一）扩大护理服务供给，助力健康中国建设，“量质齐飞”是护理学科发展的关键

国家卫生健康委公开资料显示，近年来护士队伍不断发展壮大。截至2021年，全国注册护士总量超500万人，较2012年增长一倍多，每千人口拥有注册护士达到3.56人，全国医护比达1∶1.17，医护比例倒置问题得到根本性扭转。护士队伍当中有大专学历以上的接近80%，护士队伍的整体素质和专业能力不断提升，护理工作在医疗卫生领域发挥着越来越重要的作用，对全面推进健康中国建设、积极应对人口老龄化具有重要意义。

但我国护士队伍数量相对不足且分布不均，层次参差不齐，与其承担的护理服务重要职责不匹配；同时，随着医院规模的扩张，科室及床位增加，护理服务的供给与广大人民群众多样化、个性化的需求仍存在一定差距。护理服务的内涵与领域需要进一步丰富和拓展，护理领域相关体制仍需健全。

在实践中，护理学科纵深发展面临的巨大挑战包括：如何培养护理人员的临床思维能力、有效沟通和解决问题能力，彰显职业素养；如何培育护理人员的学科核心素养，为患者提供适宜的专业照护，彰显学科价值；如何创新医防融合，锻造健康促进能力，做健康传播者与健康促进者，彰显护理人文价值；等等。

医疗机构的护理学科建设要结合本机构具体的临床学科的实力和能力，统筹考虑临床学科和护理学科，高效和优势的临床学科只有同时具备专业、高效的护理学科的支持才能更加持续和全面地发展；否则，如同瘸腿的巨人，必然跑得越快摔倒的风险越高。此时，护理学科一定要跟上临床医学的发展步伐，要集中力量、强化专科护理、开展问题攻关和成果转化，倚强借强、

扶强自强、强强联合，有效实现护理学科在专业方面的突破，形成破壁效应和牵引效应，逐步建立有效的护理学科发展战略和实施路径。

（二）聚焦学科核心素养，增强“学科辨识度”，独立性与价值性是学科发展的两翼

培育具有学科核心素养的护理人才是推动护理学科高质量发展的关键，打造集独立性与价值性于一体的“学科辨识度”是提升护理职业价值的有效路径。

护理作为一门相对独立的学科，具有独特的属性、构成、功能和运行规则的内在要求。随着护理学科的发展日臻成熟，其学科理论、知识体系、专业技能、护理理念、服务内涵、延伸领域以及健康传播等在实践中不断丰富与发展。研究发现，未来护理更加凸显专业性和价值性，呈现医院、社区诊疗与患者参与的健康管理新格局。

众所周知，医学模式的转变促使整体医学成为必然。护士也由曾经的被动、辅助角色到现在的独立、主动、不可或缺，他们与医者形成同等重要的专业协作关系，为患者提供全方位、全周期健康服务成为医护协同的共同目标。如何在多学科交叉中保持护理特有的价值和个性是护理学科生存与发展的关键。实践证明，护士在促进健康、提供全生命周期照护服务方面具有独特优势，在实现全民健康覆盖目标方面也发挥着核心作用。特别是临床护理程序的应用，不但体现了护理工作的科学性、专业性和独立性，而且充分展示了护理的服务内涵、职业行为和专业形象，是现代护理理论逐步完善的标志。

对于增强护理学科辨识度而言，首先，构建“基于护理学科核心素养培养的专业实践教学与评价体系”是推进护理人员职业技能与职业价值双提升的重要抓手。其核心是走出“知识理解”的教学围栏，由“知识理解”向“知识迁移”过渡，再向“知识创新”提升。其中，“知识迁移”的核心是“过程与方法”，“知识创新”的核心是学科思维。其次，构建多学科交叉融合的实践平台以及一体化协同发展的机制和模式是推进护理学科纵深发展、拔尖创新人才培养、护理学科价值凸显的重要举措。其核心是积极搭建学科交叉平台，凝练学科方向，凸显学科特质，深度融合构建“学科交叉共同体”，鼓励探索与高峰学科一体化工作模式及临床科研创新与成果转化，纵深推进护理学科高质量内涵式发展。最后，构建以人文关怀能力提升为目标的护理伦理学培训课程体系是推进护理人员人文关怀能力提升、护理伦理学应用、职业素养提升的最佳策略。其核心是以人文关怀能力提升为目标，组织护理人员开展“双元制优才培养”。

对于医疗机构的护理学科建设而言，对护理人员群体能力的培训要远胜于对通常的护理技能的培训。当然，从护理工作的角度而言，“三基三严”（三基即基本理论、基本知识、基本技能，三严即严格要求、严密组织、严谨态度）是提升护理质量和护理效率最基本的路径，但是整个医疗机构护理学科的发展战略和治理效果需要一群人能够超越日常的护理工作，从整个医疗机构的发展战略和现实能力出发，把护理学科与临床学科之间的发展战略进行深入融合和有效衔接，跳出护理工作或护理学科的点状或管状视野，走上护理学科治理的成长之路。

（三）推动学科交叉融合，提升健康服务能力，“学科交叉”是学科纵深发展的新路径

护理学与临床医学同属国家一级学科，但两者的学科属性不同、所需知识结构不同、关注点也有所差异。从整体观、系统论、未来发展的角度审视，学科交叉融合是当前科学技术发展的重大特征，是新学科产生的重要源泉，是培养创新型人才的有效路径，是经济社会发展的内在需求，也是加速整合型医疗服务发展的重要驱动力、卫生健康事业高质量发展的必然要求。

多学科交叉融合是指跨学科、多学科交叉融合的研究、教学、应用，或者说是利用两个或多个学科或专业知识体系，提供信息、数据、技术和理论等，通过相互整合和理解，提供解决超过单一范畴问题的方案。深度融合构建“学科交叉共同体”，旨在突破固化的行政边界、传统的学科间壁垒，从而实现共谋资源、共享机遇、共同发展。如何更好地建设、发挥学科交叉共同体的有机力量，将是打造学科融合创新机制的关键一环。医疗机构应积极寻找护理学科与其他学科的契合点，开展跨学科、多学科的研究，不断增强护理学科的价值与特色。

在国家重大战略需求的驱动下，多学科交叉融合和多技术跨界联合已经成为强劲趋势。护理服务模式创新促进学科交叉融合，医疗机构利用大数据、人工智能、物联网、辅助决策支持系统、精准护理等高科技手段提升护理研究的广度和深度，以提升护理学科发展实力；利用信息化手段，创新护理服务模式，为患者提供便捷、高效的护理服务；优化护理服务流程，提高临床护理工作效率，降低护士不必要的工作负荷。学科交叉共同体的集群发育、互倚发展、科际共生构成了学科生态的基本法则。医疗机构应通过学科群组和亚专科学组，将护理与其他学科组成共同体，带动护理学科健康快速发展；通过多学科交叉研究，加强护理人才队伍建设，深化和延伸护理服务，促进护理事业向“高、精、深、专”发展。

今天的知识创新和技术突破更多地来自不同知识与学科之间的“碰撞可能性”，碰撞才会产生火花，才会引燃堆积起来的知识，才会激发新的灵感、产生新的能量。再多的面粉如果没有酵母，也无法做成香甜可口的面包。医疗机构中的护理学科建设同样如此，需要给护理学科打造一个能够不断接收新知识、新事物的机会和平台，要在学科交叉、技术引进中融入护理学科人员及其智慧，要构建让护理学科与其他知识和学科自由碰撞、相互依存共生的外部学科生态环境。

（四）弘扬传统文化，涵养人文情怀，践行南丁格尔精神重在“心—技—道”的职业修行

“人道、博爱、奉献”的南丁格尔精神，与中华优秀传统文化一脉相承，与社会主义核心价值体系高度契合，是人类文明进步的重要体现。构建以人文关怀能力提升为目标的护理伦理学培训课程体系，是推进护理人员人文关怀能力提升、职业素养提升以及护理伦理学应用的最佳策略。其核心是弘扬传统文化，涵养人文情怀，践行南丁格尔精神重在“心—技—道”的职业修行。

1.“心”，专注于心，执着于行，构建人文护理

护理是一门具有浓重人文色彩的学科，具有科学和人文双重属性。人文关怀是护理的核心价值，也是全球护理发展的主旋律——护理模式转变为人文护理模式。《护士条例》《“健康中国2030”规划纲要》中分别规定了护士的关怀职责。对此，“提升人文素养，做有温度的护理人”成为护理学科高质量发展的新要求。作为一名现代护理工作者，多一点“场所精神与知觉体验”的关注对现代护理的发展尤为重要。护理人员通过人文护理，打开患者的心灵窗户，见证患者及其家属的疾病境遇和心灵疾苦，从而结成目标一致的利

益共同体。如何将医学与传播学创新融合，使护理人员积极主动地承担起健康传播与健康促进的重任，是新时代护理工作的新要求。

2. “技”，执着专注，精益求精，深耕专科技术

以“学科核心素养三层架构模型”为例，评估护理学科核心素养。如图 8-22 所示，最底层是双基层，主要以掌握基础知识与基本能力为主，如“三基三严”；中间层是问题解决层，主要以解决问题过程中所获得的方法为主，如专科护理；最高层是学科思维层，是指在系统的学科学习中通过体验、认识及内化等过程逐步形成的相对稳定的思考问题、解决问题的思维方法和价值观，如高级护理实践。然而，学科思维层级的护理专家凤毛麟角。换言之，真正凸显护理职业价值的是学科核心素养。

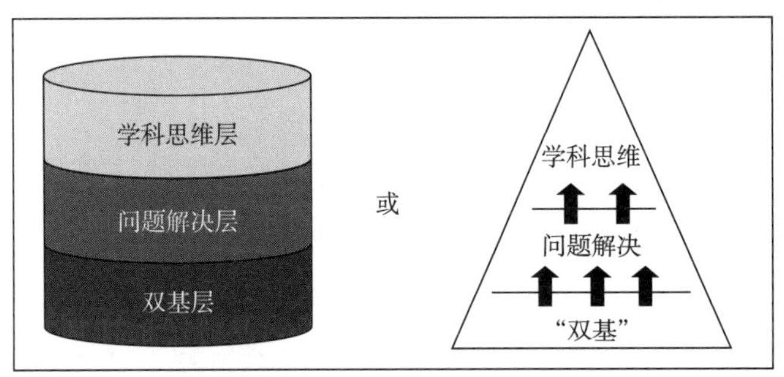

图 8-22　学科核心素养三层架构模型

事实上，决定一个人职业上限的核心是“思维方式”，一个人最大的价值在于解决问题的能力。未来优秀的护理人才更加强调信息技术的运用、突出知识的创造与革新、重视共创性的对话能力。

3. “道”，以文化人，伦理自律，聚焦价值引领

信仰是什么，信仰是价值观的灵魂，是融于灵魂的血脉基因，是心中坚守的精神高地，也是执着笃行的内在动力。研究证明，信仰的淬炼有赖于人的内心选择和价值坚守，也需要外界的催化和引导。其实，当下职业信仰的培养比知识更重要。

一个人的价值观决定了一个人的内在心理与外在行为。实践中，如何把专业、职业、信仰三者有机结合是培养面向未来优秀人才的重要内容。事实上，行为重塑是文化塑造的根本，而文化的根本任务在于塑造组织核心价值观。

医学是一门关注人类自身苦难的学问。在日常的护理工作中，劳动和智

力的付出只是护理人员工作的一部分，而情感的付出是护理人员工作中更不可或缺的另一部分。作为一名护理人员，不能够在临床工作中感知、理解患者的疾病故事并为之感动，进而做出反应、采取行动，是不合格的表现。共情能力、沟通能力是工作中情感付出最重要的技巧和能力，对于一名护理人员而言，人文关怀不是该不该有的问题，同情和理解患者痛苦也不是该不该做的问题，这是护理职业对从业者最起码的要求、最基本的伦理和道德规范。

二、实践案例

中日友好医院实行护理垂直管理，建立护士能级制度，出台了《N-PCAS护士能级管理实施办法》，这是护士个人能力提升和岗位进阶的指南，更为护理管理者开展人才培养和激励提供了遵循。中日友好医院护士能级划分及护士能级培训方案分别如表8-3和表8-4所示。

表8-3　中日友好医院护士能级划分

护士能级	准入资格		准入要求
实践型护士(Practical Nurse，PN)	P1	工作第1年	（1）通过护士资格考试 （2）通过试用期考核
	P2	工作第2年	（1）能够独立完成Ⅰ级护理患者的常规性临床护理工作 （2）完成国家教育委员会操作考试且成绩合格 （3）完成国家教育委员会理论考核且成绩合格 （4）完成医院年度理论考核（P2能级）且成绩合格 （5）通过人事处试用期月度工作考核评价
	P3	工作第3年	（1）能够独立完成Ⅰ级护理患者的各项临床护理工作，能够辅助完成危急重症患者的护理及抢救工作 （2）完成国家教育委员会操作考试且成绩合格 （3）完成国家教育委员会理论考核且成绩合格 （4）完成医院年度理论考核（P3能级）且成绩合格，取得年度继续教育学分 （5）完成护理论文1篇（含会议投稿）或为课题参与者 （6）通过人事处试用期月度工作考核评价

（续表）

护士能级		准入资格	准入要求
胜任型护士（Competent Nurse，CN）	C1	工作第4年且已通过护师资格考试；或护士工作满6年	（1）能够配合完成危急重症患者临床护理及抢救工作，能够独立承担夜班工作且夜班数量≥50个/年 （2）熟练掌握本专科及相近专科常见病护理常规和护理技术操作规程，能够掌握急救仪器设备的使用和维护，完成大科能级技术操作考核并合格 （3）完成医院年度理论考核（C1能级）且成绩合格，取得年度继续教育学分 （4）具备一定的辅助教学能力，完成护理查房1次/年 （5）完成护理论文1篇且会议投稿成功或为课题参与者或发表护理论文1篇 （6）360度测评（同行评议）合格率≥80%
	C2	已聘护师满3年；或护士工作满12年	（1）能够独立承担危急重症患者临床护理及抢救工作，夜班数量≥50个/年 （2）完成大科能级技术操作考核并合格 （3）完成医院年度理论考核（C2能级）且成绩合格，取得年度继续教育学分 （4）具备一定的教学能力，完成专业理论授课1学时/年 （5）发表护理论文1篇或为课题参与者 （6）360度测评（同行评议）合格率≥80%
	C3	已聘为主管护师；或已聘护师满9年；或护士工作满18年	（1）完成晋级轮转并考核通过，夜班数量≥50个/年 （2）完成大科能级技术操作考核并合格 （3）完成医院年度理论考核（C3能级）且成绩合格，取得年度继续教育学分 （4）具备独立教学能力，完成专业理论授课1学时/年 （5）以第一作者或通讯作者发表论文1篇或主持院校级及以上课题1项 （6）360度测评（同行评议）合格率≥80%

（续表）

护士能级		准入资格	准入要求
	A1	取得副主任护师资格；或已聘主管护师满 5 年；或已聘护师满 20 年	（1）具备责任组长能力，夜班数量≥30 个/年 （2）完成护理部能级操作考核并合格 （3）完成医院年度理论考核（A1 能级）且成绩合格，取得年度继续教育学分 （4）具备较强的教学能力，完成护理部授课考核且成绩合格，完成专业理论授课 2 学时/年 （5）以第一作者或通讯作者发表论文 2 篇或主持院校级及以上课题 1 项 （6）360 度测评（同行评议）合格率≥80%
高级型护士（Advanced Nurse，AN）	A2	取得副主任护师资格满 3 年；或已聘主管护师满 10 年	（1）具备较强的组织协调能力，参与上级下达的有关专项工作，夜班数量≥30 个/年 （2）完成护理部能级操作考核并合格 （3）完成医院年度理论考核（A2 能级）且成绩合格，取得年度继续教育学分 （4）具备较强的教学能力，完成护理部授课考核且成绩良好，完成专业理论授课 3 学时/年 （5）以第一作者或通讯作者在核心期刊发表论文 1 篇或主持院校级及以上课题 1 项 （6）360 度测评（同行评议）合格率≥80%
	A3	取得副主任护师资格满 6 年；或已聘主管护师满 15 年	（1）担任责任组长≥8 周/年，参与上级下达的有关专项工作，夜班数量≥30 个/年 （2）完成护理部能级操作考核并合格 （3）完成医院年度理论考核（A3 能级）且成绩合格，取得年度继续教育学分 （4）具备较强的教学能力，完成护理部授课考核且成绩优秀，完成专业理论授课 4 学时/年 （5）以第一作者或通讯作者在核心期刊发表论著 1 篇或主持院校级及以上课题 1 项 （6）360 度测评（同行评议）合格率≥80%

（续表）

护士能级		准入资格	准入要求
专家型护士（Specialist Nurse，SN）	S1	已聘为副主任护师；或取得副主任护师资格满9年	（1）对新技术、新业务及疑难护理问题具备指导能力，承担护理会诊工作，夜班数量≥30个/年 （2）完成医院年度理论考核（S1能级）且成绩合格，取得年度继续教育学分 （3）具备较强的教学能力，主持区级及以上继续教育项目1项或参与国家级继续教育项目授课 （4）以第一作者或通讯作者在核心期刊发表论文2篇（含1篇论著）或主持院校级及以上课题1项或省部级、国家级课题前5参与人 （5）360度测评（同行评议）合格率≥80%
	S2	取得主任护师资格；或已聘副主任护师满6年；或取得副主任护师资格满15年	（1）对新技术、新业务及疑难护理问题具备指导能力，承担护理会诊工作，夜班数量≥30个/年 （2）完成医院年度理论考核（S2能级）且成绩合格，取得年度继续教育学分 （3）具备较强的教学能力，主持市级及以上继续教育项目1项或参与国家级继续教育项目授课 （4）以第一作者或通讯作者在核心期刊发表论文3篇（含1篇论著）或主持院校级及以上课题1项或省部级、国家级课题前3参与人 （5）360度测评（同行评议）合格率≥80%
	S3	已聘为主任护师；或取得主任护师资格满3年；或已聘副主任护师满12年	（1）对复杂的护理技术及新开展的护理实践具备指导能力，承担护理会诊工作，夜班数量≥30个/年 （2）完成医院年度理论考核（S3能级）且成绩合格，取得年度继续教育学分 （3）具备较强的教学能力，主持国家级继续教育项目不少于1项 （4）以第一作者或通讯作者在核心期刊发表论文4篇（含1篇论著）或者主持省部级或国家级课题1项 （5）360度测评（同行评议）合格率≥80%

表 8-4　中日友好医院护士能级培训方案

能级	培训项目	培训内容	考核频次
P1	理论培训	法律法规、护理相关规章制度、安全管理、护理文书、健康教育、心理护理、沟通技巧、职业素养等	每半年
	操作培训	25 项基本技能	
P2	理论培训	以症状学为主，症状护理学的内容涵盖胸痛、呼吸困难、眩晕、腹泻、呕血与黑便、黄疸、腹水、血尿、阴道排液和发绀	每半年
	操作培训	轮转科室涉及的专科操作	
P3	理论培训	（1）科室专科常见疾病护理常规 （2）护理核心制度，压疮相关知识、静疗相关知识、VTE 评估与预防、职业防护相关知识等 （3）医学伦理、医院感染、法律法规、人际沟通、护理健康教育、护理礼仪、护理文书、护理心理学	每半年
	操作培训	（1）专科护理技术操作、基本护理技能 （2）急救仪器设备的使用，如注射泵、输液泵、心电监护、简易呼吸器、肠内营养泵、负压吸引器、除颤仪等	每半年
	教学培训	PPT 制作、护理查房	每年
	科研培训	（1）文献检索方法 （2）临床个案的撰写	每年
C1	理论培训	（1）本专科及相近专科常见疾病护理常规 （2）科室危重症患者护理常规 （3）医院感染、法律法规、人际沟通、康复护理、营养学、医学伦理（难度大于 P3） （4）压疮相关知识、静疗相关知识、VTE 评估与预防、职业防护相关知识新进展	每半年
	操作培训	本专科及相近专科常用护理技术操作	每半年
	教学培训	（1）护理授课技巧 （2）临床带教能力培养	每年
	科研培训	科研思维与选题	每年

（续表）

能级	培训项目	培训内容	考核频次
C2	理论培训	（1）科室危重症患者抢救流程 （2）危重症护理、急诊护理、儿科护理 （3）营养健康知识、职业防护相关知识、科室常见疾病的健康教育知识	每半年
	操作培训	（1）科室常用的专科护理技术 （2）PICC（中心静脉导管）维护操作、一次性胰岛素注射技术等	每半年
	教学培训	护理理论授课技巧	每年
	科研培训	（1）护理科研类型与设计 （2）资料收集方法与录入	每年
C3	理论培训	（1）相关专科理论知识 （2）临床思维方法与循证医学 （3）移植、介入、血液透析护理学 （4）最新指南、专家共识学习	每年
	操作培训	（1）专科常用护理操作 （2）专科仪器设备操作流程及常见故障处理	每年
	教学培训	（1）教案书写 （2）情景模拟教学能力培养	每年
	科研培训	（1）数据统计分析方法 （2）护理科研课题申请流程	每年
A1	理论培训	（1）科室基础操作和专科操作相关质量标准 （2）医疗风险与医疗安全管理 （3）最新指南、专家共识学习	每年
	操作培训	（1）专科仪器设备操作示教及培训 （2）专科仪器设备常见故障的检测及处理	每年
	教学培训	护理教学能力提升	每半年
	科研培训	（1）护理专利申请流程 （2）护理科研课题申请流程	每年

（续表）

能级	培训项目	培训内容	考核频次
A2	理论培训	（1）科室护理质量管理 （2）ICU、急诊常见疾病的护理常规	每年
	操作培训	ICU、急诊常用护理技术操作	每年
	教学培训	承担各项考核员、评价员的培训工作	每年
	科研培训	科研能力提升（护理部）	每年
A3	理论培训	（1）参与护理部各能级考核试题的出题工作 （2）协助大科完成各能级理论考核工作	每年
	操作培训	承担各大科对不同能级技术操作考核任务	每年
	教学培训	承担各大科师资培训任务	每年
	科研培训	学术成果评价	每年
S	综合培训	（1）参加国内、国际护理前沿理论会议并在院内分享 （2）参与全院能级培训授课 （3）参与专科会诊 （4）参与各类专业委员会工作 （5）协助开展全院护理科研工作	每年

附表1　访谈提纲

为深挖医院创新实践，科学评价学科发展，特别是发掘医院在学科共同体建设、学科治理现代化、学科交叉融合、复合型/交叉学科人才培养等方面的有益探索，进一步推动公立医院高质量发展，我们需要客观、全面地了解您对本院学科治理的一些观点和意见，为探寻医院学科治理路径提供有力的循证决策依据。

一、受访者基本信息

姓名：__________性别：__________年龄：__________学历：__________职称：__________

工作年限：__________所属科室或部门：__________

岗位：医师□　护理□　药学□　技师□　管理□

聘任形式：编制内□　合同制□　劳务派遣□

二、访谈内容

（一）学科建制

1. 在医院高质量发展背景下，医院护理整体的未来发展规划、目标及侧重点有哪些？发展过程中是否遇到瓶颈？怎样处理的？（护理管理者）

2. 医院是否为护理人员设置双轨制职业发展通道？具体政策和支持条件有哪些？（护理管理者）

3. 医院提倡医护一体化、医工融合等理念，从护理角度出发，护理团队是怎样与其他多学科团队进行合作的？

4. 您是否满意医院当前与护理相关的管理制度（如护理科研、护理教学、职称晋升等），是否有其他建设性意见？

（二）学科实践

5. 您是否了解医院危重症患者的护理常规、护理流程及应急预案？

6. 您是否了解什么是责任制整体护理或小组制护理？两者有哪些区别？

7. 医院是否会定期举办护理相关培训？您认为这些培训对临床实践有什么意义？（可举例说明）

8. 您在进行护理科研的过程中遇到过哪些困难？如何克服困难？怎样获得帮助？护理部/院方有哪些支持措施？

9. 医院提倡创新智慧护理工作模式，您在护理临床实践中有哪些创新智慧护理模式的具体案例？请提供1—2个具体案例。

10. 目前医院有哪些护理特色技术或项目正在开展？落实情况如何？有哪些亮点？（护理管理者）

（三）学科动能

11. 医院为护士提供哪些防护、医疗保健措施？

12. 医院后勤部门、辅助科室能否及时有效地为临床提供服务？都包括哪些服务？

13. 在促进学科发展方面，病区护士长、科护士长、护理部主任等不同级别护理管理人员是否有明确的发展规划？（护理管理者）

14. 您是否了解医院护士职业晋升途径与方法？

15. 医院护理团队的工作模式和协同机制是怎样的？

16. 您是否了解医院科室的绩效运行机制？是否知晓具体的绩效分配方案？是否有其他意见或建议？

（四）学科影响

17. 医院在提升护理学科影响力方面有哪些举措和经验？（护理管理者）

18. 医院如何发挥区域辐射带动作用，实现护理质量协同发展？

19. 医院在学科建设成长过程中，专科护士的培养和使用机制有哪些？（专科护士/护理管理者）

20. 作为一名护士，如何进行职业规划，实现职业价值提升，从而提升护理学科影响力？

附表 2　护理学科健康度调查问卷 2.0 版

尊敬的护理同仁：

“学科健康度”由《中国医院人才管理》一书首次提出，旨在将学科视为生命体，让学科发育在内因和外因的交互作用下，实现生命体的进化与发展。在实践中，学科健康度评估有两大指向，一是人才盘点素养评估，二是专业技术服务评估。其核心是“硬件、软件双诊断”和“人际协作、人技协同双提升”，更加强调技术是人的本质力量的延伸，实现学科全面发展，人是第一资源。简言之，学科健康度是指学科健康、全面、可持续发展的程度。

为构建全面全程、优质高效的护理服务体系，满足人民群众差异化的护理服务需求，着力构建“人岗相适，人事相宜，人效相得”的护理人才管理体系，激活个体、赋能组织，开创“人人皆可成才、人人尽展其才”的生动局面，本调查旨在以学科健康度为衡量标准，以学科建设带动护理人才培养、护理服务能力提升和护理学科高质量发展。为此，我们需要客观、全面地了解您对医院护理学科健康度的意见和建议，为推动我国护理学科健康可持续发展提供有力的循证决策依据。

问卷匿名填写，仅在研究范围内作统计和建议依据使用，请您放心作答，填写最真实的情况。非常感谢您的支持与参与！

问卷采用 5 分制，请您用 1 分到 5 分进行打分，依次为：

1 分—非常不同意

2 分—不同意

3 分—一般

4 分—同意

5 分—非常同意

第一部分　基本资料

您的性别：□男　□女

您的年龄：________________

您的管理职务：□无　□病区护士长　□科护士长　□护理部正/副主任　□医院管理者　□其他

您的工作年限：________________

您的最高学历：□中专　□大专　□本科　□硕士　□博士

您的职称级别：□护士　□护师　□主管护师　□副主任护师　□主任护师

您的聘用形式：□编制内聘用　□劳动合同制　□劳务派遣及其他人员

您所在医院名称：______________医院所在省市：______________

您所在医院级别：□三级医院　□二级医院　□一级医院

您所在医院类型：□综合医院　□专科医院

第二部分　问卷主体

<table>
<tr><th>一级指标</th><th>二级指标</th><th>三级指标</th><th>条目</th><th>1</th><th>2</th><th>3</th><th>4</th><th>5</th></tr>
<tr><td colspan="9">Part A：学科建制／学科的规划、组织架构及管理体系</td></tr>
<tr><td rowspan="15">学科建制</td><td rowspan="3">学科规划</td><td>学科定位</td><td>1. 我认为我院护理学科在医院学科发展中有准确的定位</td><td></td><td></td><td></td><td></td><td></td></tr>
<tr><td>目标愿景</td><td>2. 我认为我院护理学科有明确的发展目标和愿景</td><td></td><td></td><td></td><td></td><td></td></tr>
<tr><td>方向重点</td><td>3. 我认为我院护理学科五年内的发展方向和重点明确</td><td></td><td></td><td></td><td></td><td></td></tr>
<tr><td rowspan="3">学科体系</td><td>学科群组</td><td>4. 我认为我院护理学科体系健全，有相应的专科团队、专业组等</td><td></td><td></td><td></td><td></td><td></td></tr>
<tr><td>学科交叉</td><td>5. 我认为我院护理学科与其他学科的合作、交叉比较广泛和深入</td><td></td><td></td><td></td><td></td><td></td></tr>
<tr><td>专科护理</td><td>6. 我认为我院专科护理带动了学科的纵深发展</td><td></td><td></td><td></td><td></td><td></td></tr>
<tr><td rowspan="3">学科管理</td><td>管理制度</td><td>7. 我认为我院护理学科管理制度健全，有相应的技术规范、科研管理办法、考核方案等</td><td></td><td></td><td></td><td></td><td></td></tr>
<tr><td>管理能力</td><td>8. 我认为我院护理学科具备科学化管理能力，具体表现为各类管理工具的常态化运用</td><td></td><td></td><td></td><td></td><td></td></tr>
<tr><td>学科评价</td><td>9. 我认为我院护理学科应当纳入医院学科考核评价体系</td><td></td><td></td><td></td><td></td><td></td></tr>
<tr><td rowspan="3">学科支持</td><td>政策支持</td><td>10. 我认为我院重视护理学科发展，并给予充分的政策支持</td><td></td><td></td><td></td><td></td><td></td></tr>
<tr><td>资源支持</td><td>11. 我认为我院对护理学科的发展给予充分的资源支持，包括场地、经费、设备等</td><td></td><td></td><td></td><td></td><td></td></tr>
<tr><td>学术支持</td><td>12. 我认为我院为护理学科提供了各类发展平台和机会，如科研创新基金申请、国内外会议交流、参与制定规范/指南/共识、科研/教研项目机会等，并提供相应的支持</td><td></td><td></td><td></td><td></td><td></td></tr>
<tr><td colspan="2" rowspan="2">学科之思</td><td colspan="6">13. 我认为我院护理学科发展最迫切需要的人才是【多选】
□学科管理人员
□学科带头人
□科研人员
□专科护士
□高级实践护士（APN）
□其他，请填写＿＿＿＿＿＿</td></tr>
<tr><td colspan="6">14. 我认为护理管理人才方面存在的主要问题是【多选】
□管理人员队伍年轻化程度不足
□缺乏管理岗位公开竞聘或市场化选聘措施
□缺乏管理专业知识的学习和培训
□缺乏临床岗位实践的历练和指导
□管理人员改革创新的意识和勇气不足
□管理人员战略思维与战略管理能力不足
□其他，请填写＿＿＿＿＿＿</td></tr>
</table>

（续表）

一级指标	二级指标	三级指标	条目	1	2	3	4	5
Part B：学科实践 / 学科的临床、科研及教育培训								
学科实践	临床实践	技术特色	15. 我认为我院护理学科拥有自己的技术优势和服务特色，在患者诊疗中发挥较大作用					
		服务能力	16. 我认为我院护理学科具有较强的临床护理服务能力，持续关注临床护理质量和患者安全水平的提升					
		护理文化	17. 我认为我院重视为患者提供高质量、有温度的人文护理服务					
	教学实践	教学体系	18. 我认为我院具有完善的护理教学培训体系并运行良好，包括规培生、进修生和实习生的轮转与临床实习等					
		师资队伍	19. 我认为我院重视护理学科师资队伍建设，其遴选、培养机制完善					
		课程设计	20. 我认为我院护士分层培训内容和课程安排合理，能有效提升护理人员的临床技能和临床思维能力					
	科研实践	临床科研	21. 我认为我院护理学科注重临床护理知识和技术的梳理、分析与提高					
		科研转化	22. 我认为我院对护理科研成果的转化提供相应的政策支持和激励机制					
		科研能力	23. 我认为我院护理学科带头人及骨干人才的能力素养可以引领和支撑学科健康发展					
	创新实践	创新文化	24. 我认为我院护理学科科研创新氛围浓厚，有益于鼓励护理人员开展科研创新实践					
		创新激励	25. 我认为我院鼓励基于患者需求和护理质量提升的临床护理科研与创新活动					
		创新成果	26. 我认为我院护理学科科研成果丰硕，在解决临床实际工作问题的同时，不断更新护理学科理论和知识体系					
	实践之问		27. 我认为我院护理学科在临床和教学实践方面的主要问题是【多选】 □培养目标不明确 □职业发展路径不清晰 □培训内容缺乏针对性 □培训课程体系不完善 □培养方式单一 □个人能力提升的反馈不足 □领导的重视度不够 □在重大专项、科研项目中加强人才培养的意识和措施不足 □其他，请填写＿＿＿＿＿＿＿＿					

（续表）

一级指标	二级指标	三级指标	条目	1	2	3	4	5
Part C：学科动能 / 学科发展的组织生态、人才管理体系								
学科动能	组织生态	团队氛围	28. 我认为我院秉承“医护并重”的理念，把护理人才培养、发展和引进放到与医生同等重要的位置					
		人际协同	29. 我认为我院护理学科团队成员间是相互支持和彼此分享的，我能充分感受到团队的信任和关心					
		人文关怀	30. 我认为我院重视对护理人才的人文关怀，关心护理人才的成长和进步					
	岗位胜任	人才规划	31. 我认为我院定期对护理人才配置情况进行调研及规划，为学科发展提供必要的人才支撑					
		岗位设置	32. 我认为我院护理岗位设置合理，专科护士岗位设置和职责划分清晰，定位明确					
		人岗匹配	33. 我认为我院护理学科管理队伍岗位与能力是匹配的，管理者有能力团结、带领员工完成各项指标					
	人才梯队	梯队结构	34. 我认为我院护理人才队伍梯队结构合理					
		职业通道	35. 我认为我院护理人才职业发展通道清晰，并鼓励护理人才不断提升自我、关注职业发展					
		后备继任	36. 我认为我院护理学科重视传、帮、带，重视后继人才的选拔和培养					
	评价激励	绩效考核	37. 我认为我院护理人才的绩效考核是公平公正的，薪酬福利与护理人才的工作付出和贡献是相符的					
		素养评价	38. 我认为我院重视对护理人才的全面评价，基于素养的评价体系可以科学体现护理人才的价值					
		层级晋升	39. 我认为我院重视护理人才的层级晋升和职称晋升工作，层级晋升和职称晋升是基于个人成长与表现的					
	动能之辨		40. 我认为在非物质激励方面还可以改进的地方是【多选】 □合理的休假 □舒适安全的工作环境 □提供发展空间，帮助青年员工提升职业能力 □提高评优/评奖的公开与透明度 □增加头衔/荣誉 □丰富人才培养方式，给予进修学习、项目锻炼、挂职等机会 □领导要给予下级更多信任、授权和反馈 □加大破格选拔力度，畅通人才晋升通道 □其他，请填写________________					
			41. 我认为目前护理人才队伍方面存在的主要问题是【多选】 □人才队伍结构不合理 □人才整体素质能力不能满足护理学科发展需要 □关键专科人才缺失、储备不足 □学科带头人缺乏或者没有发挥应有作用 □对学科带头人的标准和能力素养评价欠缺 □专科护士数量及专科方向未满足临床需要 □对专科护士的使用和发展考核制度欠缺 □其他，请填写________________					

（续表）

<table>
<tr><th>一级指标</th><th>二级指标</th><th>三级指标</th><th>条目</th><th>1</th><th>2</th><th>3</th><th>4</th><th>5</th></tr>
<tr><td colspan="9">Part D：学科影响／学科声誉和影响力，学科价值认可及价值彰显</td></tr>
<tr><td rowspan="14">学科影响</td><td rowspan="3">社会影响</td><td>区域辐射</td><td>42. 我认为我院护理学科在区域内发挥了较强的辐射引领作用</td><td></td><td></td><td></td><td></td><td></td></tr>
<tr><td>示范引领</td><td>43. 我认为我院护理学科的技术和服务能力得到了患者的一致认可，比较有优势</td><td></td><td></td><td></td><td></td><td></td></tr>
<tr><td>患者口碑</td><td>44. 我认为我院护理学科在社会上具有很高的知名度和口碑</td><td></td><td></td><td></td><td></td><td></td></tr>
<tr><td rowspan="3">学术影响</td><td>学术氛围</td><td>45. 我认为我院护理学科具有浓郁的学术氛围</td><td></td><td></td><td></td><td></td><td></td></tr>
<tr><td>学术声誉</td><td>46. 我认为我院护理学科在业内具有良好的学术声誉</td><td></td><td></td><td></td><td></td><td></td></tr>
<tr><td>学术交流</td><td>47. 我认为我院护理学科在国内外学术交流方面的参与度较高、贡献较大</td><td></td><td></td><td></td><td></td><td></td></tr>
<tr><td rowspan="3">价值认可</td><td>同业认可</td><td>48. 我认为我院护理学科的发展得到了业内同行的一致认可</td><td></td><td></td><td></td><td></td><td></td></tr>
<tr><td>临床认可</td><td>49. 我认为我院护理学科的临床能力得到了其他医务人员的一致认可，并能有效地促进医疗行为</td><td></td><td></td><td></td><td></td><td></td></tr>
<tr><td>管理认可</td><td>50. 我认为我院护理人才的意见能够得到医院的重视</td><td></td><td></td><td></td><td></td><td></td></tr>
<tr><td rowspan="3">自我实现</td><td>自我效能</td><td>51. 在工作中，我能经常得到发挥才干的机会</td><td></td><td></td><td></td><td></td><td></td></tr>
<tr><td>价值彰显</td><td>52. 我认为我的工作对医院和患者是重要的</td><td></td><td></td><td></td><td></td><td></td></tr>
<tr><td>尊重归属</td><td>53. 在工作中我得到了必需的资源支持，我的意见和付出能得到重视和认可</td><td></td><td></td><td></td><td></td><td></td></tr>
<tr><td colspan="2" rowspan="2">护理之声</td><td colspan="6">54. 我认为我院护理学科健康发展的关键在于【多选】
□合理的学科规划
□完善的管理制度
□规范的考核体系
□领导的重视程度
□学科带头人的能力
□学科骨干的数量和质量
□良好的团队精神
□科研投入和支持
□护理技术特色优势
□与领先学科交流与合作
□其他，请填写____________</td></tr>
<tr><td colspan="6">55. 从人才管理视角，我对我院护理学科发展的建议有：</td></tr>
</table>

附表 3　护理人员基本情况调查表

<table>
<tr><td colspan="2">医院名称</td><td colspan="2"></td><td>医院等级</td><td colspan="2"></td></tr>
<tr><td>编制床位数</td><td></td><td>开放床位数</td><td></td><td>床位使用率</td><td></td></tr>
<tr><td>医院员工总数</td><td></td><td>其中医生总数</td><td></td><td>其中护士总数</td><td></td></tr>
<tr><td>事业编护士数</td><td></td><td>非事业编护士数</td><td></td><td>护士平均年龄</td><td></td></tr>
<tr><td>博士学历护士数</td><td></td><td>硕士学历护士数</td><td></td><td>本科学历护士数</td><td></td></tr>
<tr><td colspan="2">大专及以下学历护士数</td><td></td><td colspan="2">男护士占全院护士比例</td><td></td></tr>
<tr><td>护理高级职称数</td><td></td><td>护理中级职称数</td><td></td><td>护理初级职称数</td><td></td></tr>
<tr><td>临床科室数</td><td></td><td>非临床科室数</td><td colspan="2"></td><td></td></tr>
<tr><td colspan="6">本院开放床位总数与临床科室护士总数之比：</td></tr>
<tr><td colspan="6">本院临床护理专业是：□国家级　□省级　□临床重点专科</td></tr>
<tr><td colspan="6">本院临床护理专业具有技术特色和专业影响力的亚专科是：</td></tr>
<tr><td colspan="6">护士队伍整体情况</td></tr>
<tr><td>培训进修情况</td><td colspan="5">1 年以上______人次；半年以上______人次；3 个月以上______人次</td></tr>
<tr><td>人才引进情况</td><td colspan="5">近 2 年引进______人次，其中高端紧缺人才______人次，科研人才______人次</td></tr>
<tr><td>人才流失情况</td><td colspan="5">近 1 年离职______人次</td></tr>
<tr><td>内部晋升情况</td><td colspan="5">近 1 年晋升______人次</td></tr>
<tr><td>表彰奖励情况</td><td colspan="5">国家级______人次；省级______人次；地市级______人次</td></tr>
<tr><td>不良事件情况</td><td colspan="5">护理不良事件发生率______%</td></tr>
<tr><td colspan="6">护理科研开展情况</td></tr>
<tr><td>论文发表情况</td><td colspan="5">国家级______篇；省市级______篇；会议交流______篇</td></tr>
<tr><td>成果专利情况</td><td colspan="5">成果______项；专利______项</td></tr>
<tr><td>专著出版情况</td><td colspan="5">国家正式出版物______部；内部出版物______部</td></tr>
<tr><td>在研课题情况</td><td colspan="5">在研国家级课题______项；省部级课题______项；市级课题______项</td></tr>
<tr><td>科研经费及转化情况</td><td colspan="5"></td></tr>
<tr><td>关键人才情况</td><td colspan="5">学科带头人数______；其他国家级、省级重点人才数______</td></tr>
<tr><td colspan="6">人才队伍素养情况</td></tr>
<tr><td>管理队伍情况</td><td colspan="5">护士长以上人员数______，其中副高以上职称人数______，平均年龄______</td></tr>
</table>

（续表）

专职人员情况	专职管理人员______人次；专职科研人员______人次
专科护理情况	取得专科护士资格认证人员______人次，占比______%
岗位管理情况	
能级管理情况	是否实施护理能级管理：□是 □否，未实施能级管理
岗位人才情况	是否根据岗位需求和人才数据编制了人才规划：□是 □正在筹备 □否
岗位胜任情况	是否根据岗位要求编制了岗位说明书：□是 □正在筹备 □否
岗位评价情况	是否根据岗位要求设置了退出和淘汰机制：□是 □正在筹备 □否
岗位继任情况	关键岗位是否有后备人才或继任人才储备：□是 □正在筹备 □否
护理人才发展	
结合《关于推动公立医院高质量发展的意见》及五大评价指标（党建引领、能力提升、结构优化、创新增效、文化聚力），本院护理学科如何加速新旧动能转换推进高质量发展？	
结合《全国护理事业发展规划（2021—2025年）》，本院护理学科发展面临哪些机遇与挑战？	
结合“十四五”医院战略发展规划，本院护理工作应做出哪些调整或改变？	
结合《“十四五”卫生健康人才发展规划》，本院如何培养适应未来发展的优秀护理人才、管理人才等？	

附表4 护理学科健康度现场评估表

为充分了解医院护理学科发展现状及特色，发挥护理评估工作在推动医院加强内部管理、提高护理质量安全水平、推动中国护理学科高质量发展等方面的作用，以此评估表对医院护理学科发展进行评价。本评估表共包含4个一级指标，19个二级指标。

一级指标	二级指标	评价路线及核查清单	优势内容	问题与建议
学科建制	学科规划	**数据：** 医院重点科室：_______；级别：_______；护理发展方向：______ **现场查看：** 1. 护理部存档医院近5年、10年发展规划 2. 涉及护理学科发展相关内容______项		
	学科体系	**现场查看：** 1. 医院重点学科设置情况，是否实现医护协同、医护联盟发展，提供科研项目 ______项 2. 近3年专业文章署名______篇，其他______ 3. 重点学科的设置、学科发展框架及相关制度 4. 护士长等参加危重死亡病例讨论记录 5. 护理学科群组及亚专科学组设置情况 6. 护理组织管理框架		
	学科管理	**现场查看：** 1. 护理学科管理制度体系及亚专科学组内的组织架构及运行情况 2. 护理学科管理制度、管理工具、评价体系、考核体系 3. 护理学科综合评价指标，近3年全院各护理单元学科综合排名结果		
	学科支持	**数据：** 1. 医院为护理学科发展提供的资源支持（政策______、场地______、经费______、设备______） 2. 近3护理人员学会任职情况：______ 3. 近3年医院外派进修护士人数：______ **现场查看：** 1. 医院/护理部鼓励护理学科发展相关政策 2. 护理学科发展相关会议记录，领导参加情况		

（续表）

学科实践	科室调研	**数据：** 科室：______护士工作量统计（月） 一级护理、危重患者数（月）：______；抢救次数（月）：______；护理敏感指标：______；CMI 值：______；平均住院天数：______；三级访视率：______ **现场查看：** 1. 护士长对危重患者管理落地举措 2. 各科护理常规，考察可操作性 3. 病房及重症科室危重护理质量监测指标 4. 护士具备的专业技术能力，包括危重患者护理常规及抢救技能、生命支持设备操作、手术配合等 5. 围术期及危重患者护理常规、流程、应急预案、制度、措施的落实情况		
	教学管理	**数据：** 1. 专科生、本科生、研究生培养______人/年，实习______人/年 2. 临床带教老师______人 3. 各项技术操作流程及视频______项 **现场查看：** 1. 医院教学管理相关规章制度 2. 不同层级、学历护理人员培训、带教计划 3. 护理教学信息网络及平台 4. 护理学科师资队伍现状及管理制度（资格认证及考核）		
	继续教育	**数据：** 1. 近 3 年开展继续教育培训班情况： 国家级______项；市区级______项；自管______项 2. 近 3 年参加国家级继续教育人员数量：______ 3. 国家级、市区级继续教育课程设置内容：______ **现场查看：** 1. 继续教育学习平台护士学习情况（学分、学习笔记） 2. 护理人员参加继续教育培训考核记录		
	科研成果转化	**现场查看：** 1. 医院有无鼓励全员参与科研工作的制度和办法，如： （1）______ （2）______ 2. 医院有无提供适当的经费、条件、设施和人员支持科研工作，如______ 3. 科研成果及转化情况： （1）临床应用，护理人员科研转化金额：______ （2）促进科研成果转化的制度和激励措施：______ 4. 科研项目实施、应用效果、覆盖面及专业影响力		

（续表）

学科实践	信息化平台	**数据：** 互联网+护理服务______次/年；受益患者______人；患者满意度______；收费规范合格率______ **现场查看：** 1. 医院为推动护理信息化建设提供的政策、经济支持 2. 医院护士工作平台，包括电子病历系统、HIS 系统、护理管理系统等信息系统 3. 医院为护士提供有针对性的“互联网+护理服务”培训记录 4.“互联网+护理服务”线上线下实施流程、人力资源配置		
	智慧病房	**数据：** 智能设备数量：______；智能设备使用率：______；智能设备全院普及率：______；患者满意度：______ **现场查看：** 1. 智慧设备种类、应用现状及应用效果 2. 智慧病房建设架构 3. 智慧病房管理平台的运行 4. 智慧病房护理管理系统的使用		
	出院随访/延续性护理	**数据：** 出院随访______次/年；随访内容： 电话：______；微信：______；患者满意度：______；健康教育______次/年 **现场查看：** 1. 出院随访/健康教育形式、内容 2. 延续性护理的标准化工作流程、规章制度、专业人员资质认证及准入原则 3. 延续性护理照护计划，如______ 4. 延续性护理工作人员能否提供专业服务咨询和康复指导		
学科动能	双轨职业通道	**数据：** 1. 每年副高级职称及以上护理人员净增加数量：______ 2. 每年医院 40 岁以下且研究生学历（含在职取得学位）护理人员净增加数量：______ **现场查看：** 1. 护理部护理人才培养规划、人员双轨培养制度及制度落实情况，近 3 年落实______人 2. 双轨职业工作（包括______、______）		

（续表）

学科动能	专科护士	**数据：** 专科护理工作室______个；专科护理工作室就诊人数______人/年；专科护理工作室患者及其家属满意度______、团队成员满意度______ **现场查看：** 1. 医院专科护士及专科护理工作室的管理制度 2. 专科护理工作室的政策支持、经济支持、仪器设备或信息化支持等 3. 专科护士的培养和使用情况，专科护士的业务能力和护理效果 4. 专科病区护理措施是否有专科特点，是否符合患者个性化的实际需求		
	MDT	**查房：** MDT 典型案例 参加科室：______ 护理查房：______ 人员资质：______ **现场查看：** 1. 多学科团队运行机制及相关制度、规范 2. MDT 模式中护士发挥的角色 3. 会诊记录，领导签字		
	绩效考核	**现场查看：** 1. 护士薪酬的相关制度和记录 2. 对临床护士在奖金、晋升等方面的激励措施 3. 护理部、科室两级护士绩效考核相关记录 4. 医院除传统激励机制以外的激励手段		
	医防融合	**数据：** 1. 对下级医院护士培训______人/次，近 3 年累积培训护士______人 2. 近 3 年慢性病管理出诊次数：______ 3. 近 3 年开展健康教育大课堂次数：______ **现场查看：** 1. 医院/护理部公共突发事件应急预案、应急演练及相关管理制度 2. 下级医院护士参加学术学习情况 3. 团队组织架构及规章制度 4. 沟通协调会议记录		

（续表）

学科影响	区域辐射	**数据：** 与区域内______家医院或______所基层医疗机构有合作关系；每年区域护理专业人员专业化培训______人；提供社区服务 ______次/年 **现场查看：** 1. 医院承担区域护理服务的项目、内容及形式 2. 医院—社区区域联动典型案例及效果		
	患者满意度	**现场查看：** 1. 患者就医满意度 2. 不良事件处理及相关管理资料 3. 纠纷投诉案例及持续改进相关资料 4. 在主动服务方面的创新举措		
	学术交流	**数据：** 近3年参与学术交流______次；医院外派学习人员______人；返回后成果及形式：______ **现场查看：** 1. 近3年举办的学术交流活动 2. 学术交流的形式及内容记录 3. 学术交流产出的科研成果及学术影响		

（张玉侠、刘海艳、苏春燕、邵静、杨明莹）

第九章

护理学科治理导航

护理学科是大医科的重要组成，与人民群众的健康和生命休戚相关。提升护理服务能力、拓展护理服务范畴、激活护理主体动能、彰显护理职业价值，是满足新形势下人民群众多元化健康需求的应有之义。医疗机构应以学科治理新思维为引领，“道”“术”紧密相偕，厚植内在根基，涵养学科生态，以护理学科治理现代化为人民群众提供全生命周期的高水平护理照护，推进中国护理事业进入新阶段，开辟中国医院学科治理新纪元。

第一节　护理学科治理模型

基于学科治理新思维，创新构建护理学科治理新模型——护理学科治理钻石模型（见图 9-1），为护理学科治理铺就新路径。

以人民群众健康需求为引领，为人民群众提供高质量的延续性、整体性护理照护，激发以护理人才为主体、医护患等多元主体协同的学科共同体效能——此为护理学科治理之“道”。提升护理学科专业价值，健全护理学科理论体系，绘制护理学科知识技能清单，持续开展护理学科创新——此为护理学科治理之“术”。

“道”“术”的结合，驱动护理学科实现善治。护理学科治理，指向护理学科与护理人才的共同成长、与其他学科的共同演进、与照护对象共同目标的实现——这正是医院学科治理希冀实现的愿景。

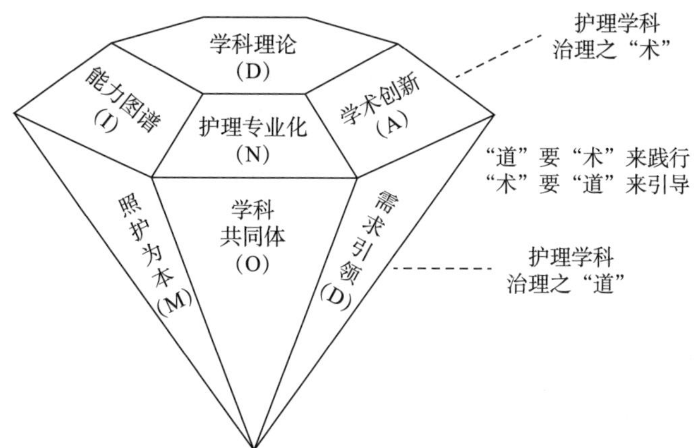

图 9-1　护理学科治理钻石模型（DIAMOND 模型）

一、护理学科治理之道

（一）需求引领

以需求为引领，是学科治理首要坚持的方向。满足人民群众的健康需求，是医学的价值所在，更是发展之基。随着人民群众的健康需求日益多元化，患者既希望看上病，又希望有好的就医体验（如日间手术，满足了患者提高诊治效率的需求），还希望有更多的术后观察护理及严格细致的术后随访（如透析患者不仅需要科学的透析治疗，还需要专业的血管维护）。多层级、多元化的健康需求，正是学科提升实践能力、创新能力的生长点。

护士是人民群众的健康卫士，是人民群众健康的促进者、照顾者、教育者、管理者。护士陪伴人们自然生命的全过程，并帮助人们获得保持健康的能力。对患者，护士提供专业的护理照护，通过疾病护理、循证护理、康复护理、症状管理等，帮助患者恢复身体健康、最大限度地保持身体功能、减少痛苦；并通过以患者为中心的整体护理，带动护理服务流程甚至医院工作流程不断优化，通过优质、全程、全面的护理为患者提供在院护理服务和延伸护理服务，让患者获得良好的就医体验。对亚健康人群，护士帮助他们改变生活方式，进行健康教育和营养、运动、心理干预等，使之回归健康状态。对老年群体，护士在社区、家庭和医院实施老年教育，提供老年照护和临终关怀，给予被照顾者专业指导和帮助。在疾病预防方面，护士通过病因预防、发病学预防、病残预防，达到未病先防、既病防变、病后防复的目的……护理学科的工作对象从个体到群体，从身体到身心；护士的工作场所由医院的门诊、病房到社区、学校、养老机构、护理院、卫生保健院等。护理学科的有效干预影响和改变着人们的生活方式、环境、心理与健康照顾系统。

案例 9-1

复旦大学附属中山医院（以下简称“中山医院”）护理学科创新性地引入服务设计领域的“体验地图”“用户画像”以及“价值共创”概念，探索和挖掘患者对护理服务的需求与期望，建立了国内首个《患者护理服务体验量表》，明确并聚焦患者在情景中和时间变化维度上的动态需求，构建国内首个患者体验智慧化管理平台，并通过患者参与设计的方式，医患双方共建护理服务模式，形成“患者体验—患者参与—患者信任—患者满意”的医疗服务改进提升链，最大限度地发挥患者的体验价值和知识价值，从而建立以患者为中心的护理服务体系，提升患者体验和满意度，助力中山医院进入公立医院国家绩效考核和中国医院科技量值（STEM）排行榜的第一方阵。

患者护理服务体验量表

1. 进入本病房后，护士入院接待及时吗？

2. 入院时，护士能清楚地给您介绍病房环境和住院注意事项吗？

3. 出院时，护士能主动地协调出院流程，使您便捷地办理出院手续吗？

4. 出院时，护士能详细地指导您关于您所患疾病的居家照护方法和注意事项吗？

5. 出院时，您能理解并掌握您所患疾病的居家照护方法和注意事项吗？

6. 此次住院期间，护士每天给您介绍当日治疗计划吗？

7. 给您药物之前，护士告知您药物的用法、用量、服药的适宜时间以及不良反应吗？

8. 此次住院期间，当您询问护士检查结果时，护士会告知您吗？

9. 此次住院期间，护士对您进行饮食指导吗？

10. 此次住院期间，护士对您进行康复锻炼指导（如下床活动、呼吸功能锻炼等）吗？

11. 各类操作（如护理操作、各类检查、特殊治疗等）前，护士向您解释、指导、介绍相关注意事项吗？

12. 此次住院期间，护士能以您听得懂的方式对您进行健康教育吗？

13. 此次住院期间，护士能尊重并礼貌地对待您吗？

14. 此次住院期间，护士能很有耐心地倾听您的问题并解答吗？

15. 当您有焦虑、紧张、恐惧、沮丧等负面情绪时，护士能给予安慰和鼓励吗？

16. 当您有关于病情的疑问时，护士能帮助您和医生进行沟通吗？

17. 当您外出检查时，护士能协调好相关事项让您顺利完成检查吗？

18. 当环境受噪声影响时，护士能及时处理、保持环境安静吗？

19. 护士能及时协调工勤人员保持您的病房环境和卫浴设备干净整洁吗？

20. 护士能有效协调、管理陪护家属和探视人员，保持有序的病房环境吗？

21. 护士会根据治疗需要对您进行病情（如体温、血压、脉搏、管道状态等）监测吗？

22. 在药物治疗过程中，护士会定时巡视、仔细观察您的情况吗？

23. 对于您的健康问题，如疼痛、体温升高、失眠等，护士能及时向医生反馈、解决并给予指导吗？

24. 此次住院期间，护士的操作技术熟练吗？

25. 当您使用呼叫铃时，护士能及时赶到吗？

26. 当您对病区管理和护理服务有建议与意见时，护士能认真听取吗？

27. 此次住院期间，护士在做出您的治疗、护理决定（如选择静脉输液方式、时间、用具等）时，能考虑您及家属的意愿和偏好吗？

28. 在实施护理操作过程中，护士认真核对您的姓名、床号、住院号等身份信息吗？

29. 在实施护理操作时，护士注意保护您的身体隐私部位吗？

30. 此次住院期间，护士注意保护您的个人信息吗？

注：量表采用 Likert 10 级评分，1 分代表“一点也不满意”，10 分代表“非常满意”。

资料来源：陈潇和张玉侠（2022）。

护理学科的社会认可度不断提升，原因就在于满足了人民群众的健康需求。在大健康理念下，护理学科迎来更广阔的发展空间，同时也与更多元的挑战相遇。护理学科应进一步丰富护理人才社会化角色，提高其职业的社会地位与学术价值，从而提升其社会化程度和社会认可度（刘欢，2017）。

（二）照护为本

从“护理服务”到“护理照护”，体现的是护理学科的学术主体性、护理工作的专业性及护理人才的独立性。护理照护是临床护理、心理咨询与治疗、健康教育、预防医学、医学信息管理的综合体，是护理学科从生物医学模式走向“生物—心理—社会”医学模式的必然发展，是以人为本的全方位、专业性、多层次和系统性照护，是基于精细化运营的护理服务深化。

健康中国战略要求医疗从“以治病为中心”的“疾病的预防、诊疗及康复”转向“以健康为中心”的“生命全周期、健康全方位”的“大健康”战略。2018 年，国家卫生健康委等 11 个部门联合印发《关于促进护理服务业改革与发展的指导意见》，强调护理服务是健康中国建设的重要内容，与人民群众的健康权益和生命安全密切相关，对促进健康服务业发展、保障和改善民生具有积极意义。现代医学模式不仅仅是生物医学，更是心理医学与社会医学。特别是从生命全周期、健康全方位的角度来说，人的生理、心理及社会适应三方面是并重的。照护则是在新的医学模式下，对这三方面的综合关注和呵护。

从现代护理角度来说，以健康为中心的照护包括机构照护、社区照护和家庭照护三个环境。从社区、家庭照护的预防、轻症护理为起点，经医疗机构的疾病诊疗护理，再回归社区、家庭照护，形成贯穿人民群众全生命周期的照护闭环。

（三）学科共同体

护理人才是护理学科共同体的主要成员。在人民群众健康需求呈现多层级、多元化增长的趋势下，要为全人群提供全生命周期的照护，需要复合型的护理人才。学科分化与融合趋势已显，护理学科也是如此。护理学科正越来越多地参与跨学科交流融合，复合型护理人才也越来越多地在多学科交叉的舞台上发挥作用。护理学科需要顺势而为、创新引领，深耕学科交叉“试验田”，以优势促特色发展；主动破圈、深度融合，推动医教研紧密协同、产学研一体化。

确保医疗质量及患者安全绝不能只靠单一的学科、技术、人才，需要各学科人才和技术的汇聚。在护理实践中，医疗机构应将临床医学、管理、工程、信息等学科人才纳入护理学科共同体。护理学科与医院各个学科之间的紧密联系和高频协同，使之成为可以将各个领域串联起来的有力抓手。护理学科要做联结医疗照护各个环节、聚合各个学科人才的桥梁。换言之，护理学科除了要把自己的专业面做好，还要起到黏合剂的作用，确保医院照护患者的整个复杂精密系统稳固、顺畅运转。

患者不仅是护理学科的照护对象，更是护理学科共同体的重要成员。在护理学科治理过程中，医疗机构需要明确“学术为什么人”“评价为什么人”的问题，最终落脚于“以人民为中心”的终极目标。倡导以患者需求为引领，不是片面强调对患者需求的单向满足，而是主张通过延续性、全方位的整体护理，通过观察评估、健康宣教、营养调节、运动指导、心理干预等专业的护理手段，将患者从被动接受转变为主动参与、共同决策，让患者自觉成为对抗疾病的主体、成为自身健康的主宰。基于此，护患关系才能彻底成为两个平等主体间的协作、互信关系。

案例 9-2

四川大学华西医院老年医学中心护士基于老年综合评估（CGA）的多学科营养管理模式在老年病房中的应用，改善了老年患者营养状态，提高了患者日常生活能力，缩短了患者住院时间，促进了患者疾病的快速康复。

多学科团队包含医生、护士、药师、营养师、康复师。护士对所有入院患者进行初步评估，通知多学科团队介入，建立患者营养档案。老年专科医生在患者入院 48 小时内完成躯体功能状态、精神心理状态、认知和生活能力等评估。营养师负责评估营养状况、确定营养需求目标量、计算能量消耗及摄入情况，以及制订营养治疗方案并动态调整；康复师负责评估患者吞咽功能，指导患者吞咽训练等康复锻炼；药师协助专科医生制订用药方案；老年专科医生负责临床综合评估、制订患者治疗方案、管理营养相关症状以及监测实验室指标；专科护士负责营养筛查、建立营养档案、实施营养治疗方案、处理相关并发症以及培训照护人员，照护人员包括患者家属、保姆、职业陪护等。

资料来源：黄兆晶等（2023）。

护理学科发展之道专注于学科发展的目的和初心，坚持学科自身特有的内涵和本质，全面调动学科已有的人才和智慧，让所有的要素组合起来、活跃起来，持续与外部的圈层互动和碰撞起来。管理是集众人之力成一家之事；治理是尊重众人的需求与价值实现共同的成长和目标。发展无疑是自身优势不断脱胎换骨、不断破壁重生的自我否定的过程，是在更高平台上的自我成就。根据学科治理的思维和模型，护理学科发展的新路径就在于融合患者的需求和共同体的理想，让所有人的理想和智慧激发出创新的磅礴力量，推动护理学科在交叉融合新知识和新技术的道路上持续快速向前。

二、护理学科治理之术

（一）护理专业化

护理学科的发展史，就是护理学科不断专业化的进程。护理学科从医学中孕育，诞生成为独立学科，进而成长为一级学科，这一历史进程正是护理学科专业价值的不断积累、体现、凝练、提升。“专业”是护理学科的核心。护理专业化是指护理作为一门学科，必须具有护理专业发展的科学体系，护理人员应具备完成工作职责所必需的专业知识、能力和经验，依据专业标准，从事本学科领域的一切活动。比如对肠内营养患者，护士既要执行医嘱，给予患者营养，又要调用护理专业化思维，观察患者的耐受情况，评估、调整喂养的次数或量，给予个性化的营养操作。护理学科专业价值既体现在护理专业技术操作等显性方面，又体现在护理人文关怀、生活照护等隐性方面。然而，当前人们对护理学科的专业性还不是十分“有感”，护理学科亟须在变革中培育和彰显独立的专业能力。随着医学科技的进步，特别是人工智能在医学领域的广泛运用，当精准、实时健康监测、生活照护等操作都可以通过科技来实现时，护理学科和护理人才的不可替代性体现在哪里？如何将日常护理工作经过设计、规范、质控进而上升为理念、理论，是护理学科专业提升的关键。

护理专业化是护士工作独特性、专业性的体现，是护理工作复杂性和创造性的体现，可以体现护士劳动的社会价值，提高护士职业的社会竞争力，有利于提高护士的专业素质，保证护理质量。护士在患者疾病恢复、健康促进方面扮演着重要角色，护士需要掌握精深的专业知识，通晓护理理论，熟练地进行各种技术操作，并具有良好的职业道德和专业精神。护理专业化有利于护士教育的一体化、制度化、规范化。只有以护理专业化为前提，遵循护士成长和发展的规律，才能把护士的职前培养和职后培训视为护士终身教育体系中一个互相联系、全面沟通的完整系统，使护士教育“一体化”。

案例 9-3

非自杀性自伤在青少年中高发，在世界范围内发生率为 14%—56%，在我国也并不少见，正严重威胁着孩子们的身心健康，令家长们束手无策。割伤、烫伤、有意碰撞、吞下异物或有毒物质……当遇到这样高自伤风险的患者时，护士既往更多关注的是重点看护、安全检查、跟随陪伴、药物治疗等。作为 24 小时陪伴在患者身旁的护士，我们能否为患者做得更多？

北京回龙观医院成立了专项护理小组，在循证的基础上制定了自伤干预的规范化流程，在做好告知并签署安全协议、落实评估和防范措施的基础上，更多地聚焦于护理干预措施方面，考虑如何更好地建立护患关系，增加患者与周围或社会的连接感，降低患者的痛苦感及绝望感，更好地帮助患者及家人解决问题。在这个过程中，护士除了需要具备护理专业知识和技能，还需要掌握心理学知识，具备较好的沟通能力。

（二）学科理论

护理理论是对护理现象及本质的规律性认识，是体系化的护理知识，是护理学科发展的基石。护理理论延伸的程度，在很大程度上决定着护理学科发展的高度和深度。护理学科是一门实践性较强的学科，常用的理论（即护理工作模式）有多萝西亚・奥瑞姆（Dorothea Orem）的自理模式、卡利斯塔・罗伊（Callista Roy）的适应模式等。护理实践操作的前提是理论知识。只有基于完备的护理理论，护士才能科学实施评估、诊断和干预，不断增强分析问题的能力、评判性和创造性思维，进而开展教学、科研、创新活动。

我国护理理论在借鉴国外理论的基础上，近年来取得了一定的发展。19世纪50年代，我国护理学科尚处于实践阶段；20世纪60年代中期，我国护理理论逐渐发展；20世纪90年代中期以后，我国护理学科进入研究外化和公共化阶段，学者先后提出舒适模式（法天锷，2008）、顺应自然（张凤梅和刘继萍，2014）、天人合一（胡慧等，2009）等护理理论。然而，总体来看，我国护理理论起步较晚，较之现实需求尚有差距；同时，迅猛发展的信息技术、医学技术既为护理理论发展创造了条件，又使其面临挑战。

任何移植的理论，只能移植知识和观点，而不能移植它的文化底蕴。如果未充分考虑理论的文化背景和应用理论时的民族文化差异，一味地生搬硬套，就会影响护理理论应用的效果，难以真正解决我国护理实践中的问题以及指导护理学科的发展。

只有基于我国护理实践孕育发展的原创理论，才能真正指导实践，才能真正为我国的人民群众带来福祉，也才能建立民族间的对话。相较于西方护理理论，我国护理理论的原创性表现为立足于本土护理、研究本土护理、服务于本土护理，从而改变具体护理实践对外来理论的依附性。我国的原创性护理理论需要借鉴西方护理理论发展的经验，吸纳西方护理理论的精髓，融合中华民族文化的核心和灵魂，结合我国护理实践中的现实问题，做出我们自己的思考和行动。实际上，护理学科从哲学指导思想到具体研究方法，都应该在更宽阔的领域中学习、领会、吸收、融合，最后形成护理学科独特的研究模式和路径。

（三）能力图谱

能力图谱将学科人才视为成长性主体，强调的是未来发展的潜力空间，侧重于关键能力差距，是护理人才价值彰显、能力进阶的学习地图。

对护理人才进行战略规划及系统培养，促进人才效能发挥，从“人人皆是人才、人人皆可成才”的护理人才观，到发现、培育和激励护理学科“知识型人才”，护理学科人才观念不断演进：从关注人才数量到关注质量和结构，从关注人才学历到关注能力和素养，从立足岗位需求到基于人才成长需求。护理学科治理视阈下，对人才的管理措施从被动到主动，管理视角从

“事”到“人”。医疗机构应通过人才盘点摸清家底，系统管理人才，发掘高潜人才，为战略目标的实现构建强有力的人才支撑。

护理人员数量相对庞大，医疗机构要对护理人才队伍进行系统梳理、全面评估，建立系统化人才管理思维，“选、用、育、留、继”全周期、一体化管理；以胜任力模型、人岗匹配、赋能创造为轴心，激活老、中、青护理人才动能，绘制护理学科人才地图；规划护理职业发展路径，绘制学习路径图，搭建人才成长进步之梯，给予护理人才更多的价值彰显机会；系统规划人才梯队和战略支撑，落实多种激励举措，赋能人才发展，实现“战略落地有保障，人才全貌都知道，学科发展知短板，进阶学习有方向”。

案例 9-4

2023 年 10 月 10 日世界精神卫生日，北京回龙观医院护理团队推出“精神科护理岗位能力图谱·旭日图”（见图 9-2），这不仅是全国首张精神科专科护士岗位能力图谱，更是精神科护理发展之路的新里程碑。

当今，精神科护理正在不断吸收多元化理念来促进本学科日新月异的快速发展，构建护理岗位能力图谱对于精神科护理的发展尤为重要。北京回龙观医院通过岗位能力图谱完美诠释“以人为本”的学科内涵，并以能力图谱为依据不断完善制度建设与质量管理，尽力提高护理标准，竭诚为患者谋福利，提高护理核心竞争力，构建和谐医院。中华护理学会精神卫生专业委员会副主任委员、北京回龙观医院护理部主任、“精神科护理岗位能力图谱·旭日图”主要建构者邵静表示，能力图谱重点在于护士自身能力及职业素养等全方位能力要求，为护士能力进阶提供重要参考依据。旭日图中，散发着灿烂光芒的红色“旭日”代表着精神科护士像温暖患者、普照群生的太阳，象征着博爱、光明与希望，彰显了精神科护理岗位“人文·科学·创新·融合”的全新理念。旭日图由不同圆环构成，越往外能力越高。旭日图中，四个模块分别为专科能力、职业素养、科研教学、管理能力等精神科护士必备的四项岗位能力。旭日图以图谱的形式清晰明了地呈现了不同岗位对护理人员专科能力、职业素养、科研教学、管理能力四个方面不同层次的能力要求。岗位能力图谱的构建和应用，不仅为有效评价精神科护理能力奠定了基础，还为精神科人才培训、护理人才梯队建设提供了重要的参考依据。

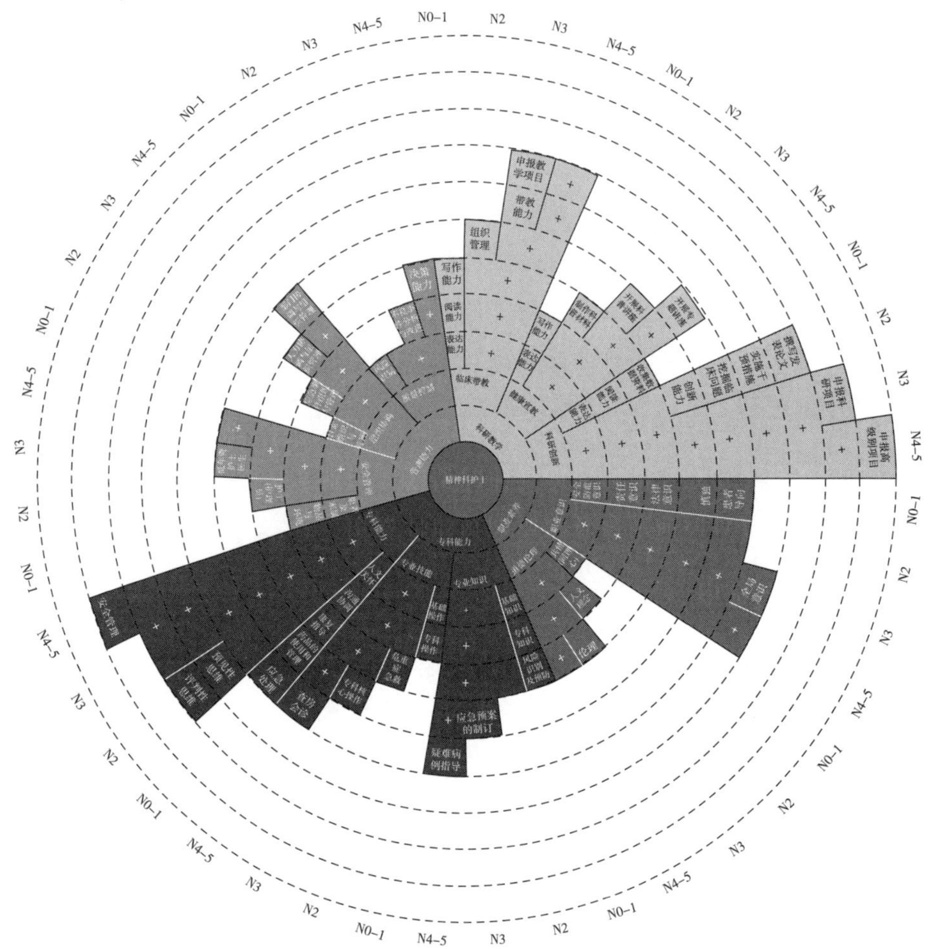

图 9–2　精神科护理岗位能力图谱 · 旭日图

案例 9–5

2023 年 10 月 18 日，“综合医院护理岗位能力图谱 · 雏菊图”（见图 9–3 和图 9–4）诞生。雏菊图主要建构者、中日友好医院组织处（人事处）代郑重表示，借用雏菊的意象绘制雏菊图，不仅代表着护理学科如雏菊般一心向阳、温暖他人，更象征着护理学科作为新兴学科，始终脚踏实地、默默耕耘，面对新时代背景下人民群众日益增长的多层级、多元化健康需求，仍秉持初心、奋力发展，迎来学科发展的宏伟机遇。

雏菊图分别基于临床护理岗、护理管理岗、护理教学岗、护理科研岗等岗位划分，以及实践型护士、胜任型护士、高级型护士、专家型护士等能级划分，从专业知识、专业技能、通用能力、综合素养四个维度，为综合医院护理岗位能力进阶提供指引。雏菊图既体现了岗位和能级相结合的全面性，又体现了“知识—技能—能力—素养”的递进和跃升；既关注护理学科专业领域的知识和技能要求，又融入管理、心理、法律等多学科素养要求。雏菊花瓣上的数字“1”至“5”分别代表不同岗位、不同能级的护士对某一项知识和技能的需求程度。

代郑重指出，雏菊图是基于学科治理新思维，为护士绘制的学习成长地图，是护理学科治理的新视角、新实践。

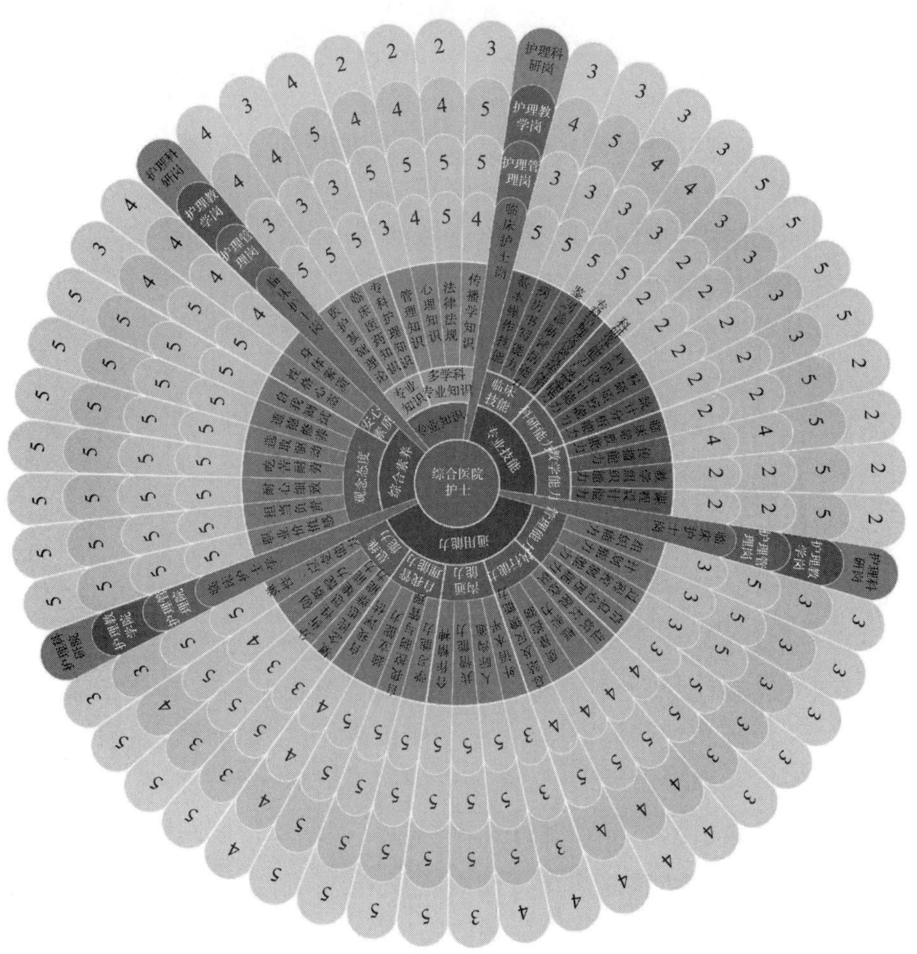

图 9-3 综合医院护理岗位能力图谱 · 岗位雏菊图

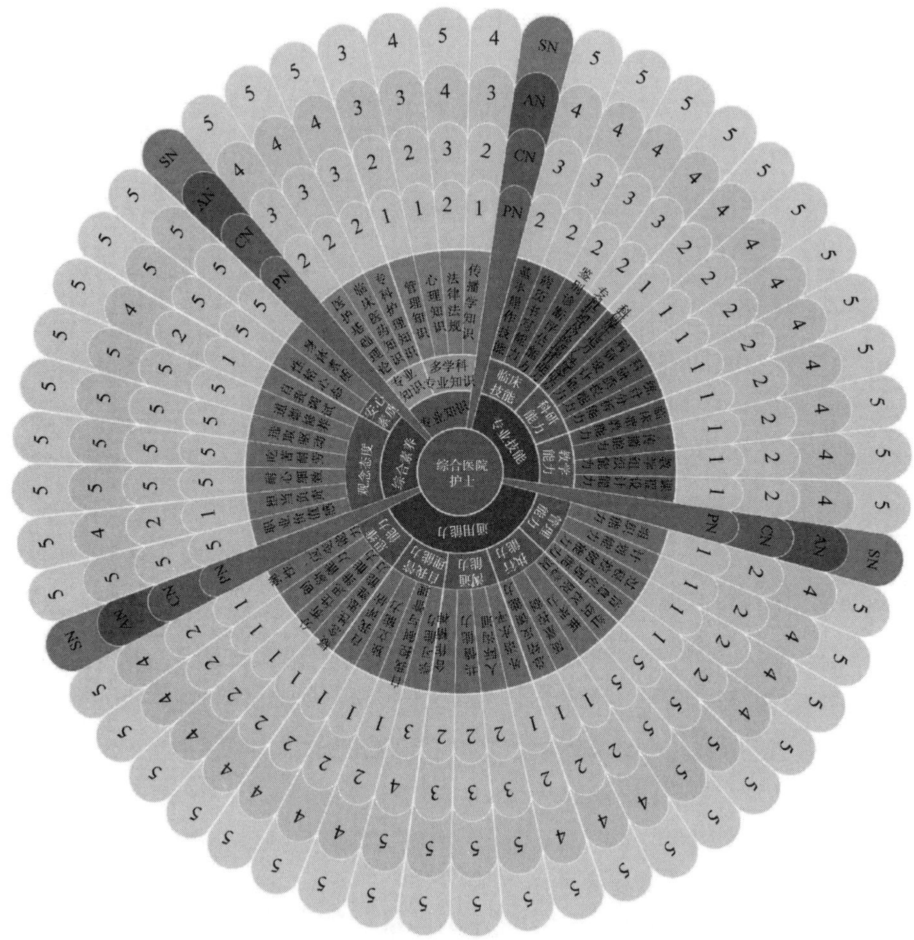

图 9-4　综合医院护理岗位能力图谱·能级雏菊图

（四）学术创新

学术创新往往包括三个方面：一是用新方法解决老问题，二是用新方法解决新问题，三是用老方法解决新问题。学术创新能力则主要包括四个方面：一是对学术前沿的敏感与判断能力，二是发现与提出问题的能力，三是收集与整理参考文献的能力，四是提出学术命题与设计研究过程的能力。

学术创新最终要回归人民群众健康需求，要贴近患者，解决患者照护需求。近年来，护理学科在健康教育方面成绩斐然，很多专业知识转化为科普作品，同时把方法、运动、饮食、用药的依从性等编制成手册或视频，图文

并茂、通俗易懂，提升了患者的认知度。只有围绕知识创造，借鉴循证科学和转化科学，不断深化护理学科的内涵，突破健康照护前沿理论命题，才能让护理学科生态体系不断激发知识外溢，裂变出新的发展单元、前沿领域和交叉方向，为人类健康贡献护理学科的力量。

案例 9-6

巧手灵思发明“护理神器”，改善体验促进康复

佛山市中医院骨七科护士长杜雪莲在2023年广东省护理学会第二届“岭南南丁格尔式优秀护士”推选活动中，荣获“护理创新发明者”荣誉称号，充分体现了她为患者带来更舒适体验的优秀表现和突出成效。

1. 护理用具和技术创新，改善体验促进康复

“我还要这样躺多久？一动不动太难受了……”在骨科病房，医护人员经常会听到长时间卧床的骨盆骨折患者这样焦虑的问话。怎样才能让患者舒服一点？杜雪莲带着护理团队想了很多方法，最终，她们用一项小发明解决了这个问题——骨盆固定牵引带。它既有内层用于固定骨盆的弹力带，又设计了有承托、牵引作用的外部牵引带，以及连接牵引绳的挂钩；对应臀部还有一开口盖片，方便患者二便。牵引带通过一组滑轮来改变牵引的方向，这样患者可以用自己的双臂牵引借力，抬起上半身，自行调整体位，预防肺部感染，提高舒适度。护士还可以一人单独完成护理操作，在避免二次损伤的同时节省了人力。除了骨盆骨折患者，其他双上肢功能正常的卧床患者也可以使用。

2. 推动管理创新，保障质量提升效能

针对骨盆骨折患者病情重、病情变化快的特点，为保障医疗安全和质量，杜雪莲联合计算机专家，从零开始历时8个月，研发出骨盆骨折风险评估系统。该系统可全方位、多角度评估患者的骨盆骨折风险，评估结果在住院系统、病房日志、医务人员手机同步发布，实现了“自动评分、智能报警、对应措施”一体化功能，能及时发现骨盆骨折患者的病情变化，助力临床决策，提升医疗安全及质量。该系统申请国家发明专利已被受理，并在2022年艾力彼创新科技赋能医管案例大赛中，从500家医院1 500个案例中脱颖而出，获得三等级第2名。

资料来源：佛山市中医院（2023）。

护理学科的发展不是要打破现有的基础和资源，不是学科的颠覆性革命，而是要在总结和继承护理学科发展成就与经验的基础上，用更高远的视野、更多元化的手段、更有效的治理方式来解决目前发展中的问题。中国医院学科治理之术强调学科治理过程中的“破”与“立”：“破”的是旧方法、旧思路、旧理念，但学科基本假设、基本内涵不能破；“立”的是走出新路子、树立新理念、实现新突破。

第二节　护理学科的厚植根基

护理学科在发展历程中，不断强化其学科之基：一是人才，护理学科人才队伍已从规模壮大转向结构优化、质量提升，激发人才内驱力、提高人才效能日益受到关注，人才成为护理学科治理的重中之重；二是技术，护理学科已建立起较完备的操作体系和技术规范，如何从“操作技术”转向“创新技术”、从“体系、规范”进阶为“思想、理论”，是护理学科治理的任务之一；三是融合，护理学科已主动与其他学科握手，并自觉融入全民健康政策推进的大协同中，如何在融合中吸纳“众家之所长”、凝练自身独立价值，进而发挥更大的学科效能、反哺健康事业，是护理学科治理的最终目标。

一、护理学科人才发展

（一）在学科规划中体现护理人才的共同意志

护理学科规划要体现护理人才的共同意志，充分考虑护理人才的共同利益和共同需求，推动形成整个护理团队的共识和合作。

如何在制定学科规划中体现护理人才的共同意志？首先要明确团队的目标和价值观，让每个护理人才都知道团队的方向和目标，以便他们能够更好地为团队做出贡献；其次要强化团队沟通与协作，建立一个良好的沟通渠道和协作机制，提高团队的凝聚力和向心力；再次要充分了解护理人才的需求和利益，尽可能满足他们的共同需求，以提高他们的归属感和工作积极性；从次要建立激励机制，让每个护理人才都感到自己的工作被认可和重视；最后要制订公平的资源分配方案，确保每个护理人才都能够获得合理的资源和支持，避免资源浪费和不公平现象。

护理人才作为护理学科发展第一资源的地位和作用，决定了护理学科规划必须把人才发展放在优先位置。面对健康中国和教育强国的战略需求，护理作为维护人类健康的重要学科，只有牢牢把握人才培养这个核心，才能打好关键核心技术攻坚战，提供人才支撑。

（二）护理人才聚集发挥学科效能

人才是学科发展的内生动力，护理学科应建立完善的分类培养体系，通过多种举措，打造“管理、教育、专科、科研”四位一体的人才发展路径，建立各种护理人才的不同发展赛道，使每个人都能找到适合自身特点的职业发展目标，实现自我价值。

1. 护理人才聚集是发挥护理学科效能的基础

掌握多学科知识和技能的护理人才聚集在一起，可以促进不同领域之间的交流和合作，从而推动护理学科的发展和创新。护理人才聚集还可以为年轻护士提供更多的学习和实践机会，帮助他们快速成长，同时可以提升护理学科的地位和影响力。当护理学科在医疗领域中的地位提高时，将吸引更多的人才加入护理业，从而形成良性循环，推动护理学科的发展和进步。

2. 发展护理人才，增强护理学科效能

医疗机构应培养国家急需紧缺护理专业技术人才，为国家发展社区和居家护理、安宁疗护等提供人才支撑，加快补齐护理领域短板弱项；培育跨学科的创新型人才，打造具备跨学科融合创新能力的科技领军与拔尖人才队伍，服务新发展格局（李玲利等，2021）；培育护理学科领军人才，将庞大的护理人才队伍有序组织起来，有效激发其积极性，充分发挥人才效能，避免护理学科陷入低水平重复的漩涡；注重人才激励，畅通职业发展渠道，增强社会认同，培育学科文化，强化职业精神，保障人才队伍的稳定，为护理学科可持续发展奠定基础。

3. 护理学科成长要基于护理人才的成长

人才发展必须依托学科，同时促进学科发展；反之，学科演进归根到底要靠人才，同时体现为人才的进步。二者相辅相成，是护理学科高质量发展的关键。比如专科护理门诊作为护士主导的一种新方式，以整体的医护理念为引导，负责培训、指导、治疗、管理等工作内容，与医院门诊互补，提供规范化的高质量医护服务，在降低患者疾病死亡率、提高患者疾病痊愈率、居家康复难题解惑等方面取得了良好效果，同时使专业护理人才的职业价值得到彰显，有力地促进了护理学科的专业化进展。

在满足人民群众健康需求的实践中，医护人员将不断发现和产生新问题、新情况，而在解决和应对这些新问题、新情况的过程中，护理学科不断形成新思想、新知识、新技术，由此促进护理学科的演进与发展。因此，护理学科一方面要培育适应经济社会发展和百姓健康需求的护理人才队伍，充实护理人才储备；另一方面要进一步提高对社会需求和健康需求的关注度与敏锐度，自觉衔接国家政策、经济社会需要、学院教育等，主动提出政策建议，有效推动护理学科和人才的健康成长，增强服务人民健康的本领。

（三）护理学科人才盘点

护理学科的人才盘点是对护理学科的人才资源进行全面、系统、科学的分析和评价，便于更好地培养和选拔人才，为学科的发展提供人才支持。通过人才盘点，医疗机构可以了解护理学科人才的现状、存在的问题和需求，为制定护理学科人才培养和发展规划提供依据；了解护理学科人才的数量、质量、结构和分布情况，为制订人才培养计划和学科发展规划提供依据；发现护理学科人才存在的问题，如人才短缺、人才培养与实际需求脱节等，为解决这些问题提供思路和方案；促进护理学科人才的合理流动和优化配置，提高护理学科人才的整体水平和服务质量。

护理学科人才盘点包含以下几个关键方面：

1. 人才结构

人才结构包括年龄结构、学历结构、职称结构、职务结构等。医疗机构应通过人才结构分析，了解护理学科人才队伍整体状况，为学科发展提供有针对性的建议。2022 年国家统计局公布的数据显示，我国注册护士数量已达到 522. 4 万人，比 2021 年增加了 20. 5 万人，增长幅度达到 4. 08%，占所有卫生技术人员的 44. 8%。每千人口拥有注册护士数达到 3. 71 人，是 2021 年的 1. 04 倍。护士队伍数量持续增加，结构进一步优化，素质和服务能力显著提升，但与《全国护理事业发展规划（2021—2025 年）》提出的 2025 年“全国护士总数达到550万人，每千人口注册护士数达到3.8人”的目标还有一定的距离，医疗机构应采取有效举措增加护士队伍数量，特别是从事老年护理、儿科护理、中医护理、社区护理、传染病护理和安宁疗护工作的护士以及在基层医疗机构工作的护士数量。医疗机构要根据功能定位、服务半径、床位规模、临床护理工作量和技术要素等科学合理配备护士人力，满足临床护理服务需求。

2. 人才培养

人才培养是护理学科发展的核心任务。培养更多高层次、应用型、专科型的护理人才是护理学科全面、健康、可持续发展的关键。在国家“十四五”规划的指引下，未来我国护理学科的本科和研究生教育比例将有所提升，在院校的护理人才培养上，将以提升护理人才的素养、加强护理科研创新队伍的建设为主要内容。

（1）我国护理学科人才培养的现状

当前我国护理学科对人才培养的重视程度还不够，对护理学科的建设和投入相对不足；过于注重理论知识的灌输，而忽视实践能力的培养，专业技能培养和实际需求存在脱节；人才培养模式较为单一，缺乏多样化的培养方式和途径，导致人才培养的效果不佳；缺少一支高素质、专业化的教师队伍，这一问题较为突出；实践教学环节的设置和实施还存在薄弱环节，导致学生的实践能力和操作技能偏低；过于注重考试成绩，而忽视学生的综合素质和实践能力的培养。

（2）护理学科人才培养

未来护理学科人才培养应注重五大能力训练（见图9-5）。一是综合能力。这包括临床护理、疾病预防、健康管理等方面的知识。通过课程设置、实践教学和实习等环节，培养学生具备跨学科的知识和技能，为未来的职业发展奠定基础。二是人文关怀能力。关注患者的心理健康，提升患者的就医体验。在课程设置和实践教学环节，增加人文关怀方面的内容，培养学生具备良好的沟通能力和心理素质。三是创新能力。鼓励创新实践，通过设立创新实验室、举办创新竞赛等方式，为学生提供实践平台，培养具有创新精神的护理人才。四是跨文化交流能力。提高学生的跨文化交流能力，鼓励学生参加国际学术交流活动，了解国际护理领域的最新动态和发展趋势，为学生的职业发展创造更多的机会。五是终身学习能力。适应不断变化的护理环境，通过课程设置、实践教学等环节，培养学生具备自主学习、持续学习的能力，为学生的职业发展奠定基础。

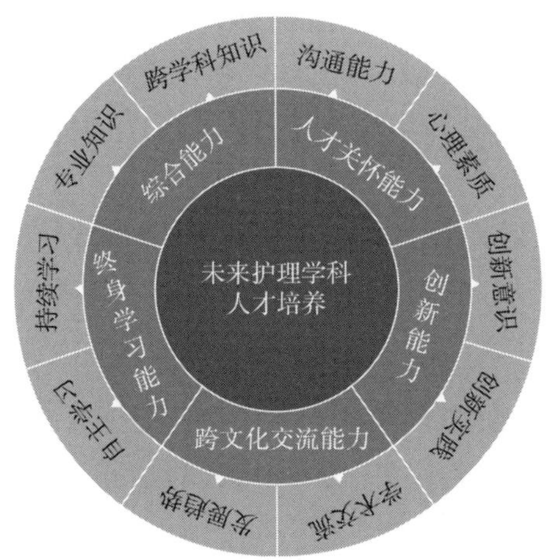

图 9-5　未来护理学科人才培养五大能力训练

3. 人才激励和评价

护理人才激励和评价是医院护理学科治理中的重要环节，对于提高护理人才工作积极性、优化护理人才队伍结构、提升护理服务质量等具有重要作用。

（1）制定合理的薪酬制度

建立公平、透明的薪酬体系，确保护理人才的收入与工作量、工作质量和工作年限成正比。可以通过奖金、补贴、福利等多种形式的激励措施，激发护理人才的工作积极性。

（2）提供职业发展机会

为护理人才提供多样化的职业发展路径，如职称晋升、学术交流、技能培训等，鼓励他们不断提升自己的专业素养。

（3）建立完善的评价体系

建立科学、全面的护理人才评价体系，包括护理技术、沟通能力、团队协作、科研水平等方面，以客观、公正的评价方法衡量护理人才的工作表现。

（4）营造积极的工作氛围

为护理人才提供舒适、安全的工作环境，关注他们的心理健康，帮助他们解决工作中的问题，提高工作满意度。

（5）鼓励护理人才参与科研

鼓励护理人才参与科研项目，提高护理技术水平。对于在科研方面取得突出成果的护理人才，给予相应的奖励和荣誉。

（6）建立激励与约束机制

除了薪酬、晋升等物质激励，还可以通过提供培训机会、表彰优秀护理人才等方式，激发护理人才的工作热情。对表现优秀的护理人才给予激励，对不合格的护理人才进行教育、指导或者调整工作岗位，以保持护理人才队伍的整体素质。

案例 9-7

以某医院为例，探讨人才盘点在护理人才管理中的应用

1. 分析组织现状

基于医院发展战略和护理学科发展定位，通过访谈、比较、数据分析等途径，调研了解医院护理团队的职位设计、职责划分、人员构成是否合理，是否需要调整，是否涵盖全部关键业务，有无空缺岗位，组织氛围和运行效率如何等，明确通过人才盘点首要解决的问题，如各科室护理关键岗位继任人才短缺、人才梯队建设缺乏等。

2. 开展人才盘点

（1）建立人才评价体系

依据医院发展目标、发展规划、文化理念、愿景等，围绕护理临床业务能力、工作业绩、科研教学、组织管理等方面确定具体指标。通过资料分析、问卷调查、建模访谈、数据分析等，最终形成适合本医院护理学科使用的岗位胜任力模型和人才评价体系。

（2）选择人才盘点工具

可通过 360 度评价法，参考所在岗位标准评价人员能力；通过人才测评考察人员潜质，预测其发展空间和在未来岗位上的胜任水平；通过客观业绩数据，如护理质量、患者满意度、科研产出、教学质量以及上下级、同级评价等考核护士在目前岗位上的工作成果。

（3）召开沟通说明会

在主管院长的参与下，护理部主任召开全院护士长沟通说明会，明确进

行人才盘点的战略意义及具体工作要求；同时，根据确定好的人才盘点工具，组织全院护士长进行培训，确保测评方法的一致性。

（4）具体实施

人才盘点通过自评和上级评价的方式，按层级管理进行，护理部主任评价护士长，护士长评价科室护理人员。各科室完成人才盘点汇报，内容包括科室战略规划、科室护理人员组织架构盘点、科室岗位盘点、科室人才地图、科室人才发展的差距与举措。

3. 绘制人才地图

通过九宫格绘制人才地图，这是人才盘点结果的直观呈现，为指明人才使用和发展的路径以及形成组织人才梯队提供客观依据。九宫格人才地图根据绩效和能力两个维度对护士进行评价。横坐标是绩效等级，体现人才业绩表现与绩效目标的差距；纵坐标是能力等级，体现人才在工作中表现出来的知识、经验和典型行为的水平。人才依不同表现各分为高、中、低3个层次，交叉形成9个盘点结果区域（即分层的人才库），对应不同的人才发展需求与策略。

4. 召开盘点会议

在护理部主任的参与下，各科室召开盘点会议，主要科室领导、管理者及核心成员参加，公布盘点结果，进一步讨论制定人才规划。

5. 制定人才规划

（1）建立护士发展档案

联合医院人力资源部门，建立护士发展档案模板，内容包括员工基本信息，盘点结果，个人发展计划，含短期、中长期的发展方向/路径以及后续发展途径（如培训、带教、轮岗、外派学习等）。

（2）建立关键岗位继任计划

科室根据人才盘点结果，建立关键岗位继任计划，根据人才的优劣势，制定相应的职业生涯发展规划。

（3）构建护理人才梯队

通过人才盘点，科室得出人才发展的差距，并根据差距采取相关人才发展举措，建立护理人力资源预算制度，每年科室根据人才盘点结果制定科室的人员招聘预算与培训学习预算，根据科室人员在人才地图中的分布情况以及个人的优劣势分析，构建科室人才梯队。

资料来源：林彩虹等（2020）、王子姝（2017）。

二、护理技术创新转化应用

科技创新能力一直是医院核心竞争力的重要组成部分，是生物医药研发、成果转化与产业化的强大生力军，对于破解疑难杂症、提升救治能力具有不可替代的作用。科技创新能力主要包括两个重要组成部分，即科技研发前端创新实力和创新成果后端转化能力。

（一）护理技术创新转化现状

随着国家医学中心、区域医疗中心和高水平医院的建设，特别是国家、各地对医学科技研发投入力度的不断加大，我国医学科技成果数量不断增加、质量不断提升。科技成果转化是大型公立医疗机构回归公益性的激励机制突破口，但目前我国的医学科技成果转化率并不高。据统计，我国每年重大科技成果平均转化率仅为20%，其中医学科技成果转化率低于8%，而美国和日本该比率接近70%。医院内的知识产权如何进行有效保护、科技成果如何进行有效转化，是困扰许多医院的知识产权工作者、医务人员的难解之题，需要不断创新破局（何旭，2023）。

1. 科技成果转化缺乏动力

现行护理人才的考核和晋升标准多基于发表的论文、申请的课题，科研人员在申请国家重点基础研究发展计划（973 计划）和战略性高技术研究发展计划（863 计划）时，更倾向于考虑项目的可行性，选择国际前沿科技，缺乏科技成果转化的动力，一般仅需提供发表的论文，成果研发后续工作并非申请项目的重点。因此，申请人有必要在科研立项之初即考虑可预期的市场价值，以成果转化为目标开展医学科技创新，吸引合作企业、资本等进行转化。

2. 转化过程缺少中间平台

在目前医学科技成果转化的过程中，临床护士的原始创新想法要想得到验证，缺乏专业的技术转化人才和机构的参与、有效的创新资金扶持、成熟的商业模式等专业化的孵育和支持路径，很多成果止步于中试阶段。护士在临床实践中根据需求产生的原始创新概念或想法要想转变为产品，需要有专业的技术经纪人才和机构作为中间平台为医学科技人员构建“科研—临床转化”的有效机制，为新药、诊断试剂、应用技术等方面的医研企合作搭建桥梁。

3. 医学科技成果转化接轨市场能力不强

近年来全国三甲医院专利数增长显著，标志着我国医学科技创新取得长足进步，但其中仍存在不均衡现象。调研发现，全国医院对科技成果的知识产权管理能力、成熟度管理能力、定价管理能力、许可管理能力、金融资本服务能力、孵化创业扶持能力等均处于较弱状态，科技成果转化能力完全不能满足以市场为导向的技术全链条、全过程的需求。以全国三级公立医院为分析对象，2010—2022 年专利申请数逐年增多，其中以实用新型专利为主（占 66%），发明专利数量较少（占 34%），专利失效率较高（占申请数的 49.33%），有效专利仅为 15.48%。2022 年全国三甲医院共转化专利（含转让和许可）1 553 件，这意味着绝大多数专利并没有进行转化。

（二）护理技术创新转化应用的对策和建议

护理技术创新转化应用是为了提升护理质量、降低护理风险、提高护理效率，为患者提供更好的护理服务，属于转化护理的范畴。转化护理是一种将护理实践创新和医学研究成果相结合的新型护理模式（王朋朋等，2016）。这种模式旨在将最新的研究成果应用于临床实践，为患者提供更优质的护理服务。转化护理强调在护理实践中充分利用现代医学研究成果，以提高患者的生活质量和治疗效果。这种护理模式的核心目标是使护理人才能够更好地了解患者的需求，并将最佳的护理实践应用于患者护理。

1. 建立健全技术创新转化管理制度和技术创新转化信息服务体系

加大专项资金投入，客观制定竞争策略，积极探索产、学、研结合的多维度交叉发展模式，构建技术合作网络和信息平台，全面提升护理创新技术的研发、应用、保护和转化水平，为护理技术创新转化应用提供机制保障。

2. 加强多学科合作、促进跨学科形成合力

临床护理创新技术的研发应考虑护理用具的工程设计、护理行业的伦理道德和研发的可持续性，根据临床护理和患者需求的不同特征，围绕重点技术拓展研究方向，延伸临床护理创新技术的服务范围，丰富护理创新技术的整体内涵。

3. 以绩效为杠杆强化价值取向引导

将专利研发、技术创新等列入护理人才能力评估、绩效管理及职称评审指标体系，突出临床护理用具的专利研发和技术创新对改善医疗服务质量与注入经济发展活力的关键作用。护理人才应以临床护理工作为基础，以护理科研做支撑，采取多维研发策略，促进专利研发观念、思维和技术等诸多方面全方位、多层次的创新（李虹彦等，2020）。

（三）促进护理技术创新转化的举措

促进护理技术创新转化需要多措并举：开展护理创新竞赛，鼓励护士提出新的护理理念、技术和方法，通过竞赛选拔优秀的护理创新项目，并给予一定的资金支持；建立护理创新实验室和护理创新转化平台，为护士提供一个安全、舒适的环境，让他们能够将创新想法付诸实践，将创新项目与临床需求相结合，推动护理创新成果的快速应用；提供科研资金、设备和技术支持，鼓励护士开展护理研究，提高护理创新能力；大力推进护理信息化建设，推动信息技术与护理工作深度融合，建设具备多功能的护理一体化管理平台，以信息技术助力护理高质量发展；加强护士的培训与教育，提高护士的创新意识和创新能力；制定有利于护理技术创新转化的政策，为护理创新提供政策保障；鼓励跨学科合作，促进护理创新与其他学科的融合，共同推动护理领域的发展；通过各种渠道宣传护理创新成果，提高公众对护理创新的认识，扩大护理创新的影响力；对护理技术创新转化过程进行持续评估与改进，确保护理创新成果能够真正为患者带来益处。

国家卫生健康委医院管理研究所护理管理与康复研究部主任么莉认为，现在已经迈入护理担责时代，高效护理一定会成为当下和未来护理岗位责任的必要基本能力，要给予患者具备科学证据并能产生预期结果的护理。在此过程中，信息技术能够为护理赋能。么莉表示："原来护理的科学程序是在每一个护士的脑子里，现在可以通过信息系统将闭环导入系统，变成工程。"护士不仅是传统护理服务的提供者，更要促进技术与护理的融合，成为设计者。对于护士来说，直接照顾患者的经验是设计护理信息系统的基础，系统经由护理过程的完整训练而成熟。

护理学科的技术创新与成果转化固然有赖于整个护理共同体的智慧和付出，但在今天社会分工日益细化、专业化和社会化服务日益完备的大背景下，借助外力，实现内外资源整合和路径对接已经成为医院学科发展中的重要议题。学科生态是学科生命体赖以生存和发展的外部环境，生命的活力表现为能够与环境持续进行物质和能量的交换。学科治理要求要把外部的需求、资源和能量纳入内部的发展和成长的要素之中，顺应而不是征服、利用而不是规避，充分发挥自身的竞争优势，善于借助环境中的有利条件。

案例 9-8

在首期《中国医院创新转化排行榜（2021）》中，吉林大学白求恩第一医院（以下简称“吉大一院”）以“1 200 项专利申请量”位列“专利申请量”分榜单第一。在吉大一院 1 200 项专利申请量中，有一半以上是由护理团队完成的。吉大一院技术转移办公室主任杨靖表示：“因为他们平时方方面面都有丰富的实践经验，专利数量就多一些，吉大一院的专利转化存在全国所有医院的共性问题——专利很多，但转化率没那么高。医学有着自身的发展瓶颈，专利申请量高，在调动创新积极性时，有激励政策，有参与热情。在调动医学专家参与创新转化的同时，要把护理团队也调动起来。但我们还需要进一步包装高价值专利，只有前端专利包装好了，后端转化成熟度才有可能更高一些。我们也通过医院的采购招标，专门针对医院的知识产权包装和服务成果转化，招了专利代理机构，负责长期深入医院提供相关服务。我们不能只为了申请专利而申请专利，而要更加有效地提升专利转化率。”

资料来源：琅琊论医创（2023）。

三、护理学科对外赋能

《“健康中国 2030”规划纲要》提出健康中国建设的目标和任务，强调“把健康融入所有政策，加快转变健康领域发展方式，全方位、全周期维护和保障人民健康”。护理的对象由患者向健康人群扩展，护理的场所由医院走向社区和家庭，护理在疾病预防、公共卫生、慢性病管理等方面发挥着至关重要的作用。在健康中国建设背景下，护理学科的定位应该明确着眼于全方位、全周期保障人民健康，努力创立现代护理学科体系，创新服务模式与技术手段，在更广阔的范围内、在每一个生命周期阶段维护和促进人民健康。

护理学科的对外赋能是相对于护理学科的内涵建设而言的，包含两个逻辑层次：一是护理学科主动破圈，参与跨学科合作，提供护理视角和护理方案；二是护理学科主动拓展服务领域，赋能全生命周期的健康管理，满足患者疾病诊治、人民群众健康需求，为人民群众提供专业护理照护。

（一）跨学科合作

护理学科的跨学科合作，有助于实现护理学科与其他学科的资源共享、优势互补和协同创新。通过整合不同学科的知识和技能，提供更全面、更个性化的护理服务，以提高患者的治疗效果和生活质量。例如，在癌症治疗中，跨学科护理团队由医生、护士、营养师、心理咨询师等专业人才组成，共同确定治疗方案，为患者提供全面的护理服务。

案例 9-9

由于精准医学和人工智能的飞速发展，护理与工程之间的跨学科合作已经出现，跨学科合作的研究领域集中在患者安全、症状监测、健康管理、信息系统、护理人力资源管理、健康教育和护理—患者交流等方面。护士在跨学科合作中的角色分为需求分析员、设计员、测试员和评估员。未来，护士应更多地参与解决医疗保健问题的早期阶段，尤其是在需求分析和设计阶段。通过开展跨学科教育，护理与医疗工程建立紧密联系，为护理与医疗工程合作创造更多机会，护理学科可以从更深入的参与中获益。

资料来源：Zhou et al.（2021）。

除了临床实践，护理跨学科合作还体现在科学研究中，为了提高护理质量和效果，医院和护理机构建立跨学科护理研究中心，集聚相关学科的专家和研究人员，共同开展护理研究工作；体现在人才培养中，如开展护理人才的跨学科知识培训、建立跨学科团队、进行多学科病例讨论等。

跨学科合作是提高医疗护理水平和服务质量的重要途径，也是推动医护人员专业技能和综合素质提升的重要手段。通过跨学科合作，护理人才可以学习其他学科的前沿知识和技术，提高自身的专业技能和综合素质，同时促进医护人才之间的理解和信任，增强团队合作意识，提高医疗护理水平和服务质量。

案例 9-10

2022 年 11 月 16 日，北大医学智慧康养高峰论坛在北京大学医学部科创中心举行。在论坛开幕式环节，由北京大学主办、北京大学护理学院承办的国际英文期刊《跨学科护理研究》（*Interdisciplinary Nursing Research*，INR）首刊发行仪式隆重举行。INR 旨在为护理领域的跨学科研究搭建国际化的学术交流平台，学科领域涉及护理学、临床医学、基础医学、公共卫生与预防医学、计算机科学与技术、机械工程、环境科学与工程、建筑学、力学、材料科学与工程、社会学等。

（二）拓展护理服务领域

护理学科主动拓展服务领域，针对不同年龄阶段、不同生命状态的人群，满足其在生理、心理、社会、精神等方面的需求，提供全面、连续、系统的护理照护。

1. 建立完善的护理服务体系

建立完善的护理服务体系，包括入院评估，护理计划的拟定、实施和评价等环节，以确保患者的护理需求得到满足。同时，还要定期对护理服务进行监督和检查，及时发现和解决问题。

2. 开展延续性护理服务

三级医院和部分有条件的二级医院应借助信息化手段，通过开发手机App、护理服务随访系统等，为有护理需求的出院患者提供在线护理咨询、护理随访、居家护理指导等延续性护理服务，解决患者出院后的常规护理、专科护理及专病护理问题。鼓励医疗机构逐步扩大延续性护理服务范围，降低出院患者非计划再次入院率。

3. 扩大“互联网+护理服务”覆盖面

支持有条件的医疗机构依法合规积极开展“互联网+护理服务”，为出院患者、临终患者或居家行动不便的老年人等群体提供专业、便捷的上门护理服务。进一步扩大“互联网+护理服务”覆盖面，逐步增加“互联网+护理服务”医疗机构数量和上门护理服务项目数量，惠及更多人群。

4. 提高基层护理服务能力

以网格化布局的城市医疗集团、县域医共体为载体，发挥大型医疗机构优质护理资源下沉和带动作用，通过建立专科护理联合团队、一对一传帮带、开展人员培训、远程护理会诊等方式，帮扶医联体（城市医疗集团、县域医共体）内基层医疗机构提高护理服务能力，就近解决群众急需的护理问题，提高护理服务的专业性和便捷性。加强医联体与社区的合作，与社区卫生服务中心、康复中心等机构建立紧密合作关系，共同为老年人提供更全面的护理服务。

5. 增加老年护理服务供给

规范和引导社会力量举办康复医疗中心、护理中心、健康体检中心、眼科医院、妇儿医院等医疗机构，鼓励医疗资源丰富地区的一级、二级医疗机构转型为护理院，有条件的社区卫生服务中心通过签约服务、巡诊等方式积极提供老年护理服务，切实增加社区和居家老年护理服务供给，精准对接老年人多元化、差异化的护理服务需求；结合老年人的身体状况，开展康复护理服务，帮助他们进行适当的锻炼和康复训练，延缓身体机能的衰退，提高生活质量。

6. 普及健康知识

通过开展健康讲座、制作健康宣传资料等方式，普及健康知识，提高人民群众的健康意识和自我保健能力。

随着社会的发展和科技的进步，护理服务的领域还将不断扩展，为患者提供更全面、更专业的健康服务。

案例 9-11

荣获 2023 年“国际成就奖”的章金媛护理老前辈发现：“我们在医院里能够帮助的人是少数，很多人出院回家后，不知道怎样护理。”她自发成立了江西省红十字志愿护理服务中心，将护理专业实践延伸到社区，为社区居民提供免费的健康教育、家庭护理等服务。她带领的志愿者服务团队以“医院、社区、家庭、志愿者”为一体，以“居家养老”为切入点，用专业的护理服务，让鳏寡孤独者脱离孤寂，让年迈病残者重燃生活希望。

管理之善在于提高绝大多数人的生活质量和品质，管理是在实现组织自身目标的基础上实现组织的外部价值，对于医院学科的管理更是如此，更应当坚守，手段和目的绝不能混淆或者有所偏废。治理更强调把更多人的需求和价值作为必须尊重与实现的目标，彼此融合共进，相互成就。

资料来源：吴采倩（2023）。

第三节　护理学科的政策助推

一、护理学科的政策体系

回顾护理学科的发展历史，国家政策对于推动学科发展具有至关重要的作用。完备的政策体系将极大地推动护理学科的机制创新、制度完善、技术发展、人才成长、专业凝练以及质量提升。针对当前护理学科发展中存在的问题，如何完善护理学科的政策体系，可以从六个角度加以考虑。

（一）人才教育培训体系

完善从院校教育到毕业后教育的体系，根据培养目标，优化基础教育、研究生教育及护理继续教育的课程设置。扩大护士规范化培训的专业覆盖面，发展高级护理实践教育，促进教师队伍的发展，加强护理教育发展研究。建立专业岗位的、前瞻性的、有层级的临床护理教育制度，促进护士学以致用。

护士职前培养的目标是使未来护士具有从业所需的专业知识、专业技能和良好的专业道德，为其专业成长奠定基础；护士在职培训的目标是促进护士的专业成长，促进护士从“知识型”向“能力型”、从“经验型”向“研究型”、从“教书型”向“专家型”转化。高职院校护理教育重在培养应用型护理人才。本科护理教育重在培养具有临床护理能力及创新能力的实用型护理人才，未来本科护理教育应起到调整我国护理人力资源结构的作用。研究生护理教育应以培养护理高精尖人才为目标。其中，硕士教育应将重点放在推动护理专业硕士学位建设上，更加重视与临床需求相结合，注重临床思维和专科能力培养；在专业方向设置上进行新的探索，如适应临床需要的急危重症专科护理、传染病护理与管理等，与大健康、大卫生领域相适应的慢性病管理、老年护理等，以及与现代科技发展相适应的护理信息管理等。博士教育应重视独立思维和科研能力的培养，引导其将科研成果在临床中发挥作用。营造鼓励护理人员终身学习的氛围，提供完善的职业教育上升通道和规范化临床培训，完善护理人员在职学历教育和岗位继续教育，鼓励临床护士追求更高的教育水平和临床技能水平（尚少梅，2020）。

（二）护理学科建制体系

护理学科建制化是确立护理学科地位和确保护理学科研究活动得以开展的条件，是护理学科社会合法性、行政合法性的基础。护理垂直管理模式是科学、规范和可推广的新型管理模式，根据各科室专业特点、工作负荷、岗位需求及患者特点等，对护理人员进行总量调控和合理有效的集约化配置，特别是对专科护士进行弹性调配和动态管理，加大执行力度，强化护理部门的职能。护理垂直管理模式可以打破传统科室边界，解决各科室护理人员分布不均问题，优化护理岗位管理，盘活人力资源，从而稳定临床一线护士队伍，充分调动护士的积极性。护理与医疗平行管理，促使护理人员的管理和护理实践的开展由护理团队自主决定，护理人才的培养、运行机制能够与国际发展的主轴线衔接，护理专业性得到充分诠释，进一步提升护理人员的自主性、创新性与归属感（庄一渝，2022）。

护理垂直管理中，充足的护理人员是实施的必要条件，护士的认同和支持是护理垂直管理的重要保障，因此要充分保证临床一线护士的保留情况，避免出现人员流失。

（三）人才职业发展体系

鼓励护理学科将有发展潜力和后劲的优秀人才作为高层次人才后备军，给予大力支持，鼓励护理人才进行科研创新，并促进成果转化。强化专科护理人才的使用和激励，对经培训考核取得资质的专科护士建立考核遴选机制，强化全周期管理，统筹人才的培育、选拔、管理、使用、监督等各个环节，不断优化与医院定位匹配的人才成长生态环境，促进人才的职业发展，择优赋予临床护理决策权，并相应在绩效激励、职称晋升、评优选先等方面给予倾斜。

建立宽幅度、多频道的护理人才职业发展路径，为具有不同优势和特长的护理人才搭建不同的职业赛道。对应临床型、科研型、教学型、管理型护理人才，建立从社会资格认定到医院岗位聘任的顺畅通道。为护理人员的成长提供进步的阶梯，为护理工作提供安全的环境，为护理团队营造和谐的氛围。

（四）护理服务定价调价机制

医疗机构在细化专业内涵、体现专业价值的基础上，优化医疗服务价格，特别是要重点优化护理、诊疗等体现劳务技术和知识价值的服务价格，优先调整劳务技术和知识价值没有体现、价格和成本背离的项目。在调整的同时，一方面要解决结构的不合理性，另一方面要保证群众医疗负担的总体稳定。通过价格的调整使医疗服务收入的占比提升，为医院薪酬分配制度改革打下基础。医院要靠服务吸引人，要靠技术价值获得回报，要让医务人员的劳务技术和知识价值得到充分体现。

护理服务的内涵不断延伸，在医院薪酬分配制度改革中，要优先保障护理服务价格体系，完善护理服务项目和护理服务成本核算体系，构建适合我国国情的定价模型和调价机制，促使护理服务价格更好地体现护理人员的劳务技术和知识价值，促进护理学科健康发展。

（五）保障护士合法权益

贯彻落实国家关于护理的各项法律法规，优化护士的执业环境、薪酬待遇、培养培训及专业发展等，减少护士在职业环境中可能受到的伤害，切实维护和保障护士的合法权益。具体而言，健全保障激励机制，落实各项待遇，不断改善工作条件，增强护理岗位的吸引力。2008 年以国务院令颁布实施的《护士条例》在促进护理事业发展上取得了显著的效果，但随着护理学科的不断发展以及患者需求的多样化，护理领域已经出现多种新的就业形势。为加强护士队伍建设，保障护士的合法权益，促进护理事业发展，让护士的一切执业行为有法可依，建议后续在对护理工作面临的新挑战、新要求开展有针对性的调研的基础上，积极推动护士法的立法进程。

（六）护理学科荣誉体系

在护理事业蓬勃发展的过程中，涌现出一大批先进护士人物，近年来在党的全国代表大会、全国人民代表大会和全国政协会议上，都有护士代表或委员参加。全国模范护士、三八红旗手层出不穷。特别值得骄傲的是，自1983年我国首次参加国际南丁格尔奖章评奖以来，已有90名中国优秀护士获得这一国际护理界的最高荣誉。社会要大力宣传护理工作者的先进典型和事迹，在全社会营造尊重护理工作者、支持护理事业的良好氛围。

二、护理学科的标准体系

我国卫生健康标准化工作由中华人民共和国成立后的起步探索期，经过稳步提高期、全面发展期，到如今的改革深化期，一直不断地增强标准化治理效能，提升标准国际化水平。标准化是卫生健康发展的一项重要举措，尤其是在护理领域，标准化更是安全之基。标准化可以确保护理的质量和安全，更能保证患者的权益和健康。标准化在保证患者安全的同时，也为护理学科发展提供了更好的管理依据。随着护理学科的发展，在深耕护理技术的同时，需要有标准和规范来保证护理质量与安全，唯有质量与安全，才能促使学科健康发展。

护理学科标准体系（护理学科范围内的技术标准）按照其内在联系形成科学的有机整体。护理学科的所有标准，都应在标准化法律、法规以及护理学科发展的目标指导下制定形成。护理学科标准体系有基础类，如护理名词术语类标准、护理符号标示类标准、护理评估/记录类标准；还有管理类，如护理人力管理类标准、护理资料管理类标准、护理执业环境管理类标准等。这些标准体系的建立，都是为了在保证临床护理安全的基础上，促进护理学科的不断完善。

（一）护理学科标准体系构建与发展策略

构建护理学科标准体系对于提高护理质量、保障患者安全、促进护理学科发展、提升护理人员专业素养以及提升患者满意度具有非常重要的意义。

在临床实践中，培育和树立标准理念、全员全岗建立标准、严格验收考核等方面，都是护理学科标准体系建设的重要前提和基础（皮红英和王玉玲，2015）。

首先，培育和树立标准理念是护理学科标准体系建设的前提。通过培训、宣传等多种途径，提高护理人员对标准理念的认识和认同度，营造全员参与、积极推进的标准化工作氛围。其次，全员全岗建立标准是护理学科标准体系实施的基础。只有每个护理人员都清楚自己的工作内容和要求，并且严格按照标准执行，才能确保护理工作的规范化和高质量。最后，严格验收考核是护理学科标准体系落实的保障。好的标准只有在得到严格落实和执行的情况下才能发挥其应有的作用。因此，医疗机构有必要对护理人员的执行情况进行监督和考核，以确保标准的落实；同时，也需要对标准的适用性和可操作性进行评估与反馈，以便及时发现问题并加以改进。

总之，构建护理学科标准体系需要从培育和树立标准理念、全员全岗建立标准、严格验收考核等方面入手，全面提升护理工作的规范化和质量水平。

（二）护理学科的技术标准

1. 国际护理技术标准

国际护理技术标准是指由国际护理协会（International Council of Nurses，ICN）等机构制定的一系列关于护理实践、教育和研究的国际准则与指南。这些标准旨在规范和指导全球范围内的护理实践，提高护理质量与安全。在国际护理技术标准方面，ICN 制定了一系列重要的标准，包括：《国际护理实践分类》（International Classification for Nursing Practice）对护理实践的分类进行了规范与统一，有助于提高护理实践的准确性和可比性；《高级护理实践指南》（Guidelines on Advanced Practice Nursing 2020）为公众和其他医疗卫生专业人员提供对高级护理实践更清晰、更广泛的理解，协助各国制定国策、框架和战略，促进护理专业发展；《护士处方权指南》（Guidelines on Prescriptive Authority for Nurses）旨在促进对护士处方的共同理解，以便为决策者、教育者、监管者、医疗保健规划者、护士和其他医疗卫生专业人员提供信息，呼吁各国政府确保护士接受适当的教育、监管和持续的专业发展，以提高护士的能力。ICN 还制定了其他关于护理管理①、护理道德标准②、护士基本服务

① International Council of Nurses. Regulation and Education [EB/OL].（2010-01-01）[2023-08-04]. https://www.icn.ch/what-we-do/regulation-and-education.

② International Council of Nurses. ICN Code of Ethics for Nurses [EB/OL].（2021-01-01）[2023-08-04]. https://www.icn.ch/sites/default/files/2023-06/ICN_Code-of-Ethics_EN_Web.pdf.

指南[①]、护士工作场所法律指南[②]等标准，对于推动全球范围内的护理标准化和规范化发展具有重要意义。因此，护理人员需要不断学习和掌握最新的技术标准，以适应不断变化的临床需求和社会环境。

2. 我国护理技术标准

我国护理技术标准的发展可以追溯到20世纪80年代，随着护理学科的不断发展，护理技术标准也不断完善。我国护理技术标准分类如下：

第一，国家标准。在国家标准化管理委员会查询栏内或者全国标准信息公共服务平台以“护理”为检索词检索相关国家标准，结果显示主要是护理用品、护理产品相关国家标准，针对护理技术的国家标准并未检索到。

第二，行业标准。国家卫生健康委于2023年8月29日发布了修订的两项行业标准《护理分级标准》《静脉治疗护理技术操作标准》，对护理人员的操作流程、技术要求、注意事项等进行了详细的规定，为保障患者的安全和舒适提供了重要的保障。

第三，地方标准。地方标准适用于特定地区或特定医疗机构，结合地区或医疗机构的实际情况和临床经验，制定出更具体和具操作性的护理标准。例如，关于老年护理常见风险防控的地方标准适用于京、津、冀三地各级医疗机构，内容主要由范围、规范性引用文件、常见风险、基本要求和防控要求组成，其中常见风险主要包括跌倒、坠床、烫伤、压疮、误吸、窒息、管路滑脱七类。地方标准对特定地区或特定医疗机构的护理工作具有重要的指导和约束作用。

第四，团体标准。团体标准由行业协会、专业团体或学术机构制定。例如针对不同专科领域的护理实践，中华护理学会发布了37项标准，包括《成人癌性疼痛护理》《便秘的耳穴贴压技术》《住院患者身体约束护理》等。这些标准对特定疾病、特定人群的护理技术进行详细规定，同时也会对护理人员的行为规范、伦理准则等方面进行约束。

此外，国家卫生健康委（原卫生部）制定了一系列护理管理规范，如《医院管理评价指南（2008版）》《基础护理服务工作规范》《常用临床护理

---

① International Council of Nurses. Guideline Essential services [EB/OL]. (2010-01-01) [2023-08-04]. https://www.icn.ch/sites/default/files/2023-06/ICN_Code-of-Ethics_EN_Web.pdf.

② International Council of Nurses. Guideline Law in the workplace [EB/OL]. (2010-01-01) [2023-08-04]. https://www.icn.ch/sites/default/files/2023-06/2010_guideline_law_workplace.pdf.

技术服务规范》《临床护理实践指南（2011 版）》等，对护理工作组织管理、工作流程、质量控制等方面进行了详细的规定，有助于提高护理管理的科学性和规范性；教育部也制定了一系列护理教育要求，如《护理、药学和医学相关类高等教育改革和发展规划》《普通高等医学教育临床教学基地管理暂行规定》等，对护理教育的课程设置、教学内容及教学设备等进行了详细的规定。

3. 护理技术标准的发展趋势

随着医疗技术的不断发展和人们健康需求的不断增长，护理学科的技术标准也在不断发展和完善。未来，护理技术标准的发展将更加注重护理技术的研发和创新，推动护理技术的更新换代；加强护理流程的优化和规范化，提高护理工作的效率和质量；加强护理安全和质量的监测与评估，保障患者安全和健康；加强国际合作和交流，推动护理技术的全球化和标准化。

案例 9-12

2023 版《静脉治疗护理技术操作标准》（WS/T 433—2023）由国家卫生健康委于 8 月 29 日发布，于 2024 年 2 月 1 日起实施。

2023 版《静脉治疗护理技术操作标准》前言中明确提出：本标准为推荐性标准。根据《医疗机构管理条例》《医院感染管理办法》和改进医务人员静脉治疗护理技术操作的需要修订本标准。本标准代替 WS/T 433—2013《静脉治疗护理技术操作规范》。与 WS/T 433—2013 相比，除结构调整和编辑性改动外，主要技术变化如下：在规范性引用文件中，增加了 WS/T 623《全血和成分血使用》；修改了静脉治疗的英文术语；修改了输液港（植入式给药装置）、药物渗出、药物外渗的定义；增加了心腔内电图的术语和定义；增加了导管使用、维护与拔除操作人员资质的要求；等等。此标准规定了静脉治疗护理技术操作的要求，适用于全国各级各类医疗机构中从事静脉治疗护理技术操作的医务人员。

2023 版《静脉治疗护理技术操作标准》的修改与更新，进一步完善了相关操作和规范，提高了静脉治疗的安全性和有效性。此标准的发布，能够使护士在工作中更加规范地使用静脉治疗，也能够有效提高患者对静脉治疗的体验感。此标准既能提高静脉治疗护理质量安全，落实护理精细化管理，使护理质量达到标准化、规范化、同质化，又能推动静脉治疗护理技术的发展和创新，促进护理技术的不断提高。

三、护理学科的卫生技术评估

卫生技术评估（HTA）是指运用循证医学与卫生经济学的原理和方法对卫生技术的技术特性、临床安全性、临床有效性、经济学特性及社会适应性进行系统、全面的评价，为各层次的决策者提供合理选择卫生技术的科学信息和决策依据。

护理学科的卫生技术评估是指在全疗程的护理过程中，对每一项护理技术的疗效、安全性、经济性与社会性影响进行评估。它是一种政策性研究，用于辅助决策者决定某项护理技术是否值得推广使用。换言之，决策者一旦决定某项护理技术可用于临床，将影响到某个医疗机构、某个地区甚至整个国家的病患，而不是某一个病患。评估会考量多个领域，包括医学、社会、经济及伦理等。评估过程强调客观、系统、透明、无偏见、可重复验证。

（一）质量评价

在对护理学科进行质量评价时，首先要明确质量管理的目标，国际质量管理目标和我国医院年度质量管理目标是护理质量的核心，是护理质量持续改进的依据。然后要有组织、有计划地通过对护理学科的内涵进行调查，判定并评价是否符合事先规定的标准或要求，从而对护理质量做出客观定论；进一步找出护理学科中存在的问题，并制定相应的措施加以整改，进而提高护理质量，促进护理学科的发展。

在对护理学科进行质量评价时，可以考虑从护理安全管理、护理分级管理、护理文件书写、查对制度、急救制度、护士的技术操作、护士的服务态度、护士培训率、护理缺陷、医院感染、患者对医疗服务的满意度、优质护理服务等方面进行。例如，从护士的技术操作方面进行的评价可参考以下内容：

1. 技术操作规范

护士一定要严格按照技术操作规范来做好每一项护理工作。技术操作规范包括操作方法、步骤、时间和过程记录等，可明确具体的护理标准和要求，提高护理质量和效率。护士应经过职业素养培训、技法培训，不断提升技术操作水平。同时，医疗机构应定期对护士技术操作进行检查和考核，并根据考核情况进行纠正和补充。

2. 技能水平

护士的技能水平是护理质量的重要保障。医疗机构应定期组织护理技术培训，使护士及时掌握前沿的护理技术操作方法。同时，护士应注重工作中的经验积累和不断的实践探索，以保证患者安全为前提，充分掌握各种技能、技法和知识的使用技巧。

3. 技术记录

良好的技术操作记录是评价护理质量的重要标准。护士需要详细记录每次技术操作，并及时反馈给患者和医生。记录要清楚以防止资料遗漏或出现混淆，同时信息要被及时输入病案体系，为医生、护士提供重要的医学信息。比如对危重症患者的抢救，要记录抢救开始时间、患者病情、抢救经过、抢救效果以及医师向家属交代的情况等，记录要及时、准确、清楚、扼要、完整，并在 6 小时内完成等。若记录不规范或不完整，则可能引发不必要的医疗纠纷。

（二）临床疗效评估

1. 护理效果的评价

包括患者的疾病康复情况、护理费用的变化、护理服务过程的呈现、患者的治疗结局、患者的满意度等。通过这些评价，管理者能够更具体地了解护理效果，提出改进方案，完善管理机制，提高护理质量。

2. 患者满意度

患者作为医疗服务的直接受益者，在综合评价护理效果的过程中，患者满意度是一个重要指标。患者满意度可以从护士的技术能力、沟通能力、服务态度以及医院的环境设施等多个维度进行评价。护士应及时了解患者的反馈意见，不断改进和提高服务质量，促进患者康复。

3. 护理人才队伍效能的评价

护理人才效能的发挥在很大程度上受到学科文化、组织氛围的影响。护士和其他医务人员应建立密切的协作关系，充分利用各自的特长和经验，合作完成工作，使护理效能得到最大化的发挥。

（三）卫生经济学评估

当前，人类社会越来越关注医疗卫生的经济学问题，也就是有限卫生资源的有效使用问题。要提高卫生资源的使用效率，就需要对医疗卫生技术的投入和产出进行比较，从而选择资源使用更合理、更高效的方案，这就是卫生经济学评估。

卫生经济学评估对优化卫生资源配置至关重要，是卫生决策的重要依据。目前，国内护理领域卫生经济学评估仍处于起步阶段。在资源有限、不确定甚至冲突的环境中，卫生经济学评估能够为卫生决策者提供科学、客观的选择依据，以便找到最佳的健康投资组合、决策行动等。卫生经济学评估被用于评估资源投入和提供卫生保健服务的有效性、效率和复杂性，以及资源分配效率（安思兰和王泠，2022）。

护理学科的经济学评估可以从患者、社会、医疗卫生机构、保险机构等多方面进行，既可以从单一角度也可以从多角度进行。比如社会角度，即疾病涉及的各方面的成本和收益，包括司法、劳动和社会保障（对劳动能力、伤残等级、骨骼肌肉系统疾病、传染病等相关问题进行评估），司法鉴定（对精神疾病相关问题进行评估），教育和家庭问题等多个方面。其他角度主要以某一主体为出发点，考虑其成本和收益，比如从患者角度看，主要成本包括医疗费、误工费，收益包括生命质量的提高等（安思兰和王泠，2022）。

商品的价格是商品价值的货币表现，由商品的价值决定，同时受供求关系的影响而围绕商品价值上下波动（李利等，2018）。护理成本是提供护理服务过程中所消耗的医疗资源。依据成本核算要素及护理工作的特征，将护理项目的成本构成分为直接成本与间接成本。直接成本是指与护士提供服务直接相关的费用，如护理人力成本、材料成本、固定资产折旧和维修等；间接成本是指无法直接计入某服务项目，使用分摊形式计算的费用，如行政后勤费、科研教育费等。此外，尽管护理人才队伍不断发展壮大，但依然属于紧缺资源，如何让有限的护理人才资源更大程度地实现社会化，产生更好的社会效益和经济效益，也是政府部门需要着重考虑的问题。

案例 9-13

脑卒中病种住院费用的年均增速远高于国内生产总值增速，加重了个人、家庭及社会的经济负担。由于脑卒中患者长期卧床，机体功能退化，易发生压疮、肺部感染、下肢深静脉血栓（Deep Venous Thrombosis，DVT）形成及泌尿系统感染 4 种卧床并发症。柳鸿鹏所在护理团队对脑卒中患者实施规范化的护理措施后，从患者的并发症发生情况、平均住院时间、平均卧床时间、疾病经济负担及成本—效果分析等角度进行卫生经济学评估，发现规范化护理措施能够有效降低患者并发症发生率和住院费用，改善患者的生命质量，具有成本—效果性，为后续护理专业开展卫生经济学评估提供了研究思路。

资料来源：柳鸿鹏等（2009）。

诚然，不只是护理学科，任何医学学科都无法脱离特定时代下的医疗环境，同时与国家政策、社会发展、法律法规、科技进步等密切相关。从管理到治理，推进护理学科治理现代化，需要全方位的政策体系、国家的大力支持，更需要护理学科主动作为、自我完善，助推护理学科破圈共融，以特有的温柔而坚定之姿主动拥抱学科变革之势，建立“护理+X”的新型交叉融合新范式，为人民群众健康带去更多福祉，实现护理学科臻于至善。

（么莉、邵静、代郑重、曹英娟）

熟知非真知

——十大概念释义

见面伊始，对于在医院工作的朋友，人们往往会习惯性地问一句："您是哪个科的?"在这里，"哪个科"是个"双关语"，包含了对方想知道的"您所在的科室"或"您所从事的专业"。调研发现，大多数受访者对学科、专科、科室、专业、管理、治理等概念界定不清或混为一谈。唯有科学、清晰、精准地界定日常工作中的专业术语及其概念，才能有效地加以管理和运用，避免因认知错位而导致不必要的资源浪费或"贻误战机"。因此，本书对上述概念进行了区分："专科"侧重临床实践，"科室"更具有形边界，"专业"则涉及人具备的专业领域知识、技能和素养；相比于"专科""科室""专业"，"学科"这一概念与学术活动的内容和目标更加契合，也与学术精神的内涵和价值更加相融。"管理"注重单向管控，"治理"倡导多元共治；相比于"管理"，"治理"这一概念更加顺应人民群众的健康需求和社会进步的必然趋势。本书提出"学科治理"，厘清学科、专科、科室、专业、管理、治理的内涵和外延，旨在以"人民健康"之立意、"海纳百川"之胸怀、"化异为同"之举措，达"美美与共"之目标。这里列举了最核心的十大概念释义，将人们熟知的概念进行梳理、区分，将我们经过反复思考讨论、调研印证总结而成的认知呈现给读者，便于读者从概念出发，和我们一起走进学科治理的探寻之境。

1. 学科

学科是知识积累和分化的结果。医院学科是以病人为中心解决疾病问题的功能单元，是以规划为引领，以体系、制度、资源为基础，以人才为动能，以医、教、研、创为主要实践内容，以照护患者健康、人才价值成长与可持续发展为目标的组织，是医院核心竞争力的关键动力源。

（1）学科≠科室

科室作为医院提供医疗照护服务的组织单元和管理单位，具有履行职能所需的物理空间、人员、岗位、物质资源等，是医院实现资源配置、人员组织的有形载体。

二者相比，学科在组织形态上相对更松散，边界相对更模糊，科室则泾渭分明，注重结构、框架及人员归属；学科专注于学术事务，科室则侧重于行政管理和资源配置；学科成员之间不是靠层级和行政权力联结到一起，而是基于一致认同的学术追求、共同商定的秩序规范组织起来。

（2）学科≠专科

专科是专门针对特定疾病或病理状态进行研究和治疗的一个临床学科分支，是以“专病”为中心的疾病诊疗技术手段与方法的集成，是临床技术创新和科技成果转化能力的载体。专科分普通专科和亚专科：普通专科指医院的临床二级学科，亚专科指临床三级或三级以上的学科。

二者相比，学科内涵更广、更系统，专科内涵相对更窄；学科包含临床、教学、科研、创新等实践，专科侧重于临床实践。

2. 治理

治理≠管理。

治理是指特定范围内各类权力部门、公共部门以及各类企业和社会组织的多向度相互影响，是公共事务相关主体对国家和社会事务的平等参与、协商互动。换言之，治理是一种由共同目标支持的活动，活动的主体未必是政府，也无须依靠国家的强制力量来实现；是从一元主体走向多元共治、从单向管理走向双向互动，追求的是公共治理。治理的目标是善治，包含合法性、法治、透明性、责任性、回应、有效性、参与、稳定性、廉洁和公正十个要素，其中合法性、法治、透明性、责任性、回应、有效性是善治的基本要素。

管理是指在特定的环境下，管理者通过执行计划、组织、领导、控制等职能，整合组织的各项资源，实现组织既定目标的活动过程，是一种自上而下、单一主体、以管控为主的管理模式。

二者相比，首先，权力主体不同。管理靠单一主体，注重管理者对被管理者自上而下的约束或控制；治理主体是多元的，多元主体融合共治，包括各类权力部门、公共部门，以及各类企业和社会组织。其次，权力结构不同。“管”靠赋权，单一主体管控是单向、垂直的；“治”是共权，多元主体共治是多向度、网络化的。再次，运行机制不同。管理依托科层化的组织建制和强制性的力量来实施管控；治理通过法制化的规则和民主化的协商来达成自觉共同遵守的契约，成为治理的秩序规范。最后，文化生态不同。管理强调服从、执行；治理突出平等参与、协商互动。

从管理到治理再到善治，不仅是主体构成、权力运行、体制机制的变化，更是人本理念的演进、价值观的升华、组织生态的变革；让人才具备从“被管理”到“自管理”的自我修为，让组织实现从“被改变”到“自我变革”的韧性成长。

3. 技术

技术≠科技之技。

本书所说的“技术”包含三重内涵：一是知识、技术，是人认识和改造自然的成果，这是核心内涵，兼具主观性和客观性；二是将知识与技术内化而成的技能、素养，或者主观认识、思维方式、解决问题能力，具有主观性；三是将知识、技术外化而成的设备、器械，是物化的客观存在。

日常人们所说的技术常与科学并用，简称“科技”。科技之技指的是“技术”的第一层内涵。知识是人们在实践中获得的系统的认知和经验，是改变行为的信息。狭义的技术是人们改造自然的手段的总和，是改变行为的方法。

二者相比，本书所说的技术是广义的，科技之技是狭义的。

4. 知识型人才

知识型人才≠管理视阈下的人才。

知识型人才是指掌握专业知识和技术、具备专业技能和素养，并有价值追求和学术精神的人才。知识型人才是学科共同体的主体之一，是学科治理的主要践行者。

《中国医院人才管理》一书从广义的人才概念出发提出“人才管理生态观”，将所有为医院发展做出贡献的人都视作人才，即“人人皆是人才”。

二者相比，知识型人才基于学科治理视阈，突出人才客观具备的专业性和主观具备的能动性，是对管理视阈下的人才概念的进阶。

5. 学科共同体

学科共同体≠学术共同体。

共同体是个体之间基于共同意志，并共同推动实现该意志的统一体。个体之间平等交往沟通，并相互肯定与欣赏。

学科共同体是学科治理的主体，其主体之一是知识型人才。在照护患者的实践中，医、护、技、药、研、管等学科的知识型人才围绕照护患者生命与健康这个共同的价值目标，各司其职、发挥所长、密切协作。患者也是学科共同体的主体之一，医（知识型人才构成的群体）患之间是平等的主体间关系。知识型人才以患者的健康需求为牵引，以对医学知识的追求为内驱，不断精进专业、提升自我，在造福患者的过程中推动学科进步、实现个人价值。进一步延展，医院之外的社会组织、政府部门也会直接或间接参与学科事务、影响学科发展，最广义的学科共同体也将它们纳入主体范围。

学术共同体区别于一般的社会群体与社会组织，是具有相同或相近的价值取向、文化生活、内在精神和特有的特殊专业技能的人，为了共同的价值理念或兴趣目标，并且遵循一定的行为规范而构成的一个群体。学术共同体是以学术为主旨的社会群体或社会组织的主体。

二者相比，学术共同体的内涵更广，学科共同体是学科治理语境下学术共同体的概念迁移。在学科治理视阈下，学科共同体通过平等协商、民主决策机制实现多元共治，人才之间、医患之间、各机构部门之间形成相互认可、互相成就的良善文化氛围，重塑学科生态体系，共同增进健康福祉。

6. 学科治理

学科治理≠学科建设。

学科治理是在健康中国战略的指引下，由医患双方及社会利益相关者组成的学科共同体，在医疗照护和医学研究实践中，基于内行决策、共同参与的原则，兼顾规范秩序与民主协商，遵循知识、健康、生命的发展规律，对学科自组织建设、学科服务患者和社会以及科技创新等公共事务开展协同善治，致力于实现共同体成员自由全面的发展。学科治理是应时代变革与社会发展的需要而产生的一种民主合意、共在商定的学科善治过程，在共同的学科治理目标引领下，旨在建立一种公平正义、民主平等的学科交往秩序，形塑不同主体间的多维权力结构关系，实现学科与人才的共同成长，满足患者的健康需求。学科治理涉及治理模式的变革、治理工具的更新、治理结构的优化、治理机制的完善、治理技术的革新。

医院的学科建设是提升医疗服务能力的一项系统工程，是一种自上而下的指令性计划工作机制，具有较浓的行政化色彩，采取集中单一的决策机制。

二者相比，学科治理更加注重与社会需求接轨，形成多维化的网状非线性结构；注重从单一学科的固化思维转向多学科交叉融合创新的整体性治理思维，提高学科解决实际问题的能力；更加注重激发学科成员主体性、涵养学术精神、汇聚学术生活世界中的共意交往力量，实现学科内涵式发展。

7. 学科治理现代化

学科治理现代化表现为治理主体多元化、治理结构网格化、治理方式民主化、治理手段法治化、治理制度理性化、治理技术现代化等特征。学科治理现代化是学科治理体系和学科治理能力的现代化。

学科治理体系现代化是在传统管理建立的组织体系和权力结构的基础上，增强组织体系的活性、柔性，增加权力结构的多元性，能敏锐捕捉需求动向，以需求为牵引，为知识、技术和人才的流动提供畅通的渠道和宽松的氛围。学科治理体系现代化包括内部治理体系和外部治理体系的现代化。内部治理体系现代化突出知识型人才的学术权力，注重其与传统行政权力的平衡、互补与协同；外部治理体系现代化突出顺应学科交叉融合趋势，加强学术组织间交流，转变政府职能。

学科治理能力现代化是提升治理效能的关键，包含凝聚思想的能力、推进改革发展的能力、创新管理方式的能力、确保公平正义的能力、应对危机的能力等。体现为学科治理主体的多元互动性、学科治理制度的跨界创新性、学科治理组织的自治契约性、学科治理文化的包容生态性。学科治理能力现代化包括人和技术的现代化。人的现代化突出激发知识型人才的能动性，发挥知识型人才的学术主导作用，在医疗照护、人才培育、服务模式、资源配置、绩效分配等方面积极创新，涵养“以人民健康为中心”“共建共治共享”的文化，增强学科活力和凝聚力；技术的现代化突出学科知识与技术的创新演进、照护方式的个性化和人性化、照护效果的提升，为患者提供更高质量的照护服务。

学科治理现代化的一个重要抓手是建立权责清晰、管理科学、治理完善、运行高效、监督有力的现代医院管理制度。

8. 学科健康度评估

学科健康度评估≠学科评估。

学科健康度评估将学科视为生命体，关注学科在不同生命周期的“健康状态”。学科健康度评估从学科建制、学科实践、学科动能、学科影响四维度，对全生命周期的学科治理状态（学科健康程度）进行衡量。

学科评估是当前检验学科建设成效的主要手段之一，最为人熟知的就是政府主导的公立医院绩效考核和研究机构主导的第三方学科评估［如复旦排行榜和中国医院科技量值（STEM）排行榜］。学科评估结果一般与学科设置、重点学科遴选、学科带头人聘任、临床资源配置等挂钩，这是促进学科建设的有效手段和外因推力。

二者相比，学科健康度评估旨在衡量学科全生命周期各阶段的健康状态，目标指涉学科内涵发展；学科评估旨在评价学科客观指标完成情况，目标指涉学科资源配置。

9. 职业发展能力图谱

职业发展能力图谱≠岗位胜任力。

职业发展能力图谱是基于学科治理视阈，将知识型人才职业发展进阶路径与能力进阶路径相匹配，绘制知识型人才职业发展的全域学习地图，强调以人为本、赋能激励，使知识型人才在完成岗位职责的同时实现自我成长。

岗位胜任力是员工在特定岗位上所需具备的关键能力和素质，旨在使人与岗位相匹配，准确地找到擅长某岗位工作的人员以创造出高价值。

二者相比，职业发展能力图谱落脚点在“人”，最终目标不只是完成岗位和组织赋予的职责与任务，而是知识型人才的能力提升、持续成长。岗位胜任力落脚点在“岗”，强调人与岗的适配度，实现人岗匹配、人事相宜、人效相得，目标指向“绩效与管控”。

10. 岗位知识技能清单

岗位知识技能清单≠岗位胜任力。

岗位知识技能清单是组织对知识型人才岗位知识与专业技能进行量化考核的产物，是各岗位遴选、培育知识型人才的操作实务指南，也是知识型人才对岗位知识与专业技能成熟度的自我评估。

二者相比，岗位知识技能清单更具操作性、实务性。

职业发展能力图谱、岗位胜任力、岗位知识技能清单的综合对比：

职业发展能力图谱是从知识型人才的视角看人如何实现能力的持续成长，人的能力进阶是基于人才自身的需要。

岗位胜任力是从岗位的视角看人如何匹配岗位的要求，人的能力进阶是基于不同岗位的要求，有失连续性以及对人主体性的观照。

岗位知识技能清单是以职业发展能力图谱为导引，对人才进行量化考核的实务指南。

如果说职业发展能力图谱是知识型人才的“学习地图”，明确能力进阶路线；那么岗位知识技能清单就是“考试模拟试题集”，明确能力养成指南。

职业发展能力图谱和岗位知识技能清单是人岗配置的管理创新。在学科治理模式和知识型人才理念下，要求把外部需求转化为内部岗位配置需求，把岗位配置需求转化为人才能力需求。通过人才盘点，绘制职业发展能力图谱和岗位知识技能清单，把责任与权利同时与岗位匹配，权力下放、岗位赋能，发挥知识型人才的创造性和能动性，实现人岗间的匹配及价值进阶。

参 考 文 献

DEVERS K J, SHORTELL S M, GILLIES R R, et al. Implementing organized delivery systems: an integration scorecard [J]. Health care management review, 1994, 19 (3): 7-20.

DONAHUE M P. Nursing, the finest art: an illustrated history [M]. 2nd edition. St. Louis: Mosby, 1996.

GABARRO J J. The dynamics of taking charge [M]. Boston: Harvard Business School Press, 1987.

ROBBINS S P. Organizational behavior [M]. 9th edition. New York: Organizati, 2001.

SARTORIUS N. The meanings of health and its promotion [J]. Croatian medical journal, 2006, 47 (4): 662-664.

World Health Organization. State of the world's nursing 2020: investing in education, jobs, and leadership [EB/OL]. (2020-04-06) [2023-08-04]. https://www.who.int/publications/i/item/9789240003279.

World Health Organization. Constitution of the World Health Organization [M]. Geneva: WHO, 1948.

World Health Organization. Ottawa charter for health promotion [M]. Geneva: WHO, 1984.

World Health Organization. The Ottawa charter for health promotion [EB/OL]. (1986-01-01) [2023-08-04]. https://www.who.int/healthpromotion/conferences/previous/ottawa/en/.

ZHOU Y, LI Z, LI Y. Interdisciplinary collaboration between nursing and engineering in health care: a scoping review [J]. International journal of nursing studies, 2021, 117: 103900.

阿瑟. 技术的本质 [M]. 曹东溟, 王健, 译. 杭州: 浙江人民出版社, 2014.

安思兰, 王泠. 国外护理服务的卫生经济学评价研究进展 [J]. 护士进修杂志, 2022, 37 (14): 1300-1304.

贝瑞. 向世界最好的医院学管理 [M]. 张国萍, 译. 北京: 机械工业出版社, 2009.

宾丹丹. 专病中心, 让患者真正一站式就医 [EB/OL]. (2023-05-26) [2023-09-25]. https://www.cn-healthcare.com/articlewm/20230526/content-1556167.html.

陈安, 袁鹏, 王少怡, 等. 基于 MDT 诊疗模式的基层医院帮扶模式探索 [J]. 中国医院, 2023, 27 (7): 95-97.

陈春花, 朱丽, 刘超, 等. 协同共生论: 组织进化与实践创新 [M]. 北京: 机械工业出版社, 2021.

陈广胜. 走向善论: 中国地方政府的模式创新 [M]. 杭州: 浙江大学出版社, 2007.

陈华, 王坤根, 宋康, 等. 开展医院学科评估的实践与体会 [J]. 中国医院管理, 2005, 25 (2): 36-38.

陈亮. 新时代学科治理的发生机理 [J]. 高校教育管理, 2022a, 16 (2): 83-91.

陈亮. 学科治理: 内涵特征、权力属性与逻辑构架 [J]. 西北师大学报 (社会科学版), 2022b, 59 (5): 101-110.

陈亮. 学科治理能力现代化：“双一流”建设的逻辑旨归［J］. 高校教育管理，2019，11（6）：55-63.

陈潇，张玉侠. 认知性访谈在患者护理服务体验量表编制中的应用［J］. 中华护理杂志，2022，57（1）：83-89.

陈亚敏，陈佳，吴姗姗. 宁波某医院基于紧密型医疗运营 MDT 模式专科运营管理实践［J］. 中国医院，2023，27（2）：99-101.

崔珑严，陶红兵. 健康中国建设背景下公立医院高质量发展面临的挑战与对策［J］. 中国医院管理，2023，43（1）：7-9.

丁宁，许栋，胡豫，等. 基于评估体系创新的医院学科建设路径探索与思考［J］. 中国医院，2021，25（1）：52-54.

段丽萍，李晨曦，崔爽，等. 健康中国视角下高层次医学应用型人才培养的探索与实践［J］. 学位与研究生教育，2017（10）：1-4.

费孝通. 略谈中国的社会学［J］. 社会学研究，1994（1）：2-8.

佛山市中医院. 致敬最美天使丨杜雪莲：巧手灵思发明“护理神器”，改善体验促进康复［EB/OL］.（2023-05-19）［2023-11-06］. https：//www. cn-healthcare. com/articlewm/20230519/content-1552708. html.

谷茜，房静远，董柏君，等. 上海市某三甲综合性医院创建国际一流学科的探索与思考［J］. 中国医院，2020，24（8）：50-53.

顾建民，等. 大学何以有效治理？模式、机制与路径［M］. 上海：上海交通大学出版社，2021.

郭水龙，时圣，周雪莹. 北京友谊医院：协同发展为消化学科建设注入新活力［J］. 中国卫生，2022（5）：56-57.

国家卫生健康委办公厅. 中日友好医院以病人为中心多措并举提升患者就医体验［EB/OL］.（2023-09-20）［2023-11-04］. https：//www. zryhyy. com. cn/zryh/c100020/202309/61a2089356e844d9bbe5abebbb0f98e6. shtml.

国家卫生健康委负责人就《关于进一步完善医疗卫生服务体系的意见》答记者问［EB/OL］.（2023-04-12）［2023-09-20］. https：//baijiahao. baidu. com/s？ id=1762950803343847864&wfr=spider&for=pc.

韩根东，张铁山. 中国医院人才管理［M］. 北京：北京大学出版社，2022.

何旭. 高质量发展背景下，如何才能做到医学创新与成果转化并驾齐驱［EB/OL］.（2023-06-20）［2023-09-20］. https：//www. cn-healthcare. com/articlewm/20230621/content-1568446. html.

何哲. 善治概念的核心要素分析：一种经济方法的比较观点［J］. 理论与改革，2011（5）：20-23.

胡慧，王云翠，周慧芳. 构建有中国特色的护理学的几点思考［J］. 湖北中医学院学报，2009，11（4）：73-74.

胡军. 论知识创新［M］. 成都：四川人民出版社，2019.

胡翌霖. 什么是技术［M］. 长沙：湖南科学技术出版社，2020.

黄思宇. 华西医院院长李为民：医院科研全国第一华西如何做到？［EB/OL］.（2023-09-12）［2023-09-24］. https：//baijiahao. baidu. com/s？ id=1776816704892575587&wfr=spider&for=pc.

黄樱硕，郭水龙，王振常，等. 高质量发展视角下综合性公立医院学科建设实践与思考［J］. 中国医院，2023，27（6）：53-55.

黄兆晶，刘红，何兴月，等. 基于老年综合评估的多学科营养管理模式在老年病房中的应用研究［J］. 实用老年医学，2023，37（1）：92-95.

健康界. 创新成就卓尔不群：专访浙江大学医学院附属邵逸夫医院院长蔡秀军［EB/OL］.（2023a-10-

09）［2023-11-04］. https：//www. cn-healthcare. com/articlewm/20231009/content-1612429. html.

健康界. 国家卫生健康委首提“将信息化全面融入到公立医院高质量发展”［EB/OL］.（2023b-03-06）［2023-09-24］. https：//www. cn-healthcare. com/article/20230412/content-577970. html.

健康中国. 智慧医院该啥样？国家卫健委给了个框架［EB/OL］.（2019-04-03）［2023-09-24］. https：//www. sohu. com/a/302854201_464387.

景新颖，黄欣，张宁，等. 北京市推进学科建设在某口腔医院的方法与实践［J］. 中国医院，2023，27（4）：82-84.

克拉克. 高等教育新论：多学科的研究［M］. 王承绪，徐辉等，译. 杭州：浙江教育出版社，1994.

昆明医科大学. 建校90周年丨昆明医科大学：以开放办学推动高质量发展［EB/OL］.（2023-10-12）［2023-11-04］. https：//mp. weixin. qq. com/s/LFtTQY08Ufrfom8RV3kA2g.

琅琊论医创. 医创·新主张丨吉大一院杨靖：构建医学创新转化高效新机制［EB/OL］.（2023-3-13）［2023-12-31］. https：//zhuanlan. zhihu. com/p/613490617.

李殿富，郭乡村. 中国医院人际关系学［M］. 长春：吉林人民出版社，2001.

李虹彦，李真，殷欣. 临床护理用具专利研发现状分析［J］. 护理学杂志，2020，35（8）：44-47.

李静. 护理学学科体系构建的探索性研究［D］. 上海：第二军医大学，2010.

李立国，冯鹏达. 从学科建设到学科治理：基于松散耦合理论的考察［J］. 华东师范大学学报（教育科学版），2022，40（2）：90-99.

李利，宋志坚，郑思琳. 基于卫生经济学及RBRVS的护理服务项目定价模型研究［J］. 护理研究，2018，32（1）：55-59.

李玲利，王晶，赵莹莹，等.“双一流”背景下护理学科建设的探究［J］. 中华护理教育，2021，18（5）：412-415.

李鹏虎，王传毅. 我国高校自主设置交叉学科的规范性：问题及改进［J］. 国家教育行政学院学报，2023（8）：21-30.

李为民. 现代医院管理：理论、方法与实践［M］北京：人民卫生出版社，2019.

李晓婧，吕明. 组织文化竞值架构在医院学科建设中的应用与启示［J］. 才智，2023（14）：106-110.

李祖滨，汤鹏，李锐. 人才盘点：盘出人效和利润［M］. 北京：机械工业出版社，2020.

廖建智. 竞值架构应用在组织文化、主管影响力与组织创新关系之研究［J］. 管理科学研究，2019，13（1）：19-32.

林彩虹，蔡凤甜，刘清. 基于人才盘点的护理人力资源管理实践［J］. 黑龙江中医药，2020，49（4）：123-124.

蔺娟. 瞭望丨西安交通大学第一附属医院院长吕毅：医工交叉临床创新 推动医院高质量发展［EB/OL］.（2023-01-14）［2023-09-25］. http：//sn. news. cn/2023-01/14/c_1129284378. htm.

刘华平，李峥. 护理专业发展：现状与趋势［M］. 北京：人民卫生出版社，2016.

刘欢. 护理工作的未来：美国医学科学院关于护理工作的未来的报告［J］. 医学与哲学（A），2017，38（10）：94-97.

刘慧玲，段志光. 试论我国护理学科建制化过程特点［J］. 护理研究（下旬版），2013，27（11）：3713-3714.

刘锦钰，赵琼姝，朱颖，等. 北京市属医院儿科学科机构知识库建设思考与探索［J］. 中国数字医学，2023，18（2）：60-65.

刘军，李太原，朱仁芳，等. 达芬奇机器人NOSES与传统腹腔镜手术治疗直肠癌的临床对比［J］. 中国医学创新，2023，20（16）：61-64.

刘小强. 学科还是领域：一个似是而非的争论——从学科评判标准看高等教育学的学科合法性［J］. 北京大学教育评论，2011，9（4）：77-90.

柳鸿鹏，曹晶，李真，等. 规范化护理方案在卧床卒中患者中的应用及卫生经济学研究［J］. 中华现代护理杂志，2019，25（16）：1999-2004.

鲁欣怡. 公立医院临床医生建言行为：科室氛围与心理安全感的影响［D］. 武汉：华中科技大学，2022.

陆健. 看浙大如何培养"医学+"人才［N］. 光明日报，2022-09-04（4）.

马超帆. 组织发展与变革：全局思维与实践［M］. 北京：机械工业出版社，2023.

马麟，孔菲，程方骁，等. 学科交叉融合发展的探索与实践：以生命科学领域为例［EB/OL］.（2022-03-23）［2023-11-04］. https：//www. sohu. com/a/532115667_120972407.

马玲，张崎，叶椒，等. "互联网+MDT"模式的脑卒中吞咽障碍居家康复护理平台的设计与应用［J］. 中华养生保健，2023，41（10）：8-11.

马玉芬，朱丽筠，鲁乔丹，等. 专科护理门诊的创新发展路径研究［J］. 中国护理管理，2020，20（10）：1441-1444 .

马振秋，徐凌霄，韩魏，等. 多学科交叉融合培养新医科人才的探索［J］. 中华医学教育杂志，2022，42（4）：292-295.

梅耶尔，威廉姆森. 生态型组织［M］. 张瀚文，译. 北京：中信出版集团，2022.

穆胜. 互联网时代 人力资源管理不变的底层逻辑［EB/OL］.（2020-08-12）［2023-11-04］. https：//finance. youth. cn/finance_cyxfrdjj/202008/t20200812_12448106. htm.

潘锋. 机器人助力骨科新技术革命［J］. 中国医药导报，2023a，20（2）：1-3.

潘锋. 检验医学新技术助力遏制细菌耐药与肺癌精准防治［J］. 中国医药科学，2023b，13（11）：1-3.

皮红英，王玉玲. 护理标准化体系的构建与临床实践［J］. 中国护理管理，2015，15（8）：899-901.

齐宝瑛，懂德鹏. 生命科学领域的科技革命及其对社会发展的重大贡献［J］. 内蒙古师范大学学报（自然科学汉文版），2002，31（1）：68-73.

邱蔚六. 乘"双一流"建设东风　强一流学科建设：上海交通大学医学院附属第九人民医院口腔颌面外科学建设的思考［J］. 上海交通大学学报（医学版），2022，42（9）：1163-1170.

人工智能在医疗领域的应用场景［EB/OL］.（2023-05-16）［2023-09-24］. https：//baijiahao. baidu. com/s？ id=1766017612979030061&wfr=spider&for=pc.

人民网. 吴玉韶："参与、发展、享乐"是新时代新养老的新趋势［EB/OL］.（2022-05-20）［2023-09-24］. http：//health. people. com. cn/n1/2020/0520/c14739-31716868. html.

上海交通大学医学院. 医工交叉为交大医学发展注入全新活力［EB/OL］.（2022-11-09）［2023-09-25］. https：//news. sjtu. edu. cn/jdyw/20221109/176146. html.

尚少梅. 健康中国：呼唤多层次护理人才［N/OL］. 光明日报，2020-05-12［2023-11-05］. http：//www. xinhuanet. com/politics/2020-05/12/c_1125974165. htm.

沈湫莎. 大模型赋能，助力跨院区诊疗愈全流程，瑞金医院携手商汤科技打造"未来医院"［EB/OL］.（2023-07-18）［2023-09-24］. https：//baijiahao. baidu. com/s？ id=1771730373637058818&wfr=spider&for=pc.

孙斌，张明博，罗渝昆. 超声新技术预测甲状腺乳头状癌颈部淋巴结转移的研究现状与展望［J］. 中国医学科学院学报，2023，45（4）：672-676.

塔勒布. 反脆弱：从不确定性中获益［M］. 雨珂，译. 北京：中信出版社，2020.

唐科莉. 指引学习迈向 2030 OECD 发布《学习罗盘 2030》[J]. 上海教育, 2019 (32): 40-43.

滕金豪, 俞渊, 刘春丽, 等. MDT 模式下中国原发性肝癌的外科治疗现状 [J]. 安徽医学, 2023, 44 (6): 736-740.

法天锷. 舒适护理临床实践现状及展望 [J]. 天津护理, 2008, 16 (5): 303-304.

田新平, 张奉春, 曾小峰, 等. 从北京协和医院风湿免疫科的成长看中国风湿免疫病学科的发展 [J]. 协和医学杂志, 2010, 1 (2): 121-124.

托普. 未来医疗: 智能时代的个体医疗革命 [M]. 郑杰, 译. 杭州: 浙江人民出版社, 2016.

王斌全, 赵晓云. 护理概念的演化 [J]. 护理研究, 2008, 22 (3): 2811.

王朋朋, 应燕萍, 罗霰宇. 转化护理的探索与发展 [J]. 护理研究, 2016, 30 (24): 2965-2967.

王子姝. 探讨人才盘点在医院人才管理中的应用 [J]. 中国医疗管理科学, 2017, 7 (5): 39-43.

吴采倩. 94 岁获"国际成就奖"的护士奶奶: 想为中国培养出更多南丁格尔 [EB/OL]. (2023-07-20) [2023-12-31]. https: //new. qq. com/rain/a/20230720A03M6S00.

吴春香, 林腾珠, 王翠玉. 定职定位抢救配合模式在急危重患者急救中的应用 [J]. 当代护士 (下旬刊), 2016 (4): 84-85.

吴琼, 尹永田, 陈莉军, 等. 护理学跨学科协同创新学术团队建设的现状及发展趋势 [J]. 护理研究, 2018, 32 (9): 1349-1350.

徐旭利, 胡琳琤, 黄一睿. 运营 MDT 切中手术业务"要害": 某三甲中医医院业财融合实施案例 [J]. 中国总会计师, 2023 (2): 32-35.

许静, 刘时雨. 从健康传播视角谈医患共同决策模式的可行性 [J]. 中华医学信息导报, 2022, 37 (14): 14.

许智宏. 关于 21 世纪的生命科学 [J]. 河南大学学报 (社会科学版), 2001, 41 (5): 1-7.

薛奥. 梦想照进现实丨吉大一院举行 2022 年医疗 A、B 岗人员入职典礼 [EB/OL]. (2022-09-20) [2023-11-04]. https: //www. sohu. com/a/586680330_121123850.

循证医学的定义 [EB/OL]. [2023-09-24]. https: //wenku. baidu. com/view/ba70ba84e309581b6bd97f19227916888486b9f7. html.

闫雪冬, 张焕萍. 以学科内容为导向的医院学科建设科研管理策略与成效研究: 以北京大学肿瘤医院为例 [J]. 中华医学科研管理杂志, 2016, 29 (6): 463-466.

杨天平, 薛长凤. 基于学科属性的大学学科治理 [J]. 现代教育管理, 2021 (7): 18-25.

杨伟国, 郭钟泽. 人力资本经营思维 [M]. 北京: 中国人民大学出版社, 2022.

尹琴琴, 陈培, 张合勇. 可穿戴设备在基层高血压患者慢性脑缺血智能防控中的应用 [J]. 医药卫生, 2023 (6): 4-7.

余海蓉, 黄贤君, 吴世超, 等. 北大深圳医院: 建设高质量高水平高效能区域医学中心 [EB/OL]. (2023-08-08) [2023-11-04]. https: //it. sohu. com/a/709797651_121384255.

俞可平. 治理与善治 [M]. 北京: 社会科学文献出版社, 2000.

袁江洋, 刘纯. 科学史在中国的再建制化问题之探讨 (上) [J]. 自然辩证法研究, 2000, 16 (2): 58-62.

曾双喜. 盘活人才资产: 以人才盘点打造高效人才梯队 [M]. 北京: 人民邮电出版社, 2023.

翟振国, 熊长明, 王辰. 多学科协同推进我国肺动脉高压规范化诊治体系建设 [J]. 中华医学杂志, 2021, 101 (1). 7-10.

张丰健, 官春燕, 刘义兰, 等. 医院护理人文关怀模式研究现状及对人文关怀模式构建的思考 [J]. 护理研究，2020，34（16）：2892-2895.

张凤梅，刘继萍．护理理论的应用现状和中国护理理论的发展趋势［J］．中国保健营养（中旬刊），2014（6）：3684-3685.

张海娇，姜霞．基于DRG人才地图系统的三级综合医院人才队伍优化研究［J］．中国医院管理，2021，41（6）：66-70.

张昊华．人才学科建设永远在路上［N］．健康报，2023-03-09（两会精英汇专刊）.

张金华．护理学导论［M］．北京：人民卫生出版社，2018.

张岚．临床研究与基础研究的互相促进［EB/OL］．（2023-02-28）［2023-09-21］．https：//www.sohu.com/a/647724760_121123705.

张梦娜．医护协作定位分工，从“死神”手里抢时间！［EB/OL］．（2022-06-23）［2023-09-21］．https：//mp.weixin.qq.com/s?__biz=MzA5MjI0MzIwNw==&mid=2651131628&idx=2&sn=83b19870f1548298c838048a8d962b82&chksm=8b81ba84bcf6339257bc39f2fad2bcb83668b66b08427362792b2024797b14637977d3f7d39e&scene=27.

张桐语．档案学中“学术共同体”的伦理认知［J］．办公室业务，2015（1）：70.

章宁，俞青．冲突与和谐：大学跨学科学术组织的生态学治理［J］．江苏高教，2016（6）：31-34.

赵鑫．组织创新氛围、知识共享与员工创新行为［D］．杭州：浙江大学，2011.

郑颖璠．北京回龙观医院儿童心理科团队：帮抑郁的孩子迈过心里的“坎”［N］．健康报，2022-08-10（医视野·学科）.

郑州大学第五附属医院医养结合办公室．踔厉奋发 再获殊荣：郑州大学第五附属医院成功获批医养结合机构服务标准化试点项目［EB/OL］．（2023-11-26）［2023-12-04］．https：//www.ztzy.com/NewsDetail-18559.html.

中共中央文献研究室．习近平关于社会主义社会建设论述摘编［M］．北京：中央文献出版社，2017.

中国医学科学院阜外医院．以病人为中心的MDT协作诊疗，重症心脏病患者“定制”最优方案［EB/OL］．（2022-05-13）［2023-09-25］．https：//www.cn-healthcare.com/articlewm/20220513/content-1353831.html.

周国文．人民健康和人际和谐的思考［R/OL］．（2020-04-16）［2023-09-08］．http：//news.bjfu.edu.cn/lsxy/341486.html.

周静．李卡．王丹．等．医患协同视角下加速康复外科实施影响因素分析［J］．中国医院管理，2023，43（8）：30-34.

周兰姝．护理学科发展现状与展望［J］．军事护理，2023，40（1）：1-4.

朱丽丽，张国．北京某公立医院医改试点中保持神经学科优势实践探索［J］．中国医院，2018，22（6）：51-52.

朱重璋．学习型科室理论模型的构建及变革型领导与医生个体学习能力的关系研究［D］．南宁：广西大学，2017.

庄珊珊，张转运，傅双，等．择期全麻患者术前禁食禁饮管理的最佳证据总结［J］．中华护理杂志，2022，57（14）：1749-1755.

庄一渝．浅谈护理垂直管理模式的有效架构及实现机制［J］．中国卫生人才，2022（8）：45-51.

后 记

“历尽千帆，不坠青云”。回望过去 10 个月历程，恰好经历了北京四季。于我而言，更是一次脱胎换骨的修行。

这场修行的渊源，要从 2022 年参编《中国医院人才管理》谈起。当时正值新冠疫情防控期间，在一次书稿编写交流讨论后，张铁山处长语重心长地告诉我：要打造专业本领，于日常琐碎中增长本事。这句话仿若平地惊雷，唤醒了我对自身的反思。恰逢此时，我有幸结识韩根东教授。作为著作等身的国内权威管理专家，韩教授老骥伏枥、笔耕不辍，以赤子之心深刻关切卫生健康事业，以专业之权威深耕医院人才管理，以近乎严苛之精神带教我等后辈。在韩教授、张处长的引领下，我迈出了思考与写作的第一步。

“中国医院”“学科”“治理”，任何一个关键词都是当下备受关注的领域。从“人”到“学科”，本书作为《中国医院人才管理》的姊妹篇，在秉持对人的深切观照的基础上，进一步探寻人才持续成长和价值实现的场域——学科；聚焦知识型人才，通过学科治理实现人才与学科的共生共荣，最终为百姓增进健康福祉。

自此，我和研究团队开始并肩战斗。我们以“周例会”的形式，坚持每周一次研讨交流；进行大量书籍和文献的查阅、学习；工作之余开展深度访谈，赴医院进行现场评估……研究团队成员具有不同的知识背景和工作经历，但我们像一支短小精悍的尖兵连，在各个领域全面突进，并且及时复盘、交流，碰撞思想的火花。

无数个周末，当人们纷纷外出踏青、消夏、赏秋，我们正在会议室热烈地讨论；无数个夜晚，在完成本职工作后，我们顾不上休息而投身书稿编写工作；更别提节假日，我们不约而同地取消各自期待已久的旅行……然而，对于学术研究和著书立作，时间和精力的付出还不是最大的挑战，几易其稿仍推翻重来的焦虑一度让我夜不能寐。如何将团队的思想以更加严密的思想逻辑、更加顺畅的文字表述传递给读者，于我是首先面临的问题。犹记得，当我连熬一周后形成的文稿，在老师们善意而中肯的指正下暴露出思想和表达的苍白时，我对自己产生了深深的怀疑。

然而也正是这种种“挫败”，让我深切体会到“否定之否定”并非“从零开始”，当我重新出征时，我已经站在比过去的自己更高的起点上。连续思考数日后，在随之而来的第二周某个深夜，如醍醐灌顶般，我在电脑上敲下这样一段话：“所谓学科善治，就是学科能够像水一样，既有足够的定力，不惧与万物相遇，强大到能够包容万物，与所有元素融合共生；又能够顺势而为，及时调适，以最柔软之姿达最远之境。”从那以后，仿佛真知之门终于为逡巡在外的学子打开了一道门，我逐渐开始体会思考与写作之妙。

从“管理”到“治理”，汇聚多方治理力量，实现共建共治共享，既是人类历史发展的必然趋势，更是开放、民主、进步、自信的具象。

从“科室”到“学科”，突破科层边界，专注学术内涵，凝聚共同意志，是需求引领下知识演进、人才成长、学科变革的必然要求。

从“学科建设”到“学科治理”，既是学科天然属性决定，又是高质量发展之需、公立医院改革现实之求，更是实现中国式现代化、治理能力现代化的必然选择。

“大道不孤，众行致远”。我们这个精诚协作的团队在出版《中国医院学科治理》的目标愿景下自发走到一起，建立了不成文的工作秩序。我们常常围绕一个概念各执己见，同时也为某个思想的火花拍案叫绝；我们各司其职、发挥所长，也随时补台、别无二话；我们欣赏彼此的才华，也不讳言不同见解；我们并肩熬夜、远程交流，也一起品茶、共探人生。我们一面文字描绘，一面躬身实践学科共同体的美好图景。笔下的文字，不仅记录着我们的思考，还记录着我们共同的成长。

在团队一次次的“头脑风暴”中，我们的思想在涤荡中不断升华，我们的目光在延展中日益坚定，我们的步伐在迈进中愈发沉着。经过无数个不眠之夜，书稿日渐成型。2023 年 10 月 14 日，《中国医院学科治理》初稿出炉。手捧还带着打印机温度的书稿，我们的血液沸腾了。但我们很快从成果初见的喜悦中清醒过来，开始闭门研讨、自我批判、互相答辩。一壶茶由浓转淡，我们的思想再次跃升。

经历了初审、交叉互审、数次通稿，2023 年 10 月 31 日，我们将书稿交付出版社。我们坚信，今天迈出的每一步，必将在探索人才成长、学科良法善治、百姓健康福祉之路上留下我们清晰的脚印。

清代语言学家王筠在《说文释例》中指出：“‘廾’具两手，是一人也；‘共’具四手，是两人也。两人之手而相连，是共为一事之状。”所谓见仁见智、众口难调，如何实现多人共一事？大到国家，小到学科、个人，关键在于“各美其美，美人之美，美美与共，天下大同”。在尊重各自特异性的基础上，寻求共同利益、描绘共同愿景、实现共同繁荣发展。在充满变革的时代，唯有“凝聚最广泛的意志”“寻求最大公约数”，协同共治共享，方能做到“乱云飞渡仍从容”“轻舟已过万重山”。

“唤起一天明月，照我满怀冰雪”。生命固然让我们敬畏，赋予生命厚重意义更值得一生坚守。在增进人类健康福祉之路上，我们看到了生命昂扬、万物和谐，看到了人与技、人与人、人与自然的交相融合、美美与共，看到了善政善治、社会大同。这是本书最朴素的思想之源。

围绕这一思想，希望本书提出的观点和理念能让读者感到“这就是我想说的话”。因研究的局限和表述的不足，书中不当之处或错漏之处在所难免，欢迎大家提出建设性建议。愿更多的同道和我们一起，适需而变，能力进阶，为增进人类健康福祉迈出坚实步伐。

是为后记。

代郑重

2023 年初秋于北京